CT Diagnosis and Analysis
CT 诊断与分析

主编　赵　虹　刘金丰

广东省出版集团

广东科技出版社

广　州

图书在版编目（CIP）数据

CT 诊断与分析／赵虹，刘金丰主编． —广州：广东科技
出版社，2009.11
ISBN 978 - 7 - 5359 - 5069 - 7

Ⅰ．C… Ⅱ．①赵…②刘… Ⅲ．计算机 X 线扫描体层
摄影—诊断学 Ⅳ．R814.42

中国版本图书馆 CIP 数据核字（2009）第 032153 号

责任编辑：周　良
封面设计：林少娟
责任校对：杨峻松
责任印制：严建伟
出版发行：广东科技出版社
　　　　　（广州市环市东路水荫路 11 号　邮码：510075）
E - mail：gdkjzbb@21cn. com
http：//www. gdstp. com. cn
经　　销：广东新华发行集团股份有限公司
印　　刷：广州伟龙印刷制版有限公司
　　　　　（广州市沙河沙太路银利工业大厦 1 幢 1 - 2 楼　邮码：510507）
规　　格：889mm×1 194mm　1/16　印张 17　字数 480 千
版　　次：2009 年 11 月第 1 版
　　　　　2009 年 11 月第 1 次印刷
印　　数：1～3 000 册
定　　价：128.00 元

《CT诊断与分析》编者名单

主编 赵　虹　刘金丰

编者 （以姓氏笔画为序）

王　艳

王　颖

刘金丰

李普生

赵　虹

章作铨

前　言

　　自 20 世纪 70 年代后期 CT 应用于临床以来，在临床诊断上发挥着巨大的作用，尤其是多层螺旋 CT 的临床应用，对疾病的诊断在定性和定位方面已成为临床常规检查的方法之一，并成为省、市级以至县、区级医院的必备装备而用于临床辅助检查诊断。

　　编者通过多年的工作实践，认识到 CT 诊断中，CT 征象是基础，但结合临床资料进行分析推理，才能更加准确无误。读片不仅要掌握基础医学、临床医学的基本理论知识，而且要熟悉 CT 诊断的基本理论和基本技能，因为 CT 图像中常有不同疾病出现相似的 CT 表现，而同一疾病又有不同的 CT 征象。为了进一步提高读片医师的诊断和鉴别诊断水平，我们将工作中积累的 CT 诊断图像与临床资料相结合，对具体病例进行综合分析，编写了《CT 诊断与分析》一书。

　　全书收集 300 余例病例，全部有病理结果及追踪随访结果，根据每个病例的病史、CT 表现和病理结果，从临床、病理以及影像方面进行综合分析，以期在实用性和指导性方面对广大读者有一定的帮助。

　　本书的编写是全体编者的一个初步尝试，其中的不完善和不足之处，恳请广大读者批评指正。

编　者

2009 年 3 月

目　　录

第一章　中枢神经系统疾病 ·· 1

病例 1　胼胝体间变性少突胶质细胞瘤Ⅲ级 ·· 1

病例 2　右额叶巨细胞型胶质母细胞瘤 ·· 2

病例 3　左额叶少突胶质细胞瘤Ⅱ级 ·· 3

病例 4　PNET 和星形细胞瘤 ··· 4

病例 5　胚胎发育不良性神经上皮肿瘤（DNET） ··· 5

病例 6　大脑镰旁脑膜瘤 ··· 7

病例 7　左额叶纤维型脑膜瘤伴大量沙粒体形成（沙粒型脑膜瘤） ···························· 8

病例 8　左侧蝶骨嵴纤维型脑膜瘤 ·· 9

病例 9　鞍内垂体腺瘤并囊变 ··· 10

病例 10　脑转移瘤 ·· 11

病例 11　颅咽管瘤 ·· 12

病例 12　鞍区上皮样囊肿 ·· 13

病例 13　右侧中颅窝蛛网膜囊肿 ·· 14

病例 14　小脑上池蛛网膜囊肿 ··· 14

病例 15　烟雾病 ·· 15

病例 16　左侧乙状窦、横窦血栓 ·· 17

病例 17　颅内多发钙化（甲状旁腺功能减退） ·· 18

第二章　头颈部疾病 ··· 20

病例 1　鼻腔及鼻窦小圆细胞恶性肿瘤 ·· 20

病例 2　鼻淋巴瘤 ·· 21

病例 3　鼻甲肉 ·· 21

病例 4　鼻咽癌 ·· 22

病例 5　鼻咽低分化鳞癌 ··· 23

病例 6　鼻咽部纤维血管瘤 ··· 24

病例 7　鼻咽结核/颈部淋巴结结核 ·· 25

病例 8　颈部结核性淋巴结炎 ··· 26

病例 9　颈部急性淋巴结炎 ··· 27

病例 10　扁桃体癌 ··· 28

病例 11　扁桃体淋巴瘤 ·· 29

病例 12　胆脂瘤 ··· 30

病例 13　蝶窦筛窦腺癌 ·· 31

病例 14　上颌窦腺样囊性癌 ·· 32

病例 15   鼻腔、鼻旁窦横纹肌肉瘤 ·· 33

病例 16   上颌窦血管瘤 ·· 34

病例 17   筛窦骨化性纤维瘤 ·· 35

病例 18   含牙囊肿（1） ·· 36

病例 19   含牙囊肿（2） ·· 37

病例 20   下颌骨角化囊肿 ·· 38

病例 21   下颌骨造釉细胞瘤 ·· 39

病例 22   牙源性角化囊肿并感染 ·· 40

病例 23   声门型喉癌 ·· 41

病例 24   声门上型喉癌 ·· 42

病例 25   梨状窝鳞癌 ·· 43

病例 26   下咽部黏膜下纤维血管脂肪瘤 ·· 43

病例 27   甲状舌管囊肿 ·· 44

病例 28   桥本甲状腺炎 ·· 45

病例 29   毒性结节性甲状腺肿 ·· 46

病例 30   结节性甲状腺肿并囊变 ·· 46

病例 31   甲状腺癌 ·· 47

病例 32   囊性淋巴管瘤 ·· 48

病例 33   腮裂囊肿 ·· 49

病例 34   颈部脂肪母细胞瘤 ·· 50

病例 35   颈部神经鞘瘤（1） ·· 51

病例 36   颈部神经鞘瘤（2） ·· 51

病例 37   颈部神经鞘瘤（3） ·· 52

病例 38   颈部血管瘤（1） ·· 53

病例 39   颈部血管瘤（2） ·· 54

病例 40   颈部静脉性血管瘤 ·· 55

病例 41   慢性颌下腺炎 ·· 56

病例 42   颌下皮脂腺囊肿 ·· 57

病例 43   猫抓病 ·· 58

病例 44   木村病 ·· 59

病例 45   腮腺混合瘤 ·· 60

病例 46   腮腺淋巴管瘤 ·· 60

病例 47   腮腺淋巴上皮囊肿 ·· 61

病例 48   腮腺炎 ·· 63

病例 49   腮腺腺样囊性癌 ·· 63

病例 50   舌癌 ·· 64

病例 51   舌根癌 ·· 65

病例 52   颊部鳞状细胞癌 ·· 66

病例 53   下颌黏膜鳞癌侵犯下颌骨 ·· 67

第三章 胸部疾病 ……………………………………………………………………… 69

病例 1 肺结核 ………………………………………………………………………… 69

病例 2 结核性肉芽肿 ………………………………………………………………… 69

病例 3 肺结核伴大量干酪样坏死 …………………………………………………… 70

病例 4 结核瘤 ………………………………………………………………………… 71

病例 5 胸壁结核 ……………………………………………………………………… 72

病例 6 球形肺炎 ……………………………………………………………………… 73

病例 7 肺真菌病 ……………………………………………………………………… 73

病例 8 肉芽肿性结节——新型隐球菌病 …………………………………………… 75

病例 9 肺隐球菌病 …………………………………………………………………… 75

病例 10 肺良性神经内分泌瘤 ……………………………………………………… 76

病例 11 肺腺癌 ……………………………………………………………………… 77

病例 12 肺神经内分泌癌（1） ……………………………………………………… 78

病例 13 肺神经内分泌癌（2） ……………………………………………………… 78

病例 14 肺细支气管肺泡癌 ………………………………………………………… 79

病例 15 单发肺转移性腺癌 ………………………………………………………… 80

病例 16 肺细支气管肺泡癌 ………………………………………………………… 81

病例 17 肺腺癌 ……………………………………………………………………… 82

病例 18 结节病（1） ………………………………………………………………… 83

病例 19 结节病（2） ………………………………………………………………… 84

病例 20 肺动静脉瘘 ………………………………………………………………… 85

病例 21 肺淀粉样变 ………………………………………………………………… 86

病例 22 肺泡蛋白沉着症 …………………………………………………………… 87

病例 23 肺出血-肾炎综合征 ……………………………………………………… 88

病例 24 肺隔离症 …………………………………………………………………… 88

病例 25 胸腺增生 …………………………………………………………………… 90

病例 26 纵隔脂肪瘤 ………………………………………………………………… 91

病例 27 胸腺瘤 ……………………………………………………………………… 91

病例 28 异位甲状腺腺瘤 …………………………………………………………… 92

病例 29 纵隔非霍奇金淋巴瘤 ……………………………………………………… 93

病例 30 胸腺间变性精原细胞瘤 …………………………………………………… 94

病例 31 胸腺囊肿 …………………………………………………………………… 95

病例 32 后纵隔节细胞神经瘤 ……………………………………………………… 96

病例 33 纵隔神经鞘瘤 ……………………………………………………………… 96

病例 34 孤立性纤维瘤 ……………………………………………………………… 97

病例 35 肺 Askin 瘤 ………………………………………………………………… 98

病例 36 纵隔囊性畸胎瘤 …………………………………………………………… 99

病例 37 纵隔内胚窦瘤（恶性） …………………………………………………… 100

第四章 心脏大血管疾病 ……………………………………………………………… 103

病例 1 风湿性心脏病，二尖瓣狭窄，主动脉瓣硬化 …………………………… 103

病例 2   风湿性心脏病，二尖瓣狭窄伴关闭不全，左心房血栓形成 ········· 104

病例 3   冠心病，左前降支近中段狭窄 ················ 104

病例 4   冠心病，冠状动脉多发钙化，右冠状动脉近段狭窄 ········· 105

病例 5   右冠状动脉近段支架前及支架内再狭窄 ············ 106

病例 6   肺动脉栓塞 ····················· 106

病例 7   心包囊肿 ······················ 107

病例 8   动脉导管未闭 ···················· 107

病例 9   右位主动脉弓 ···················· 108

病例 10   左室憩室 ····················· 109

病例 11   主动脉弓夹层，DeBakey Ⅱ 型 ············· 110

病例 12   腹主动脉假性动脉瘤 ················ 110

病例 13   腹主动脉瘤 ···················· 111

病例 14   缩窄性心包炎 ··················· 112

病例 15   右心衰竭 ····················· 113

第五章   肝、胆、胰、脾、胃、腹膜腔疾病 ············· 115

病例 1   胃窦血管球瘤 ···················· 115

病例 2   胃窦印戒细胞癌 ··················· 116

病例 3   胃底黏液腺癌 ···················· 116

病例 4   胃腺癌（1） ···················· 117

病例 5   胃腺癌（2） ···················· 118

病例 6   胃窦部慢性胃溃疡病 ················· 119

病例 7   胃非霍奇金恶性淋巴瘤 ················ 120

病例 8   高度恶性胃肠间质瘤 ················· 121

病例 9   十二指肠恶性间质瘤（GIST） ············ 121

病例 10   食管下段、胃底部（低度）恶性胃肠间质瘤 ······ 122

病例 11   十二指肠壶腹部乳头状 – 管状腺癌 ·········· 123

病例 12   十二指肠壶腹部管状腺癌 ·············· 124

病例 13   十二指肠壶腹部腺癌 ················ 125

病例 14   十二指肠乳头及胆总管壶腹部慢性炎症 ········ 126

病例 15   空肠腺癌 ····················· 127

病例 16   十二指肠异位胰腺 ················· 128

病例 17   小肠脂肪瘤、肠套叠并肠绞窄 ············ 129

病例 18   直肠腺癌（1） ·················· 130

病例 19   直肠腺癌（2） ·················· 131

病例 20   结肠腺癌 ····················· 131

病例 21   慢性阑尾炎及阑尾周围组织炎 ············ 132

病例 22   肝右叶肝细胞癌 ·················· 133

病例 23   肝右叶肝细胞癌 ·················· 134

病例 24   弥散性肝癌 ···················· 135

病例 25   肝脏弥散性肝细胞癌 ················ 135

病例 26　肝癌门脉癌栓 ……………………………………………………………… 136

病例 27　肝细胞癌致动脉门静脉瘘 ………………………………………………… 137

病例 28　硬化型肝细胞癌 …………………………………………………………… 138

病例 29　肝内胆管细胞癌（1） …………………………………………………… 139

病例 30　肝内胆管细胞癌（2） …………………………………………………… 140

病例 31　肝内胆管细胞癌（3） …………………………………………………… 141

病例 32　肝内胆管细胞癌（4） …………………………………………………… 141

病例 33　神经内分泌瘤，类癌 ……………………………………………………… 143

病例 34　幼年性黄色肉芽肿 ………………………………………………………… 144

病例 35　肝硬化再生结节，肝硬化 ………………………………………………… 145

病例 36　肝右叶纤维包裹性炎性坏死结节 ………………………………………… 146

病例 37　肝硬化再生结节凝固性坏死 ……………………………………………… 146

病例 38　血吸虫性肝硬化，肝脏转移性鳞癌 ……………………………………… 147

病例 39　肝肉瘤 ……………………………………………………………………… 148

病例 40　肝转移癌（1） …………………………………………………………… 149

病例 41　肝转移癌（2） …………………………………………………………… 150

病例 42　肝转移癌（3） …………………………………………………………… 150

病例 43　肝囊肿并出血 ……………………………………………………………… 151

病例 44　肝脏局灶性结节增生（FNH） ………………………………………… 152

病例 45　慢性胆囊炎急性发作，肝脓肿 …………………………………………… 153

病例 46　肝脏淋巴瘤（1） ………………………………………………………… 154

病例 47　肝脏淋巴瘤（2） ………………………………………………………… 155

病例 48　肝脏血色素沉着症 ………………………………………………………… 156

病例 49　肝结核，腹腔淋巴结结核 ………………………………………………… 157

病例 50　肝脏硬化性胆管炎并胆汁性肝硬化 ……………………………………… 158

病例 51　慢性胆囊炎并急性炎症 …………………………………………………… 159

病例 52　肝内胆管细胞癌侵犯胆囊 ………………………………………………… 160

病例 53　肝门胆管癌 ………………………………………………………………… 160

病例 54　胆囊癌（1） ……………………………………………………………… 161

病例 55　胆囊癌（2） ……………………………………………………………… 162

病例 56　胰腺、双肾多发囊肿 ……………………………………………………… 163

病例 57　胰体实性假乳头状瘤 ……………………………………………………… 164

病例 58　胰腺实性假乳头状瘤 ……………………………………………………… 165

病例 59　胰尾内分泌肿瘤——VIP 瘤 …………………………………………… 166

病例 60　胰尾部无功能性内分泌肿瘤 ……………………………………………… 167

病例 61　胰体尾癌 …………………………………………………………………… 168

病例 62　胰腺体尾腺癌，侵及脾脏、结肠 ………………………………………… 169

病例 63　胰头腺癌 …………………………………………………………………… 170

病例 64　胰头黏液性囊腺癌 ………………………………………………………… 171

病例 65　脾脏结核 …………………………………………………………………… 172

病例 66   脾脏肌纤维母细胞瘤 ……………………………………………… 173

病例 67   脾脏非霍奇金淋巴瘤 ……………………………………………… 174

病例 68   淋巴瘤并肝脏、脾脏及腹腔和腹膜后淋巴结浸润 ……………… 175

病例 69   腹腔、腹膜后弥散性淋巴瘤 ……………………………………… 176

病例 70   左下腹淋巴瘤 ……………………………………………………… 176

病例 71   腹膜后淋巴瘤 ……………………………………………………… 177

病例 72   左腹股沟淋巴瘤 …………………………………………………… 178

病例 73   降结肠肠系膜慢性肉芽肿性炎 …………………………………… 179

病例 74   腹膜后黏液性囊腺瘤 ……………………………………………… 180

病例 75   腹膜后神经节瘤 …………………………………………………… 181

病例 76   腹膜后及小肠肠系膜多发性纤维瘤病 …………………………… 181

病例 77   左上腹壁韧带状瘤 ………………………………………………… 183

病例 78   腹膜后脂肪肉瘤 …………………………………………………… 184

病例 79   腹膜后混合性脂肪肉瘤伴坏死及骨化生 ………………………… 185

病例 80   腹腔结核 …………………………………………………………… 186

病例 81   腹膜后皮样囊肿 …………………………………………………… 187

病例 82   异位嗜铬细胞瘤 …………………………………………………… 187

病例 83   腹膜后神经鞘瘤（1） ……………………………………………… 188

病例 84   腹膜后神经鞘瘤（2） ……………………………………………… 189

病例 85   腹膜后囊状淋巴管瘤 ……………………………………………… 189

病例 86   腹膜后 Castleman 病 ……………………………………………… 190

病例 87   右侧腰肌陈旧性出血性囊肿 ……………………………………… 191

第六章   泌尿生殖系统及肾上腺疾病 …………………………………… 194

病例 1   肾破裂 ……………………………………………………………… 194

病例 2   肾多发性梗死伴脓肿形成及肾破裂 ……………………………… 195

病例 3   肾血管平滑肌脂肪瘤 ……………………………………………… 196

病例 4   肾血管平滑肌脂肪瘤（具有平滑肌肉瘤成分） ………………… 196

病例 5   肾嗜酸性细胞腺瘤 ………………………………………………… 197

病例 6   肾透明细胞肾癌 …………………………………………………… 198

病例 7   左肾透明细胞癌 …………………………………………………… 199

病例 8   嫌色性肾细胞癌 …………………………………………………… 199

病例 9   多房囊性肾细胞癌 ………………………………………………… 200

病例 10   输尿管癌 …………………………………………………………… 201

病例 11   慢性腺性膀胱炎 …………………………………………………… 202

病例 12   慢性囊性膀胱炎 …………………………………………………… 202

病例 13   膀胱移行细胞癌 …………………………………………………… 203

病例 14   良性前列腺增生 …………………………………………………… 204

病例 15   前列腺癌（1） ……………………………………………………… 205

病例 16   前列腺癌（2） ……………………………………………………… 206

病例 17   睾丸囊肿 …………………………………………………………… 206

病例 18　睾丸结核 ·· 207

病例 19　隐睾精原细胞瘤 ·· 208

病例 20　子宫腺肌症 ··· 209

病例 21　子宫浆膜下平滑肌 ··· 210

病例 22　子宫阔韧带平滑肌瘤 ······································ 210

病例 23　子宫内膜癌（1） ·· 211

病例 24　子宫内膜癌（2） ·· 212

病例 25　子宫癌 ··· 213

病例 26　宫颈癌（1） ··· 214

病例 27　宫颈癌（2） ··· 214

病例 28　阴道癌 ··· 215

病例 29　卵巢及输卵管扭转出血 ···································· 216

病例 30　卵巢子宫内膜样囊肿 ······································ 217

病例 31　卵巢子宫内膜异位症 ······································ 217

病例 32　卵巢冠囊肿 ·· 218

病例 33　卵巢囊性畸胎瘤（1） ····································· 219

病例 34　卵巢囊性畸胎瘤（2） ····································· 220

病例 35　卵巢畸胎瘤恶变 ··· 220

病例 36　卵巢黏液性囊腺瘤（1） ·································· 221

病例 37　卵巢黏液性囊腺瘤（2） ·································· 222

病例 38　卵巢多房性黏液性囊腺瘤（1） ·························· 223

病例 39　卵巢多房性浆液性囊腺瘤（2） ·························· 224

病例 40　卵巢交界性乳头状黏液性囊腺瘤 ························· 224

病例 41　卵巢黏液性乳头状腺癌 ···································· 225

病例 42　卵巢低分化浆液性乳头状囊腺癌 ························· 226

病例 43　双侧卵巢浆液性癌 ··· 226

病例 44　双侧卵巢 Krukenberg 瘤 ································· 227

病例 45　肾上腺淋巴管瘤样囊肿 ···································· 228

病例 46　肾上腺结核 ·· 229

病例 47　肾上腺 Conn 腺瘤 ·· 230

病例 48　肾上腺皮质癌 ··· 230

病例 49　肾上腺转移癌 ··· 231

病例 50　肾上腺神经母细胞瘤 ······································ 232

病例 51　肾上腺嗜铬细胞瘤 ··· 233

第七章　骨骼系统疾病 ·· 235

病例 1　左股骨慢性骨髓炎 ·· 235

病例 2　胫骨慢性化脓性骨髓炎 ····································· 236

病例 3　右股骨慢性骨髓炎 ·· 237

病例 4　胫骨结核 ·· 238

病例 5　胸椎结核 ·· 238

病例 6　颅骨骨瘤 ……………………………………………………………… 239

病例 7　左肱骨孤立性骨囊肿 …………………………………………………… 240

病例 8　右髂骨单纯性骨囊肿 …………………………………………………… 241

病例 9　右股骨下端骨巨细胞瘤 ………………………………………………… 241

病例 10　右股骨小转子骨软骨瘤 ………………………………………………… 242

病例 11　右肱骨骨软骨瘤 ………………………………………………………… 243

病例 12　左髂骨骨软骨瘤 ………………………………………………………… 244

病例 13　左侧距骨动脉瘤样骨囊肿 ……………………………………………… 244

病例 14　右股骨头软骨肉瘤 ……………………………………………………… 245

病例 15　股骨下段低度恶性黏液样软骨肉瘤 …………………………………… 246

病例 16　右骶髂关节滑膜肉瘤并右髂骨转移 …………………………………… 247

病例 17　左大腿肌肉血管瘤 ……………………………………………………… 248

病例 18　血管瘤伴良性血管内皮细胞瘤 ………………………………………… 249

病例 19　大腿非典型性脂肪瘤（低度恶性）…………………………………… 250

病例 20　背部皮肤疤痕性纤维瘤病 ……………………………………………… 251

病例 21　左侧膝髌滑膜囊肿 ……………………………………………………… 251

病例 22　股骨头颈部恶性纤维组织细胞瘤 ……………………………………… 252

病例 23　大腿根部恶性纤维组织细胞瘤 ………………………………………… 253

病例 24　大腿淋巴瘤 ……………………………………………………………… 253

病例 25　右前臂皮肤隆突性皮肤纤维肉瘤 ……………………………………… 254

病例 26　腰背部隆突性皮肤纤维肉瘤 …………………………………………… 255

病例 27　右大腿脂肪肉瘤 ………………………………………………………… 255

第一章 中枢神经系统疾病

病例 1 胼胝体间变性少突胶质细胞瘤Ⅲ级

病史 女，18岁。头晕3个月余，加重伴意识不清2天。

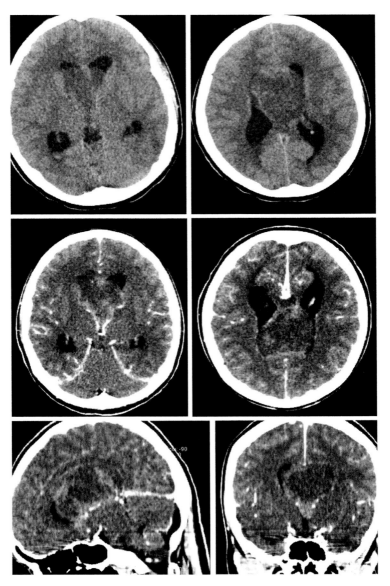

图 1-1

CT 表现 胼胝体区占位病变，平扫呈低等密度，增强扫描呈不均匀强化，病灶阻塞 Menero's 孔致侧脑室积水（图 1 - 1）。

CT 诊断 胼胝体区胶质瘤可能性大。

病理结果 （胼胝体）间变性少突胶质细胞瘤Ⅲ级。

分析 1993 年和 2000 年 WHO 将间变性少突胶质细胞瘤分类为Ⅲ级。病理改变与少突胶质细胞瘤相仿，只是肿瘤质地相对更软，囊变和出血较少突胶质细胞瘤更多，并且可以出现坏死灶。它仅占少突胶质细胞瘤的小部分，成人多于儿童，男性略多于女性。它可以是从少突胶质细胞瘤恶变而来，也可以是新生的间变性少突胶质细胞瘤，可以进一步恶变为Ⅳ级肿瘤。

CT 表现为低密度和（或）等密度肿块，钙化少见。占位效应明显，增强后强化明显。

此瘤形态难与胶质母细胞瘤区别，实际工作中难以对其作出正确诊断，常误诊为其他恶性胶质瘤。

病例 2　右额叶巨细胞型胶质母细胞瘤

病史 女性，56 岁。头痛、头晕 20 多天，伴恶心、呕吐，无发热，左侧肢体无力。

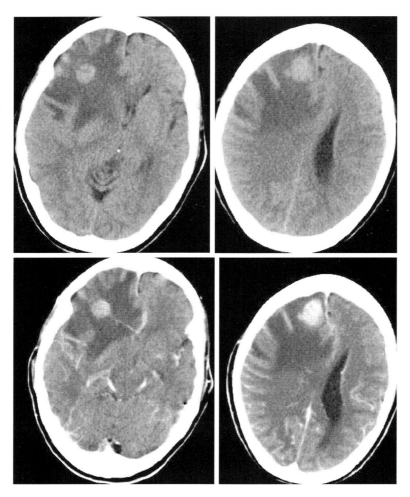

图 1 - 2

CT 表现 右额叶 2 个等密度结节影，周围见大片指状水肿，增强扫描结节呈明显均匀强化。病变占位效应明显，右侧脑室受压变扁，中线结构左偏（图 1 - 2）。

CT 诊断 多发转移瘤，胶质母细胞瘤。

病理结果 （右额叶）巨细胞型胶质母细胞瘤。

分析 胶质母细胞瘤是最常见的弥散性星形细胞瘤，占星形细胞瘤的 50%，具有高度恶性的生物学行为，WHO 分类 Ⅳ 级。发生时即为胶质母细胞瘤，也可以从良性的星形细胞瘤、少突胶质细胞瘤和室管膜瘤恶变而来。胶质母细胞瘤好发于中老年人，30 岁以下发病罕见。发病部位多位于幕上。

CT 检查病灶主要发生于大脑半球白质，以额叶多见，多发病灶可见于 1% ~ 10% 的病例。CT 平扫示肿瘤呈低密度或等密度为主的混杂密度肿块，其中可见囊变、坏死及出血，钙化少见。增强扫描少数肿瘤实质呈均匀强化，多数肿瘤呈不均匀强化，典型者为环状或花环状强化。肿瘤多无包膜，与邻近组织分界不清，可侵犯同侧多叶，也可以通过胼胝体侵犯对侧脑组织。肿瘤占位效应明显，瘤周水肿通常为中度、重度。

鉴别诊断：

（1）间变性星形细胞瘤：间变性星形细胞瘤发病年龄较轻，没有明显坏死区，囊变、出血较少；瘤体体积较小，瘤周水肿较轻，占位效应较胶质母细胞瘤轻。

（2）脑脓肿：脑脓肿通常有急性感染病史，在局限性脑炎 2 周后形成包膜，CT 表现为环状增强。脓肿的壁较薄，厚度规则、均匀，无结节。

（3）淋巴瘤：可以是颅内原发的淋巴瘤，也可以是全身淋巴瘤的脑内侵犯。CT 表现为单发或多发等密度或高密度病变，瘤周水肿相对较轻，瘤内无钙化。

（4）转移瘤：转移瘤通常有原发肿瘤病史，病变多位于灰白质交界处，增强扫描多数呈结节状强化。本例从 CT 表现上难以与转移瘤鉴别，需结合临床资料。

病例 3 左额叶少突胶质细胞瘤 Ⅱ 级

病史 男，37 岁。头痛 1 个月余，加重伴呕吐 1 天，伴反应迟钝，言语不流畅，时有答非所问，懒言少语，伴食欲差。

CT 表现 左额叶混杂密度占位性病变，平扫呈等低密度，其内见囊变区及条带状钙化，增强扫描肿块呈不均匀强化，囊变区不强化。病灶占位效应显著，脑疝形成（图 1 - 3）。

CT 诊断 少突胶质细胞瘤。

病理结果 左额叶少突胶质细胞瘤 Ⅱ 级。

分析 少突胶质细胞瘤较少见，占原发脑内肿瘤的 4% ~ 7%，好发于成人，男性稍多于女性。肿瘤呈浸润性生长，无包膜，WHO 分类 Ⅱ 级。常有不同程度的钙化，少数可见囊变和出血，不发生坏死。肿瘤性少突胶质细胞占整个肿瘤的 75% 以上时，才能诊断为少突胶质瘤。

CT 表现的特点是肿瘤呈混杂密度，瘤内常有钙化，钙化位于肿瘤中央或周边，呈带状、脑回状或点状、斑片状。瘤周水肿较轻，常有轻中度占位效应。增强扫描多数不增强，少数增强。

鉴别诊断：

（1）弥散性星形细胞瘤：小部分（10% ~ 20%）弥散性星形细胞瘤可以发生钙化，与少突胶质细胞不同之处为发病率高，密度更均匀，部位更深在，沿白质纤维扩展略明显。

（2）脑膜瘤：脑膜瘤钙化可为沙砾状，可呈现脑外病变的征象，增强扫描强化明显、均匀。

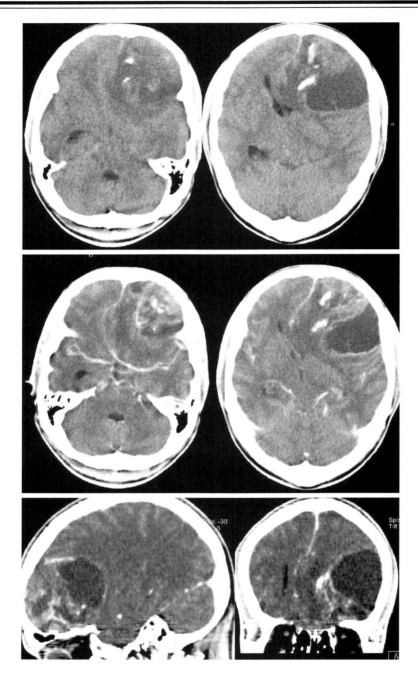

图 1-3

病例 4　PNET 和星形细胞瘤

病史　男，48 岁。四肢无力 12 天，性功能障碍 4 年余，加重半年，近半月排尿稍有困难。

CT 表现　右额叶、右基底节区及放射冠区可见多发病灶，平扫呈等低密度，增强扫描呈花环状强化。病灶内均可见坏死区，周围见大片水肿。占位效应明显（图 1-4）。

CT 诊断　① 转移瘤。② 多形性胶质母细胞瘤。

病理结果　PNET 和星形细胞瘤。

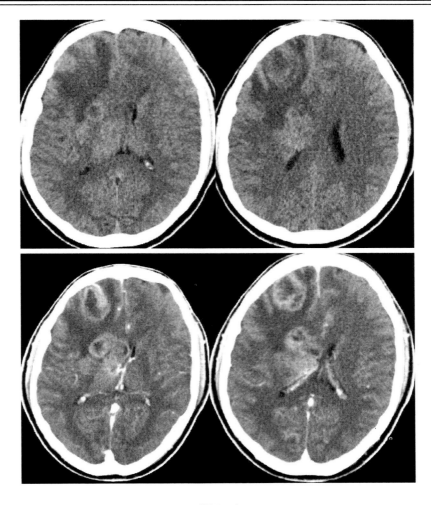

图 1 - 4

分析 1973 年 Hart 等首先提出原始神经外胚层肿瘤（PNET）的概念，这类肿瘤是由未分化的神经外胚层细胞形成。幕上 PNET 是由侧脑室边缘附近白质内生殖基质的残留组织形成的肿瘤。PNET 是一类高度恶性的肿瘤，为 WHO 分类Ⅳ级，肿瘤呈浸润性生长，易沿脑脊液路径播散。儿童多见，成人少见。

幕上 PNET 的 CT 特征：① 多发生于额叶、颞叶，位置较深，大部分位于中线附近及侧脑室旁，少数位于皮质下。② 多呈类圆形，病灶周围无水肿或水肿较轻，边界较清楚。③ CT 示肿瘤密度不均匀，坏死、出血和囊变多见，钙化亦常见；增强扫描几乎所有的肿瘤都有不均匀增强，呈环状或结节状。④ 肿瘤可以随脑脊液扩散，邻近颅骨亦可见破坏。

幕上 PNET 由于发病率低而易误诊为其他肿瘤，主要鉴别包括幕上胚胎性肿瘤、室管膜肿瘤、星形细胞瘤等。

病例 5 胚胎发育不良性神经上皮肿瘤（DNET）

病史 男，21 岁。反复全身抽搐 1 年。

CT 表现 右侧额叶靠近中线的颅板下可见一直径约 1.66cm 类圆形低密度影，边缘清晰，无钙化，相应的颅板受压内凹，未见骨膜反应（图 1 -5）。

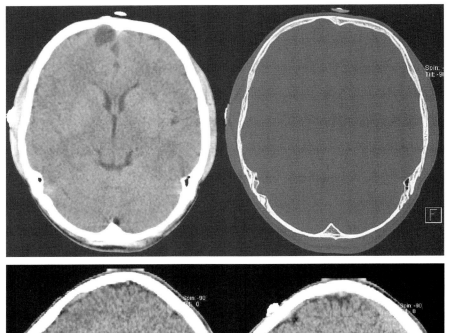

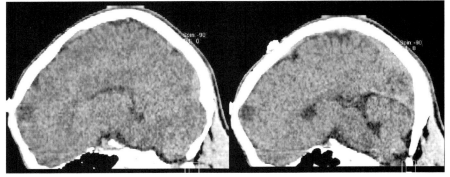

图 1 –5

CT 诊断　　① 蛛网膜囊肿；② 囊性星形细胞瘤。

病理结果　　胚胎发育不良性神经上皮肿瘤（DNET）。

分析　　胚胎发育不良性神经上皮瘤是一种多发于幕上的、混合性的神经胶质神经元肿瘤，多结节结构为主，主要定位于大脑皮层内和皮层与白质交界部位，可能与大脑皮层发育异常有关，WHO 分类为Ⅰ级。发病年龄多在 20 岁以下，男女均可发病，男性略多于女性。最常见发生部位为颞叶，其次为额叶、顶叶、枕叶。

CT 平扫，病灶表现为边界清楚的低密度影，有时因密度低而类似囊性病灶，因而本例误诊为蛛网膜囊肿。部分病变可见钙化，一般没有瘤周水肿，占位效应较无或轻微，增强后多数不强化，少数可见不均匀强化。部分患者肿瘤局部颅骨变形，提示病变发生于脑表面的脑皮质向外突出，并且提示疾病是慢性的过程。

胚胎发育不良性神经上皮肿瘤少见，诊断较困难。

鉴别诊断：

（1）神经节细胞胶质瘤：该病发病年龄可较大，多表现为囊实性占位，边界不清，钙化较多，增强后实质部分呈不均匀强化。

（2）少枝胶质细胞瘤：好发于成人。好发生在额叶，其次为顶叶、颞叶、枕叶。钙化率较多，颇具特征。

（3）低度星形细胞瘤：好发于成人。定位主要在白质，一般不显示为囊性病灶。

病例 6　大脑镰旁脑膜瘤

病史　女，42 岁。反复头痛 3 个月余。

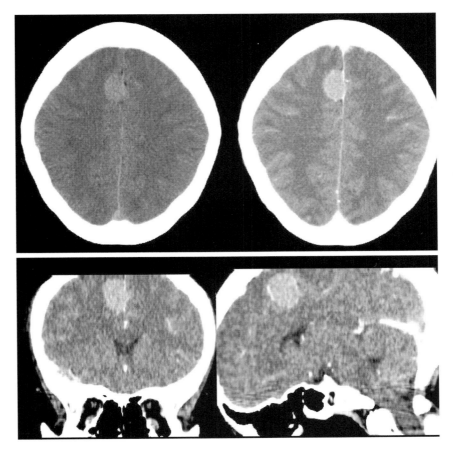

图 1-6

CT 表现　右侧额叶内侧大脑镰旁结节灶，类圆形，宽基底与大脑镰相贴，平扫呈基本均匀的稍高密度影，未见钙化及坏死，边界清晰，周边未见水肿，增强明显均匀强化，占位效应不明显（图 1-6）。

CT 诊断　大脑镰旁脑膜瘤。

病理结果　大脑镰旁脑膜瘤。

分析　脑膜瘤为颅内常见的肿瘤，占颅内肿瘤的 15%～20%，占原发颅内肿瘤的第 2 位。好发于 40～60 岁成人，女性多见；男女比例为 1：2。肿瘤好发于脑表面有蛛网膜颗粒的部位，多见于幕上占 85%，其中以大脑凸面和矢状窦旁处最多见；其次见于蝶骨嵴、嗅沟、前颅窝底、鞍结节、小脑桥脑角等部位。绝大多数为单发，5%～10% 为多发。1993 年 WHO 将脑膜瘤分为脑膜瘤（良性）、非典型性脑膜瘤、恶性脑膜瘤和乳头状脑膜瘤。非典型性脑膜瘤生物学行为介于良性和恶性脑膜瘤之间，乳头状脑膜瘤为另一类恶性脑膜瘤。

CT 表现：

（1）平扫呈等密度、高密度或低密度，可伴有钙化，点状、小片状、边缘弧线状钙化多见；囊变少见，坏死发生于肿瘤内。增强扫描肿瘤实质通常呈明显均匀强化，而钙化、囊变区不强化，可见广基底与硬脑膜相连。

（2）瘤周水肿多数为轻中度，少数为重度。

（3）占位效应：大的肿瘤明显，小的肿瘤可以不明显。

（4）邻近骨质改变：骨质增生或受压、变薄、膨隆。

鉴别诊断：大脑凸面脑膜瘤应与胶质瘤、转移瘤及淋巴瘤鉴别。胶质瘤、转移瘤 CT 扫描密度通常不均匀，强化程度不如脑膜瘤明显，无脑膜尾征。淋巴瘤平扫时呈稍高密度，增强扫描可均匀强化，但其边缘不如脑膜瘤锐利，强化程度不如脑膜瘤明显，邻近颅骨无异常改变，不与硬脑膜相连。

病例 7　左额叶纤维型脑膜瘤伴大量沙粒体形成（沙粒型脑膜瘤）

病史　女，73 岁。突发头痛 18h，既往高血压、糖尿病、痛风。

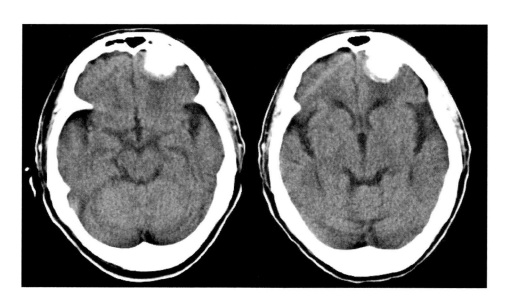

图 1-7

CT 表现　左额叶靠近脑表面处高密度影，宽基底与颅骨内板相贴；肿块颅内缘见细带状等密度影（图 1-7）。

CT 诊断　① 脑膜瘤；② 脑出血。

病理结果　左额叶纤维型脑膜瘤伴大量沙粒体形成（沙粒型脑膜瘤）。

分析　沙粒型脑膜瘤通常整个肿瘤均匀钙化而呈现为均匀高密度病灶，CT 值在 60HU 以上。

鉴别诊断：

（1）骨瘤：起源于颅骨内板的骨瘤境界清楚，均匀一致高密度，一般呈窄基底与颅骨相连。

（2）额骨内板增生症：额骨内板呈波浪性骨增生，患者常有头痛、肥胖、性欲减退。多见于停经后的女性，有时伴发糖尿病或尿崩。

（3）颅骨纤维异常增殖症：该病变广泛，基底宽，多处发病，累及板障和颅板，全身其他骨骼亦可发病。

病例 8　左侧蝶骨嵴纤维型脑膜瘤

病史　女，35 岁。四肢抽搐 2 年

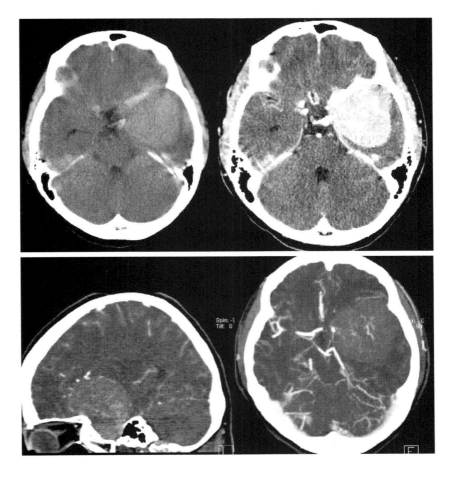

图 1-8

CT 表现　平扫左侧颞叶区直径约 5.5cm 大小类圆形稍高密度肿块，边缘可见分叶状改变，边界较清楚，周围绕以低密度水肿带，占位效应明显，中线结构向右侧移位，左侧脑室受压变小，相邻左侧蝶骨翼毛糙；增强后病灶明显均匀强化，CTA 示左侧大脑中动脉受推挤呈弧形移位（图 1-8）。

CT 诊断　左侧蝶骨嵴脑膜瘤。

病理结果　左侧碟骨嵴纤维型脑膜瘤。

分析　蝶骨嵴脑膜瘤根据附着点不同，分为蝶骨嵴内 1/3、中 1/3 及外 1/3 脑膜瘤。内 1/3 处脑膜瘤常附着于蝶鞍前床突，紧贴鞍旁，又称为鞍旁脑膜瘤。该处脑膜瘤易侵犯海绵窦，包绕颈内动脉，造成手术困难。蝶骨中、外 1/3 脑膜瘤主要向后发展突入中颅窝。多数蝶骨嵴脑膜瘤伴蝶骨嵴骨质增生。

鉴别诊断：大多数蝶骨嵴脑膜瘤具有典型的 CT 表现较易诊断，但蝶骨嵴内 1/3 的脑膜瘤需与颅底动脉瘤、鞍旁神经鞘瘤鉴别。鞍旁海绵窦颈内动脉瘤较大，可伴脑内出血或蛛网膜下腔出血，增强扫描强化程度更明显，可见血栓形成。鞍旁神经鞘瘤坏死、囊变和出血常见，密度不均匀，无脑膜尾征。

病例 9　鞍内垂体腺瘤并囊变

病史　女，62 岁。头痛、视物模糊 1 年余。

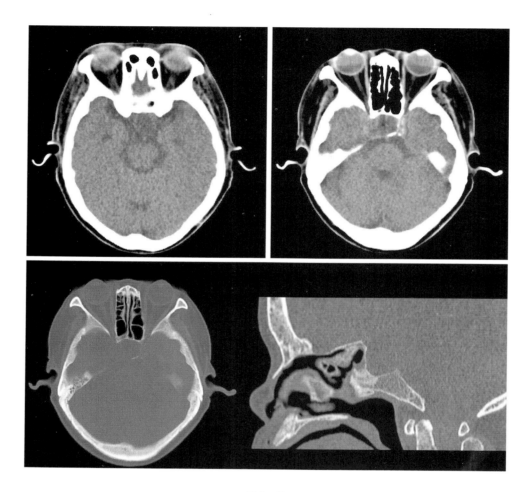

图 1 - 9

CT 表现　轴位示垂体窝增大，其内见囊性病变并突入鞍上。矢状位示鞍背骨质呈压迫性吸收改变，厚度变薄（图 1 - 9）。

CT 诊断　① 垂体腺瘤；② 颅咽管瘤。建议增强扫描或 MRI 检查。

病理结果　鞍内垂体腺瘤并囊变。

分析　垂体瘤占颅内肿瘤的 10% ～ 18%，根据有无分泌功能分为功能性和无功能性腺瘤，根据肿瘤的大小分为微腺瘤（小于 10mm）和大腺瘤（大于 10mm）。泌乳素瘤、垂体微腺瘤女性多见。

垂体腺瘤的 CT 表现：① 鞍内病变，向鞍上或蝶鞍两侧生长，蝶鞍扩大，鞍底下陷，鞍背骨质吸收、破坏。② 平扫密度均匀，亦可不均匀，伴有囊变、坏死、出血，钙化少见。③ 增强扫描肿瘤实质强化明显。

鉴别诊断：垂体腺瘤须与多种鞍区肿瘤或肿瘤样病变鉴别，常见需鉴别病变如下。

（1）鞍隔脑膜瘤：鞍隔脑膜瘤强化更明显，不累及鞍底，三维观察可见正常垂体组织。

（2）颅咽管瘤：常伴有囊壁钙化，且以鞍上病变为主，不累及鞍底。

（3）蛛网膜囊肿：蛛网膜囊肿位于鞍上或长入鞍内时应与囊变的垂体腺瘤鉴别。其密度均匀，呈水样密度，无强化。可见受压、推移的垂体。

病例 10　脑 转 移 瘤

病史　男，76 岁。肺癌病史 2 年，近 1 个月感头痛、恶心。

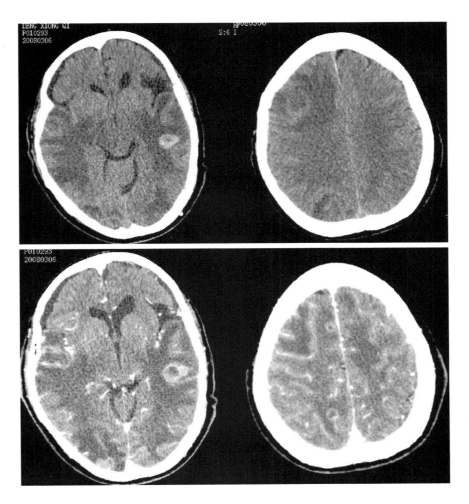

图 1 - 10

CT 表现　双侧大脑半球额叶、颞叶、枕叶、右顶叶可见多发高密度及稍高密度结节影，结节中心呈低密度，周围见大片状低密度区。增强扫描部分高密度结节强化不明显，其他结节呈环形强化（图 1 - 10）。

CT 诊断　肺癌脑转移。

最后诊断　通过临床追踪复查发现颅内病灶增多、结节增大得以证实为脑转移瘤。

分析　脑转移瘤占颅内肿瘤 15% ~ 30% ，多数为多发，少数为单发。通常为血行播散所致，好发部位为灰白质交界处。病灶多数位于幕上，少数位于幕下。

CT 表现：① 大脑半球皮质下多发病灶。② 病灶平扫呈等密度、低密度或高密度，周围伴大片低密度水肿带。③ 增强扫描呈不均匀强化，可为环形、结节状或环伴结节状强化。④ 占位效应明显。

鉴别诊断：多发病灶应与多发脑脓肿、多发胶质母细胞瘤、原发性淋巴瘤、多发脑膜瘤、多发脑梗死、多发性硬化鉴别。单发病灶应与胶质瘤、脑膜瘤、感染性肉芽肿鉴别。

病例 11　颅咽管瘤

病史　男，59 岁。头痛伴恶心、呕吐 1 个月。

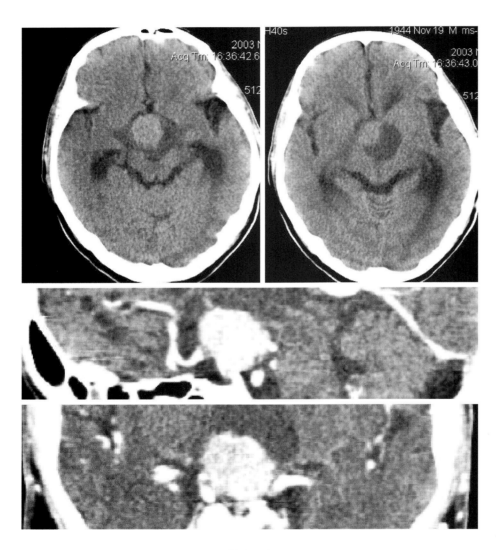

图 1－11

CT 表现　蝶鞍上后方可见一囊实性病灶，实性部分平扫呈稍高密度，增强扫描呈明显强化，囊性部分平扫呈水样密度，增强扫描无强化。三脑室受压，双侧脑室扩张、积水（图 1－11）。

CT 诊断　① 颅咽管瘤；② 星形细胞瘤；③ 脑膜瘤。

病理结果　颅咽管瘤。

分析　颅咽管瘤约占全部颅内肿瘤的 3%，可发生于任何年龄，约一半见于 5 ~ 10 岁小儿，40 ~ 60 岁是发病的第二高峰。病变可位于鞍上、鞍内或同时累及鞍内和鞍上。肿瘤结构可为囊性、实质性或囊实混合性。囊性及囊实混合性病变占 90%。囊性成分复杂，囊壁多见钙化。

CT 表现：① 病灶位于鞍上和（或鞍内）。② 病灶密度平扫为囊性、实质性或囊实混合性病灶，实性成分为软组织密度，增强扫描通常均匀强化，囊性部分边缘常见弧线状或蛋壳状钙化，增强扫描不强化或呈边缘环形强化。③ 肿瘤较大时，可突入脑室引起脑积水。

鉴别诊断：

（1）垂体瘤：垂体瘤常有蝶鞍扩大，鞍底下陷，海绵窦受累。

（2）脑膜瘤：脑膜瘤约 10% 发生于鞍上，平扫呈等密度或稍高密度，常见钙化，少囊变，常引起临近骨质增生。

病例 12　鞍区上皮样囊肿

病史　男，25 岁。头痛 3 个月。

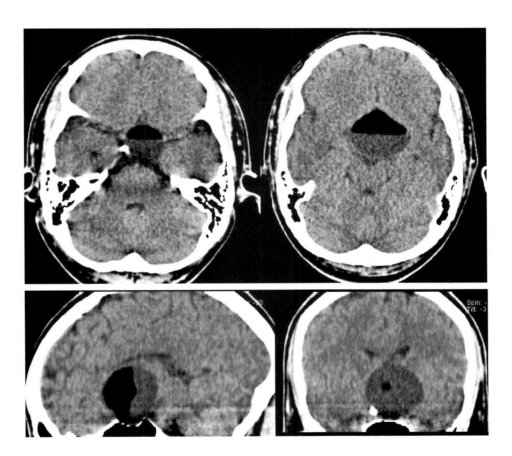

图 1 - 12

　　CT 表现　蝶鞍上方一囊性病灶，其前分呈极低的脂肪密度，后分呈稍高密度，两者之间形成液 - 液平面（图 1 - 12）。

　　CT 诊断　皮样囊肿。

　　病理结果　（鞍区上）皮样囊肿。

　　分析　皮样囊肿是皮肤外胚层剩余包埋于神经沟内发展而成，其内可含有皮肤的各种成分，如皮脂腺、毛囊及毛发等结构。皮样囊肿占颅内肿瘤的 0.04% ~ 0.6%，好发年龄为 30 ~ 40 岁，男性略多于女性。好发于中线部位,以腰骶部最常见;其次为鞍旁、额底、颅后窝、小脑蚓部及四脑室。

CT 表现:① 平扫呈均匀或欠均匀的低密度,CT 值 -40 ~ -20HU,少数呈高密度。囊壁常见钙化,有时可见囊腔内边缘毛糙的毛发团。若自发破裂,可在蛛网膜下腔内见低密度脂滴或脑室内脂肪 - 脑脊液平面。② 境界清楚,瘤周无水肿,占位效应与肿瘤的大小和部位有关。③ 增强扫描囊内容物不强化,囊壁也少见强化。

鉴别诊断:

(1)表皮样囊肿:表皮样囊肿通常 CT 值较高,密度类似脑脊液,CT 值范围常为 0 ~ 15HU,内无毛发结构。

(2)畸胎瘤:混杂密度肿块,钙化更多、更常见,可见骨、牙齿等特征性成分。

病例 13 右侧中颅窝蛛网膜囊肿

病史 男,10 岁。近来出现全身抽搐 4 次。

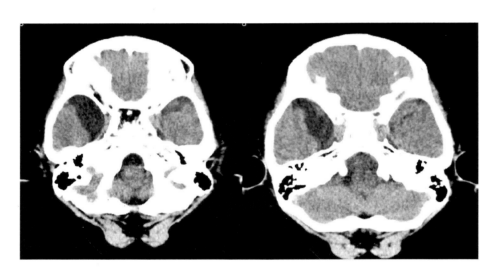

图 1 - 13

CT 表现 右侧颞极颅板前方脑实质外可见椭圆形水样密度灶,横断面积约 4.0cm × 1.7cm,密度均匀,边界清晰,临近右颞叶明显受压变形移位(图 1 - 13)。

CT 诊断 右侧中颅窝蛛网膜囊肿。

病理结果 右侧中颅窝蛛网膜囊肿。

分析 见病例 14。

病例 14 小脑上池蛛网膜囊肿

病史 男,30 岁。头痛伴下肢乏力半年。

CT 表现 小脑上池见巨大水样密度病灶,CT 值与脑脊液相近,病灶境界清楚,邻近枕叶及小脑结构受压、变形(图 1 - 14)。

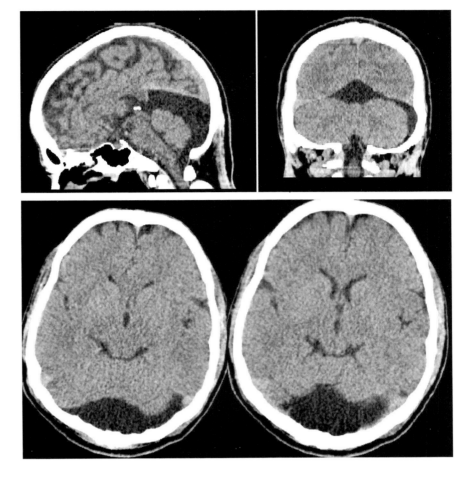

图 1 – 14

CT 诊断　小脑上池蛛网膜囊肿。

病理结果　小脑上池蛛网膜囊肿。

分析　蛛网膜囊肿是脑脊液包裹在蛛网膜下腔内所形成的带状结构。根据病因可分为先天性和后天性两种。前者多为蛛网膜发育异常所致，较少见，多见于儿童；后者多由外伤、感染、蛛网膜下腔出血等引起的蛛网膜下腔粘连所致。先天性蛛网膜囊肿与蛛网膜下腔完全隔开，又称真性（闭合性）蛛网膜囊肿；后天性蛛网膜囊肿多数与蛛网膜下腔之间形成狭窄通道，又称假性（开放性）蛛网膜囊肿。此病好发于脑底的各个脑池，也可见于大脑半球凸面等部位。任何年龄均可发病，70% 见于儿童，男女比例约为 3：1。

CT 表现：① 局部脑池、脑裂扩大，呈与脑脊液一致的低密度灶，无囊壁显示。② 病灶境界清楚，无周围水肿，邻近脑组织可受压移位。③ 较大囊肿骨窗可见局部颅骨变薄、膨隆。④ 增强扫描无强化。

鉴别诊断：与表皮样囊肿鉴别。表皮样囊肿密度常欠均匀，囊壁可见钙化。

病例 15　烟　雾　病

病史　男，42 岁。左侧肢体活动障碍 5h 入院，诊断右侧丘脑出血，治疗 1 个月后行 CT 复查并行

CT 血管造影。

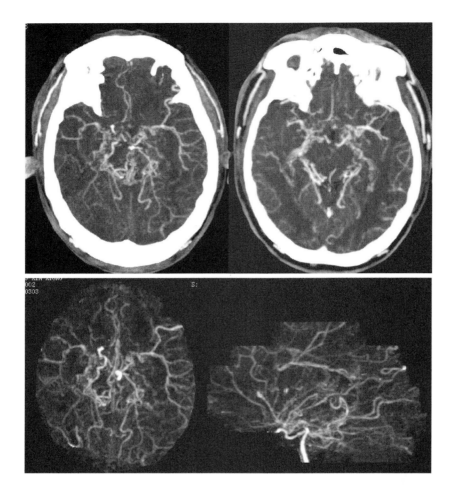

图 1 – 15

CT 血管造影表现　左侧颈内动脉虹吸部狭窄、闭塞，双侧大脑中动脉起始部狭窄，以左侧为著。左侧大脑中动脉由后交通动脉供血。脑底 Willis 环显影欠佳，可见多数细小的扩张、迂曲血管（图 1 – 15）。

CT 诊断　烟雾病（moyamoya disease）。

最后诊断　颈内动脉 DSA 检查示左侧颈内动脉虹吸部狭窄，双侧大脑中动脉起始部狭窄。

分析　烟雾病是一种原因未明的特发性进行性脑血管病。其特点：颈内动脉及其分支的进行性闭塞，脑底部代偿性出现异常网状血管，以及侧支循环建立，在脑血管造影时可见以脑底部为主的模糊不清的血管网，形如烟雾升起，故名烟雾病。临床上分为幼儿型和成人型。随着 CT 技术的进步，多层螺旋 CT 快速薄层容积扫描，三维重建技术使得脑血管的 CT 造影得以实现。与以往脑血管造影的"金标准"——数字减影血管造影（DSA）比较具有无创、任意三维重建、多角度观察、检查费用低等优点。

CT 及 CTA 表现：① CT 扫描主要显示脑出血和脑缺血改变。缺血性梗死多位于大脑前中动脉供血区，为多发低密度病灶；出血性病变呈高密度，为颅内血肿、蛛网膜下腔出血等改变。② CTA 可以显示颈内动脉及其分支血管狭窄或闭塞，并可显示脑底部异常血管网。

烟雾病常规 CT 扫描为非特异性改变，即脑出血、脑梗死，需与其他原因所致出血、梗死鉴别。

CTA 检查表现特异可以帮助明确诊断。

病例 16 左侧乙状窦、横窦血栓

病史 女，53 岁。有慢性化脓性中耳乳突炎病史。近两日突发头痛、恶心，精神不振。

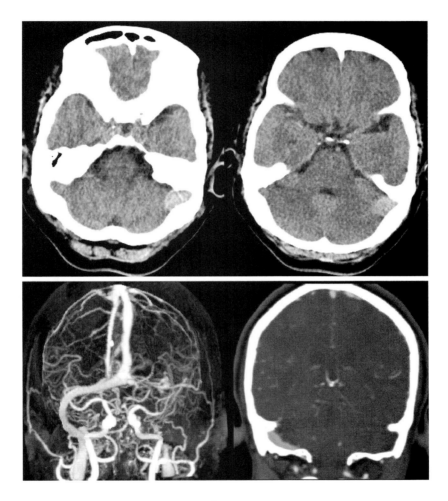

图 1 - 16

CT 表现 CT 平扫示左侧乙状窦、横窦密度较右侧增高，CTV（CT 静脉造影）显示左侧乙状窦、横窦未显影，呈充盈缺损改变（图 1 - 16）。

CT 诊断 左侧乙状窦、横窦血栓形成。

最后诊断 左侧乙状窦、横窦血栓（经临床治疗复查证实）。

分析 静脉窦血栓为颅内静脉血栓的一种，是脑血管病中的一种特殊类型。按性质分为非炎症性和炎症性两类。前者由全身衰竭、脱水、慢性消耗性疾病等所致；后者多继发于乳突炎、颜面部感染、化脓性脑膜炎和败血症等。上矢状窦是最常见血栓形成部位，其次是横窦、乙状窦和海绵窦。

CT 表现：① CT 平扫可见血栓形成的静脉窦密度增高。② 增强扫描血栓所在的静脉窦可见充盈缺损，部分可见特异性的空三角征。③ 可见静脉回流障碍引起的继发改变，受累部位的脑组织水肿、坏死。

静脉窦血栓根据临床表现及相关检查，特别是特异的影像学表现可以明确诊断。但是新生儿因髓鞘尚未发育、血细胞生理性增多，大脑镰和静脉窦相对高密度，不要误认为血栓形成。颅脑外伤时蛛网膜下腔和硬膜下血肿形成时，静脉窦可呈相对低密度而出现假空三角征，需要鉴别。

病例 17   颅内多发钙化（甲状旁腺功能减退）

病史   女，38 岁。甲状旁腺功能减退 。

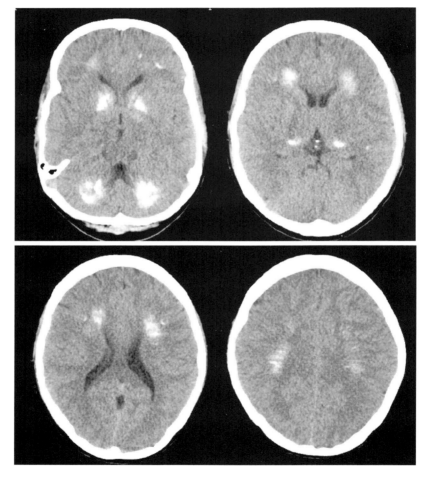

图 1 – 17

CT 表现   双侧豆状核、丘脑，双侧放射冠区及额叶皮质下及双侧小脑半球可见多发斑块状、点条状钙化（图 1 – 17）。

CT 诊断   甲状旁腺功减退所致的颅内多发病理钙化。

最后诊断   甲状旁腺功能减退所致的颅内多发病理钙化。

分析   甲状旁腺功能减退病人约 50% 出现基底节钙化，占基底节钙化的 10%，平片所见的钙化 70% ~ 80% 与此有关。

CT 表现：典型表现为基底节区对称性斑块状高密度影；丘脑亦可见对称性卵圆形钙化，皮质及皮质下可见钙化，呈点条状；小脑常见钙化，对称或不对称。

参 考 文 献

1．沈天真，陈星荣，吴恩惠. 神经影像学. 上海：上海科学技术出版社，2004．681～683

2．吴恩惠，白人驹，刘望彭，等. 医学影像诊断学. 北京：人民卫生出版社，2001．864～865

3．赖寿伟，邱小琴. 钙化性脑膜瘤的 CT 和 MRI 诊断. 广州医学院学报，2006，34（3）：9～12

4．李江山，李绍东，程广军，等. 多层螺旋 CT 在烟雾病诊断中的应用. CT 理论与应用研究，2005，14（4）：33～37

5．Brien DF，Farrell M，Delanty N，et al．The Children's Cancer and Leukaemia Group guidelines for the diagnosis and management of dysembryoplastic neuroepithelial tumours．Br J Neurosurg，2007，21（6）：539～549

6．Long SD，Kuhn MJ．Primitive neuroectodermal tumor：CT，MRI，and angiographic findings．Comput Med Imaging Graph，1992 ，16（4）：291～295

7．Linn J，Ertl - Wagner B，Seelos KC，et al．Diagnostic value of multidetector - row CT angiography in the evaluation of thrombosis of the cerebral venous sinuses．Am J Neuroradiol，2007，28（5）：946～952

8．Kamal MK．Computed tomographic imaging of cerebral venous thrombosis．J Pak Med Assoc，2006，56（11）：519～522

（王颖　赵虹　刘金丰）

第二章　头颈部疾病

病例 1　鼻腔及鼻窦小圆细胞恶性肿瘤

病史　女，53 岁。鼻塞、头痛，有鼻息肉手术史。

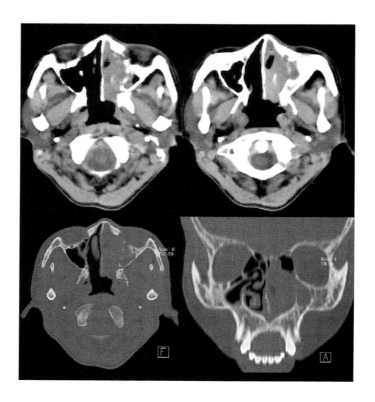

图 2 – 1

　　CT 表现　鼻中隔居中，左侧上、中、下鼻道不通畅，左侧上颌窦、筛窦、额窦、蝶窦内息肉样物及黏膜增厚，左侧鼻腔较明显，左侧鼻甲、上颌窦壁骨质破坏，左鼻腔增大，左侧鼻道窦口复合体结构欠清晰。右侧筛窦、上颌窦黏膜增厚，双侧可见 Haller 气房，窦旁间隙清晰（图 2 – 1）。

　　CT 诊断　左侧鼻腔副鼻窦软组织肿块伴明显骨质破坏，考虑：息肉术后复发或肿瘤性病变。

　　病理诊断　左鼻腔及鼻窦小圆细胞恶性肿瘤，非霍奇金淋巴瘤。

　　分析　见病例 2。

病例 2 鼻 淋 巴 瘤

病史 男，35 岁。进行性鼻阻，左侧鼻背部软组织肿胀、压痛。

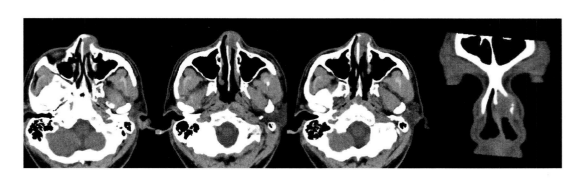

图 2 - 2

CT 表现 鼻骨偏左侧膨胀性骨质破坏，骨性包壳不完整，局部软组织形成，形态不规则，累及皮下及左侧前上中鼻道、鼻中隔前分。鼻中隔轻度右偏，软组织密度均 30 ~ 46HU，内未见钙化灶。上中下鼻道通畅，双侧上颌窦及筛窦窦壁完整，窦腔未见异常密影（图 2 - 2）。

CT 诊断 鼻骨膨胀性骨质破坏并软组织肿块形成，建议 CT 增强进一步检查。

病理诊断 （鼻）NK/T 细胞淋巴瘤。

分析 原发于鼻腔鼻窦的恶性淋巴瘤较少见，一般以中老年男性多见，病程较长，主要症状为顽固性鼻塞、分泌物增多，并可见脓性、血性鼻涕等。抗炎治疗效果差，肿瘤长大可有周围组织压迫症状。病理上，鼻腔淋巴瘤以 NK/T 细胞淋巴瘤多见。

CT 表现：一般单侧发病，好发于鼻腔前外侧壁；病变范围多较广泛，其中鼻腔淋巴瘤以中线分布较多，常累及下鼻道、下鼻甲，还常累及相邻鼻背侧皮肤出现增厚、肿胀，皮下脂肪消失；鼻腔淋巴瘤可引起副鼻窦不同程度受累或继发炎症；鼻腔淋巴瘤骨质破坏少见或相对不明显；原发于鼻窦的恶性淋巴瘤骨质破坏则较明显，骨质缺损部位外侵软组织影宽度远大于破坏范围，为与癌的重要鉴别；颈部淋巴结转移率较低。

鉴别诊断：

（1）鼻腔癌：主要表现为鼻腔内不规则肿块，有明显外侵征像，常有同侧或对侧鼻腔、上颌窦、筛窦、眶内、颅内受侵，鼻腔癌骨质破坏发生较早。

（2）内翻乳头状瘤：良性上皮性肿瘤，该肿瘤好发于鼻腔中后部外侧壁，90% 发生于中鼻道，密度多较均匀，增强后肿瘤呈轻度强化，周围骨质改变多为外压性改变。

（3）鼻息肉或鼻窦炎性病变：多为水肿型，发生部位为中鼻道及下鼻甲后端，常引起窦道复合体扩大，息肉增强后无强化。

病例 3 鼻 甲 肉

病史 男，33 岁。左侧间断性鼻塞 1 年余。PE：左侧下鼻甲前端见一新生物附着，表面光滑，无出血。

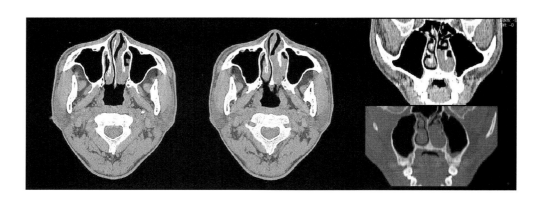

图 2 - 3

CT 表现 鼻中隔向右侧偏曲，呈崎状突起，左侧下鼻甲增大，中鼻道及下鼻道变窄消失，为软组织密度充填，左侧上颌窦窦壁黏膜增厚，骨窗示窦壁骨质完整，未见吸收、破坏（图 2 - 3）。

CT 诊断 左侧鼻腔乳头状瘤可能，左上颌窦炎症。

病理诊断 （左下鼻甲）鼻息肉。

分析 鼻息肉多见于成年人，由黏膜水肿和增生形成，多为水肿型，发生部位为中鼻道及下鼻甲后端，常引起窦道复合体扩大。

CT 表现：单侧或双侧鼻腔或（和）鼻窦膨胀扩大，充满软组织肿块影；可侵蚀骨质，也可伴有骨质硬化；密度不均匀，从黏液到软组织密度，中央为高密度物质，外周伴有低密度环，为炎性病变特征性外观。息肉增强后无强化，有时可见到轻度强化的弯曲条带状影，代表息肉内被黏液围绕的黏膜。

鉴别诊断：内翻乳头状瘤，为良性上皮性肿瘤，占鼻腔鼻窦黏膜肿瘤的 3%，术后易复发。该肿瘤好发于鼻腔中后部外侧壁，90% 发生于中鼻道，密度多较均匀，增强后肿瘤呈轻度强化，周围骨质改变多为外压性改变。

病例 4 鼻 咽 癌

病史 男，38 岁。患者回吸涕中带血、头痛、耳鸣 2 个月。

CT 表现 平扫双侧鼻咽部软组织结构饱满，咽壁组织增厚，以左侧咽鼓管圆枕为显著，增强后中等程度均匀强化。双侧咽隐窝及咽鼓管咽口尚通畅，双侧头长肌、翼内肌对称，边界尚清晰，双侧咽旁间隙尚清晰，未见变形或受侵征象。所见双侧颈部未见明确肿大淋巴结影（图 2 - 4）。

CT 诊断 考虑鼻咽部炎性包块形成，建议活检待除外鼻咽癌。

病理诊断 （鼻咽部）未分化型非角化性癌。

分析 鼻咽癌是发生于鼻咽部上皮细胞的恶性肿瘤。大多数鼻咽癌起自咽隐窝，最常见的组织学类型为未分化癌，占全部鼻咽癌的 98%。早期鼻咽癌表现隐匿，中晚期鼻咽癌因肿物的侵犯范围不同而表现各异，患者就诊时往往以颈部淋巴结肿大为首发症状。其他临床症状有鼻出血、回缩性血涕等。

CT 表现：鼻咽壁软组织增厚或肿物，80% 的癌起自咽隐窝及咽侧壁，早期可引起咽隐窝变浅、

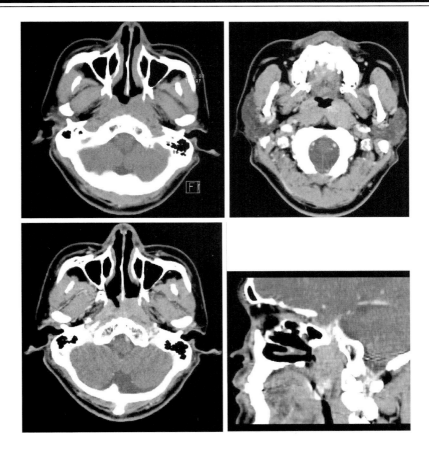

图 2 - 4

闭塞，咽侧壁增厚，失去正常对称外观。中晚期可见明显软组织肿块，常突入鼻咽腔，致鼻咽腔不对称、狭窄或闭塞。平扫肿块与颈部肌肉密度大致相仿，一般无钙化或囊变，肿瘤呈浸润性生长，与周围组织分界不清。增强扫描肿物呈中度强化，肿瘤容易向周围结构侵犯生长，颅底骨质破坏；颈部淋巴结转移，70%转移淋巴结边缘规则，为轻中度强化。

鉴别诊断：

（1）鼻咽部恶性淋巴瘤：淋巴瘤侵犯范围广，常侵犯鼻腔及口咽，病变常为软组织弥散性增厚，颅骨破坏少见。颈部淋巴结受侵区域同鼻咽癌相仿，但受侵淋巴结多边缘规则，内密度均匀，增强CT扫描多无明显强化。

（2）腺样体增生：多见于儿童，常表现为鼻咽顶壁和后壁软组织对称性增厚，不累及其下方肌肉，亦无骨质破坏。

（3）鼻咽部结核：见病例5。

病例 5　鼻咽低分化鳞癌

病史　女，42岁。渐进性右鼻塞3个月余，伴右鼻出血1天，右耳听力稍下降。

CT 表现　鼻咽腔内可见软组织密度肿块影，大小约3.5cm×2cm×4cm，右侧鼻腔阻塞，增强后明显强化，肿块与顶后壁黏膜分界不清，咽后壁黏膜强化后清晰可见；肿瘤向周围侵犯，双侧咽隐窝、咽鼓管咽口消失，双侧咽旁间隙尚存在；蝶窦内可见大量液体密度影充填；双侧上颌窦、筛窦黏

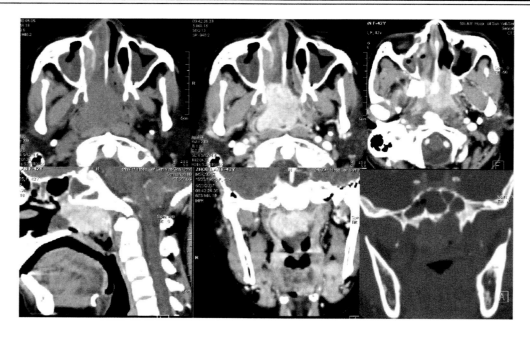

图 2 - 5

膜明显增厚，内可见软组织及液性密度影充填；左侧筛窦下壁骨质破坏。双侧颈部可见多发肿大淋巴结，较大的约 1.7cm×1.3cm×1.2cm，增强后可见强化（图 2 - 5）。

CT 诊断 鼻咽部富血供肿瘤侵犯蝶窦下壁并双侧颈部淋巴结肿大，恶性病变可能性大，鼻咽癌与纤维血管肉瘤鉴别，纤维血管瘤待排。

鼻咽活检病理 低分化鳞癌，肿瘤间富含粗大动脉血管。

分析 该病例是起自鼻咽顶壁的鼻咽癌，且富血供，容易与鼻咽部纤维血管瘤混淆。但仔细观察可发现，该病例除了富血供为鼻咽癌较少见外，其他征像仍比较符合鼻咽癌的 CT 表现：该患者年龄较大，伴有听力下降；肿块与鼻咽顶壁黏膜分界不清；向周围侵犯生长，蝶骨骨质破坏：颈部多发淋巴结转移。

病例 6 鼻咽部纤维血管瘤

病史 男，19 岁。反复右鼻出血，右侧渐进性鼻塞 8 个月余。

CT 表现 鼻咽、右侧鼻腔中部间可见软组织肿块，大小为 5.9cm×3.8cm，顶部紧贴鼻咽顶壁，下部达口咽上部水平，后缘与鼻咽后壁相邻，增强后病灶不均匀强化，净强化值 32～133HU，病灶后上部呈结节状强化明显，明显强化成分约 2cm×2cm 大小，右侧鼻腔中前部可见团块状高密度影及少许斑片状无强化影；双侧咽隐窝存在，增强后鼻咽黏膜呈线样均匀强化；双侧咽旁间隙清晰，咽旁及颈后未见明确肿大淋巴结；鼻咽及颅底未见明确骨质破坏（图 2 - 6）。

CT 诊断

（1）鼻咽、右侧鼻腔中部间病灶，考虑为纤维血管瘤可能性大，病灶后上部血管成分相对丰富。

（2）右侧鼻腔高密度团块及低密度斑片，考虑为纱布填塞及血栓可能性大，请结合临床。

病理诊断 鼻咽纤维血管瘤。

分析 鼻咽纤维血管瘤几乎均见于男性青少年，肿瘤起源于蝶骨体、枕骨斜坡及后鼻孔的骨膜，

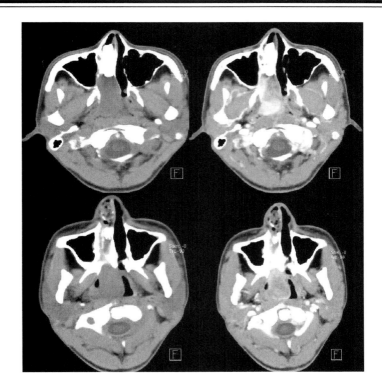

图 2 - 6

也可起源于蝶腭孔区。基本症状为鼻塞、鼻出血。CT 平扫呈低密度，与肌肉密度相仿，增强 CT 扫描病变密度明显增高，其 CT 值可超过 100HU，即可明确诊断。肿瘤呈类圆形、椭圆形、分叶状，较大时可压迫周围结构，使肌肉组织、周围间隙移位，周围骨质可受压变形，亦可有骨质破坏。

　　与前病例比较可发现，该病变边界光滑，与周围组织分界清晰，无周围侵犯征像，且无淋巴结转移，增强后为富血供表现，结合临床可明确诊断。

病例 7　鼻咽结核/颈部淋巴结结核

　　病史　女，28 岁。发现左颈部肿物 2 年余，左颈部疼痛 1 个月。

　　CT 表现　鼻咽左侧壁增厚，可见密度不均匀软组织肿块向下累及口咽舌根层面，左侧咽鼓管咽口阻塞，左侧咽隐窝消失、咽旁间隙变窄，肿块与左颈动脉鞘区分界不清，增强扫描后可见明显不均匀强化，中央低密度区未见强化，鼻咽左侧黏膜明显强化，左侧头长肌被推移。颅底骨质未见破坏。左侧颈部胸锁乳突肌深面、颈动脉鞘周围可见多发大小不等类圆形结节影，约 0.4 ~ 1.3cm，平扫密度尚均匀，增强扫描后可见结节环形强化（图 2 - 7）。

　　CT 诊断　鼻咽深部肿物并左颈部多发淋巴结，考虑：① 鼻咽癌并颈部淋巴结转移；② 咽环及左颈部淋巴结炎或淋巴结结核。

　　病理诊断　鼻咽结核/颈部淋巴结结核。

　　分析　鼻咽结核以青壮年多见，多数以颈部包块为首发，可伴有鼻塞、鼻出血、听力下降、头痛、发热等，与鼻咽癌的临床表现极为相似，临床上很难鉴别。

　　CT 表现以局限性隆起为主，与其周围肌肉密度相等或略高，咽内肌群边缘隐约可见，增强扫描轻度强化，强化后咽内肌群边缘清晰，少数鼻咽结核还可伴发囊变，此时表现为囊壁环形强化，咽旁

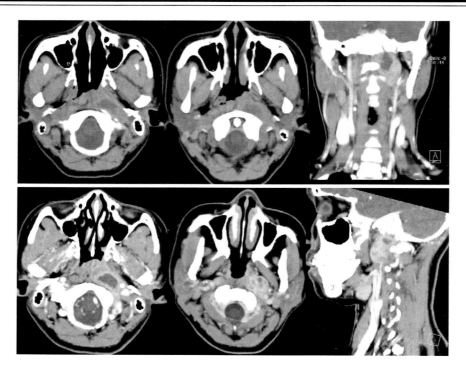

图 2 - 7

间隙存在，无颅底骨质破坏；颈部淋巴结肿大通常较小，直径多数小于 2 cm，增强扫描后呈不规则边缘性环形强化，中心部分无强化，常成串分布或融合成块。

鉴别诊断：

（1）鼻咽炎：多表现为顶后壁增厚，以弥散性对称性增厚为主，发生于咽隐窝时，表现为咽隐窝、咽鼓管咽口变浅，由于分泌物较多而常见"小气泡征"。

（2）鼻咽癌：多半首发于咽隐窝，即使发生在顶后壁，也多偏于一侧，且较局限；鼻咽癌 CT 平扫多较其周围肌肉密度略高，强化也比较明显，受累咽内肌群边缘无论平扫还是增强扫描均模糊不清；常常咽旁间隙变窄或消失，晚期可见颅底骨质破坏；晚期常侵犯鼻窦；鼻咽炎常常合并鼻窦炎、乳突炎及鼻甲肥大。

病例 8　颈部结核性淋巴结炎

病史　男，25 岁。左侧颈部触及包块，无疼痛，触诊质硬、界清。患者有咳嗽、发热症状。

CT 表现　左侧颈部下颌角水平胸锁乳突肌内侧见椭圆形软组织肿块，其内可见不规则片状低密度灶，增强扫描肿块呈环状强化，壁厚不规则，其内低密度灶未见强化；鼻咽部未见明显异常（图 2 - 8）。

CT 诊断　① 左侧颈部肿块考虑肿大淋巴结，炎症肿大，以淋巴结结核可能大；② 右上肺炎症，结核可能，并支气管扩张。

病理诊断　（左颈部）结核性淋巴结炎。

分析　颈淋巴结结核是常见的肺外结核感染部位，好发于儿童及青年，以青年女性多见。临床表现单侧或双侧颈部无痛性肿物，部分患者有结核中毒症状，少部分患者合并肺结核或既往有肺结核病史。

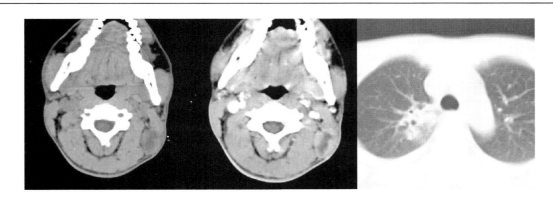

图 2-8

CT 表现可分四型：Ⅰ型，呈均匀软组织密度结节，边缘规则，明显强化；Ⅱ型，病灶中心呈低密度，周围环状强化，其周围脂肪间隙存在；Ⅲ型，多发的中心低密度，周围环状强化，其周围脂肪间隙消失；Ⅳ型，病灶融合呈较大肿块，边缘厚而不规则的环状强化，内有分隔及多个低密度区，呈"花环状"改变。

鉴别诊断：

（1）颈部神经源性肿瘤：神经鞘瘤多可囊变，但一般不伴有锁骨上淋巴结肿大。

（2）颈部淋巴结转移瘤：有原发灶，且淋巴结大多密度均匀，当淋巴结发生液化坏死时，两者鉴别较困难，淋巴结结核多呈厚环状强化，且环状影更不规则。

（3）颈部淋巴瘤：多位双侧淋巴结肿块，肿块内多无液化坏死，增强扫描呈均匀强化。

（4）急性坏死性淋巴结炎：感染症状较重，肿块迅速增大，疼痛明显，CT 显示肿块边界不清，内液化坏死明显，有时可见液平，壁更不规则。

病例 9　颈部急性淋巴结炎

病史　1 周前无明显诱因出现右上颈部核桃样大小肿物，轻度疼痛，皮温高，皮肤无破溃，继而咽部疼痛及头痛。1 天前右下后牙出现疼痛，右颈部肿胀疼痛加重。右侧面部肿胀明显，右上颈扪及 8cm×9cm 肿物，质中，边界不清，固定、粘连、压痛，表面皮肤光滑，皮温高，皮色正常，张口受限，局部牙龈黏膜无红肿。

CT 表现　右侧颈部可见多房囊实性肿块，大小约 3.1cm×3.6cm，边界不清，密度不均，周围脂肪间隙模糊，增强后周围囊壁实质部分强化，延迟强化更为明显，囊内无明显强化，囊内壁尚光滑，无明显壁结节，外壁境界不清，与周围组织结构粘连紧密、分界不清。右侧颈动脉鞘推压向内后移位。右侧胸锁乳突肌深面、双侧颌下可见小淋巴结影，增强后明显强化（图 2-9）。

CT 诊断　① 右侧颈部多房囊实性肿块，考虑感染性病变可能大；② 右侧颈部及双颌下淋巴结肿大。

病理诊断　颈阔肌脓腔，淋巴结急性炎症。

分析　引起急性化脓性淋巴结炎以金黄色葡萄球菌为主，占 65.6%，金葡菌分泌血浆凝固酶，易穿过皮肤屏障在体内繁殖，形成化脓性病灶。临床感染症状较重，高热、血象高，包块可迅速长大，疼痛明显，皮肤破溃可形成瘘道。CT 表现颈部肌间隙内包块，边界不清，周围肌间隙模糊不清，内坏死严重，可见液平，增强后囊壁强化，以延迟强化较明显。

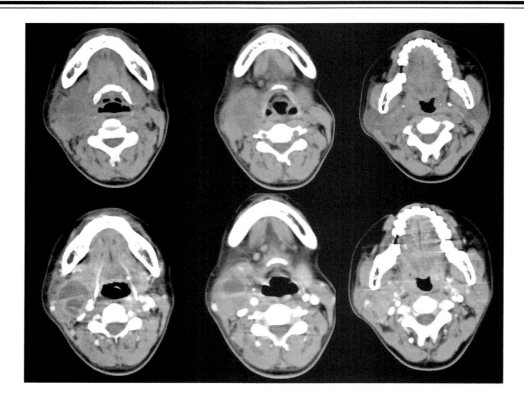

图 2 - 9

鉴别诊断：见病例 8，结合临床多可帮助诊断。

病例 10 扁 桃 体 癌

病史 男，75 岁。左颈部肿块并咽痛 1 个月余。

CT 表现 口咽左侧壁明显增厚，以左侧扁桃体区为中心形成软组织肿块向口咽腔突出，大小约 4cm×3.4cm×6cm。平扫密度不均，其内见稍低密度灶，增强扫描后肿块轻度不均匀强化，其上缘达鼻咽腔中部，下缘累及喉咽左侧壁，向前侵犯硬腭，口咽腔明显狭窄，会厌上端左分增厚并与肿块分界不清，向后侵犯头长肌致颈椎前软组织肿胀。肿物与左侧颌下腺分界不清，沿左侧咽旁间隙侵犯，左侧鼻咽旁、口咽旁、喉咽旁脂肪间隙密度增高，鼻咽左侧咽鼓管咽口阻塞、咽隐窝变浅，左侧颈动脉鞘区脂肪间隙模糊（图 2 - 10）。

CT 诊断 口咽左侧壁肿物（左扁桃体癌）：① 侵犯硬腭、会厌、颈椎前软组织、左侧颌下腺、左侧咽旁间隙、左侧颈动脉鞘；② 左侧颈内静脉闭塞（自锁骨上窝至颅底），左颈前部、颈后部、背部皮下及肌肉间隙内侧支循环形成；③ 双颈多发淋巴结肿大。

病理诊断 左侧扁桃体低分化鳞癌。

分析 扁桃体肿瘤较少见，恶性肿瘤有鳞癌、淋巴瘤等，以扁桃体癌发生率较高，占 80% ～ 85%，恶性淋巴瘤占 5% ～10%。鳞癌多见于扁桃体上极，向腭弓和软腭浸润扩展，临床症状隐匿，可有咽痛及吞咽困难，常以颈部淋巴结转移就诊。肿瘤表面破溃，可有痰中带血，绝大多数发生于一侧扁桃体。

CT 表现：以扁桃体为中心的单侧病变，边缘多不规则呈侵袭状，增强后有一定程度强化，内部

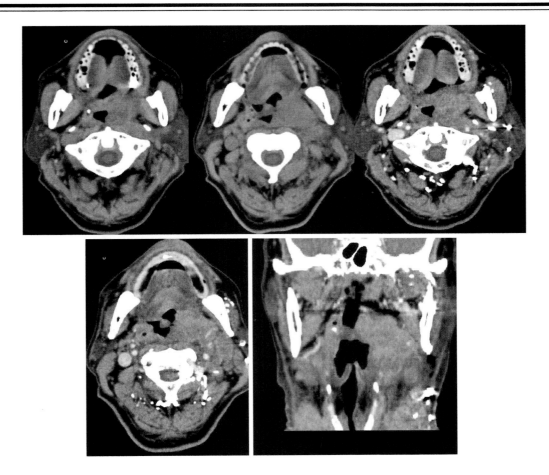

图 2 – 10

密度不均匀，多有低密度区，颈部转移淋巴结亦多有边缘强化，内部可见低密度灶。

鉴别诊断：

（1）淋巴瘤：扁桃体区域亦是淋巴瘤的好发区域，表现为单侧或双侧病变，病变范围广，常可侵犯鼻咽，但病变多较规则，增强后无明显强化，颈部淋巴结亦表现为边缘规则、无明显强化、内部密度均匀结节。另外，除肿瘤侧扁桃体肿大外，还可见整个咽淋巴环肿大和对侧扁桃体肿大。

（2）扁桃体脓肿：密度不均，境界不清，通常无肿大的淋巴结，增强后为不规则的环形强化，临床上炎性症状明显。

病例 11 扁桃体淋巴瘤

病史 男，68 岁。左侧扁桃体肿物性质待查。PE：左侧扁桃体Ⅲ度肿大，凹凸不平，右侧Ⅰ度肿大，左颈后三角可触及大小约 3cm × 2cm 淋巴结，质硬，表面凹凸不平。

CT 表现 口咽左侧软组织肿块影，突向口咽腔，使口咽腔明显变窄，肿块与左口咽侧后壁分界不清，肿块密度大致均匀，增强后均匀一致强化，双颈部淋巴结肿大，密度均匀（图 2 – 11）。

CT 诊断 左侧扁桃体软组织肿块并左口咽侧后壁局部浸润，考虑扁桃体癌可能，颈部多发淋巴结转移。

病理诊断 左侧扁桃体弥散性大 B 细胞性淋巴瘤。

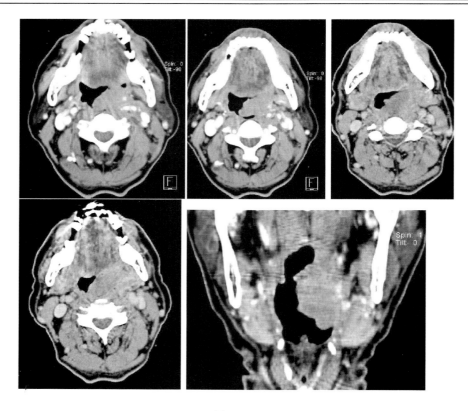

图 2 - 11

分析   扁桃体区亦是淋巴瘤的好发部位，恶性淋巴瘤占扁桃体恶性肿瘤的 5% ，多见于扁桃体黏膜下，致一侧扁桃体明显肿大，可引起吞咽、呼吸困难。

CT 表现：① 咽淋巴环肥厚，即咽后壁、舌根、悬雍垂和口底部软组织肿块，CT 平扫其密度均匀，增强后可见均匀一致轻中度强化，一般无坏死；② 扁桃体单侧或双侧增大；③ 口咽腔狭窄，咽旁间隙可见移位、变形和闭锁；④ 淋巴结可有或无肿大。

鉴别诊断：扁桃体癌（见病例 10）。

病例 12   胆 脂 瘤

病史   女，26 岁。反复左耳流脓 10 年余，伴左眼闭合不全半月余。PE：左侧外耳道可见少许脓性分泌物，左侧鼓膜紧张部穿孔，可见胆脂瘤样组织。

CT 表现   左侧中耳乳突膨胀性骨质破坏，乳突气房结构消失，内可见软组织肿块影，边界清晰，增强后无强化（图 2 - 12）。

CT 诊断   左侧中耳乳突部巨大胆脂瘤，伴硬化型乳突炎。

病理诊断   左耳胆脂瘤型中耳炎，周围性不完全面瘫，符合（左耳）胆脂瘤型中耳炎。

分析   胆脂瘤为脱落的角化上皮堆积所致，非真性肿瘤。上鼓室及乳突窦为胆脂瘤最好发的部位，继发胆脂瘤临床多有中耳炎病史，可表现为听力下降，累及面神经者可有面瘫。胆脂瘤的 CT 表现主要是膨胀性骨质破坏，上鼓室、乳突窦扩大，腔内可见软组织影，增强后软组织无强化。

鉴别诊断：

（1）中耳癌：骨质破坏完全，边界不清，呈虫蚀状。

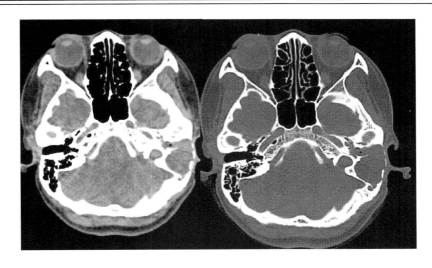

图 2-12

（2）肉芽肿性中耳炎：可致鼓室、鼓窦骨质吸收破坏，但窦腔无扩大，增强扫描病灶可强化。

病例 13　蝶窦筛窦腺癌

病史　男，44 岁。视力下降 1 年余，鼻塞、鼻涕半年余。

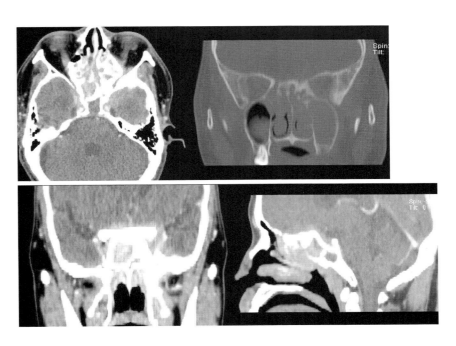

图 2-13

CT 表现　筛窦、蝶窦、左额窦、左侧上颌窦内均填满软组织密度影，向下突入后上鼻道，部分与上鼻甲后分分界不清。筛窦窦腔膨胀，双侧内直肌受压外移，框上裂受压变窄。筛骨、蝶骨骨质密度增高，筛骨、蝶窦前壁、上颌窦内侧壁骨质不连续；蝶窦后壁、左侧上颌窦壁、左额窦壁骨壁均匀增厚，骨质密度增高。增强后筛窦及蝶窦前分窦腔内软组织明显强化，蝶窦后分内容物未见明显强化；左侧上颌窦黏膜增厚强化，窦腔内软组织影未见明显强化；右侧上颌窦内可见液平面，未见明显强化；额窦内容物未见强化（图 2 – 13）。

CT 诊断   ① 筛窦恶性肿瘤，侵犯蝶窦前壁、左侧上颌窦内侧壁、上鼻甲后上分，筛骨、蝶骨前分骨质破坏；② 双侧上颌窦、蝶窦后分、左侧额窦炎症。

病理诊断   蝶窦高分化腺癌。

分析   鼻窦腺癌少见，约占全身恶性肿瘤的 1%，以男性多见，高发年龄为 50 ~ 60 岁。筛窦为常见的发病部位，主要症状为鼻塞和鼻出血，自数周至数月。

CT 表现腺瘤形态不规则，边界尚清楚，多数密度均匀，增强后中等到显著强化。窦腔可膨胀，伴有明显不规则骨质破坏。

鉴别诊断：① 筛窦未分化癌。较少见、侵袭性极强的恶性肿瘤，易破坏周围邻近组织与结构。CT 表现肿瘤侵袭性生长、邻近骨结构破坏并侵犯周围组织；肿块呈软组织密度、边界不清、无包膜，平扫密度均匀、增强后不均匀强化；通常易并发鼻、鼻窦的阻塞性炎症。② 内翻乳头状瘤。骨质破坏轻，肿瘤内有钙化。③ 霉菌感染。侵袭型表现为骨质破坏和软组织肿块，但肿块内菌丝形成的高密度影可帮助鉴别。

病例 14   上颌窦腺样囊性癌

病史   女，33 岁。右下睑痛 2 天，左眼下痛 1 年余。左眼眶上、眼球下扪及条索状物，质硬，压痛。

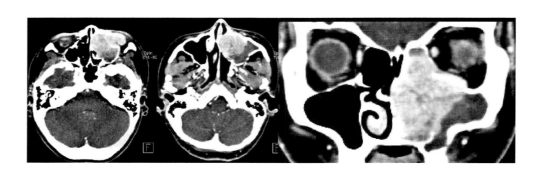

图 2 – 14

CT 表现   左侧上颌窦及左侧筛窦内可见不规则软组织肿块影，其内密度不均匀，增强后肿块部分呈明显不均匀强化，内可见多发片状低密度区，可见多发小囊性改变。左侧上颌窦膨胀性改变，左侧鼻甲未见，窦口复合体结构显示不清，窦口开大。肿块向上前侵犯生长，累及部分眶上壁及左侧上颌窦前壁。左侧鼻翼背部近眼眶周围皮下软组织增厚（图 2 – 14）。

CT 诊断   左侧鼻腔纤维血管瘤，累及右侧上颌窦、筛窦及右眶。左侧上颌窦炎症。

手术病理结果   （左上颌窦）腺样囊性癌。

分析   鼻腔鼻旁窦恶性肿瘤中以鳞癌最多见，约占 80%，而腺样囊性癌很少见。临床上表现多为生长缓慢，早期可无明显临床症状和体征，肿瘤呈浸润性生长，常有神经浸润和沿神经扩展。鼻腔鼻旁窦腺样囊性癌好发于 30 ~ 60 岁患者，20 岁以下少见，男女发病率大致相仿，临床症状多隐匿。肿块多呈浸润性生长，肿瘤浸润性很强，常沿组织间隙向周围扩散，与周围组织界限不清。早期侵犯神经，是该肿瘤的特点。其组织学特点为具有多个形态不同的囊性间隙，周围为恶性上皮细胞包绕，形成假囊性结构。

CT表现特点：① 形态不规则肿块，密度不均匀，其内可见大小不等的囊性低密度区，增强扫描显示更为明显；② 肿块内可见钙化，但并不是特异性表现；③ 因肿瘤生长缓慢，邻近的骨质受压，窦腔膨胀，窦壁骨质变薄，严重时骨质浸润性破坏，也可侵犯眼眶、颅内、翼腭窝、颞下窝等邻近结构。

鉴别诊断：鼻腔、鼻旁窦腺样囊性癌需与鳞癌和肉瘤鉴别。

（1）鳞癌：肿块呈团块状、不规则分叶状，密度中等，可强化，窦腔多无明显膨胀性扩大，但窦腔骨壁呈广泛溶骨性破坏。有时也可侵犯神经，可借助病理组织活检来鉴别。

（2）肉瘤：以恶性淋巴瘤多见，临床多有发热，血象异常，颈淋巴结肿大，肿块侵犯窦腔外结构不如癌肿迅速和严重。

病例15　鼻腔、鼻旁窦横纹肌肉瘤

病史　男，57岁。右侧鼻腔闭塞2年多，右侧鼻腔、右侧颈部肿块2个月余。

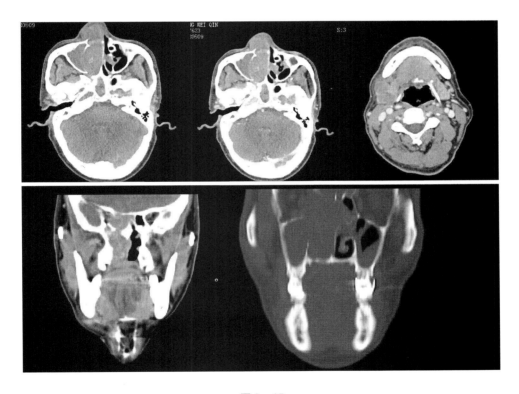

图2-15

CT表现　右侧鼻腔内可见软组织肿块充填，肿块累及右侧上颌窦、右侧筛窦及蝶窦，右侧翼腭窝受侵，肿块向下后延伸累及鼻咽右侧壁、后壁及右侧口咽侧壁，鼻咽后壁黏膜尚规整，双侧咽隐窝稍变窄、尚通畅，右侧咽鼓管咽口变浅、消失，左侧咽鼓管通畅；肿块向外上累及右侧眼眶，略突出于眼眶内，右侧眼内直肌受压向外稍移位；增强后肿块不均匀轻度强化；左侧上颌窦窦壁黏膜增厚，内可见不规则软组织肿块，增强后轻度强化；骨窗示右侧鼻甲、右侧上颌窦内侧壁、右侧眼眶内侧壁及右侧蝶骨翼内外侧板均受侵犯，右侧上颌窦内侧壁受压向外侧凹陷。右侧颌下腺区及右颈部可见多个肿大淋巴结，增强后未见明显强化（图2-15）。

CT诊断　右侧鼻腔、鼻窦内软组织肿块并侵犯周围组织，考虑鼻腔恶性肿瘤性病变；阻塞性鼻窦炎；右侧颈部多发淋巴结转移。

病理结果   右侧鼻腔胚胎性横纹肌肉瘤。

分析   发生在鼻及鼻旁窦的恶性肿瘤分为上皮性、非上皮性恶性肿瘤及转移瘤。其中以上皮性多见，病理包括鳞癌、腺癌、腺样囊性癌等，以鳞癌最常见。非上皮性恶性肿瘤少见，可为嗅神经母细胞瘤、横纹肌肉瘤、恶性纤维组织细胞瘤、软骨肉瘤、淋巴瘤、组织细胞增生症等。肉瘤生长速度较快，破坏性强，易引起周围骨质及邻近组织的破坏。

CT 表现：鼻腔、鼻窦结构改变，内可见软组织肿块，肿块蔓延生长，可同时累及鼻腔、鼻窦，甚至突破窦壁侵犯周围结构，不同程度向翼腭窝、眼眶、颞下窝等部位侵犯；肿块密度可均匀或混杂密度，但以实性密度为主，可有低密度坏死囊变，增强后肿块实质部分明显强化，坏死囊变无强化。

鉴别诊断：鼻腔肿块并周围骨质破坏，颈部淋巴结转移多考虑恶性病变。

（1）该病例首先需要鉴别是鼻咽癌，鼻咽癌多起自咽后壁或顶壁的黏膜，双侧咽隐窝变窄、消失，而该病人的双侧咽隐窝通畅，咽后壁黏膜完整，因此可除外鼻咽癌。

（2）鼻腔未分化癌：少见、侵袭性极强的恶性肿瘤，常起源于上鼻腔及筛窦，易破坏周围邻近组织与结构。CT 表现肿瘤中心均位于上鼻腔、筛窦，沿中线侵袭性生长、邻近骨结构破坏并侵犯周围组织；肿块呈软组织密度，边界不清、无包膜，平扫密度均匀、增强后不均匀强化；通常易并发鼻、鼻窦的阻塞性炎症。CT 难于鉴别，需要靠病理诊断。

病例 16   上颌窦血管瘤

病史   女，24 岁。右鼻塞半年。

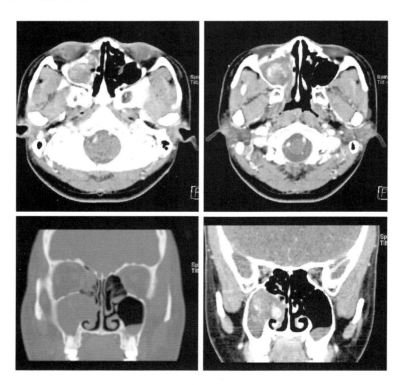

图 2－16

CT 表现 右侧上颌窦窦腔扩大，内可见软组织密度影充填，窦壁部分骨质吸收变薄。增强后，软组织灶内可见线样及小片样明显强化灶（图 2 - 16）。

CT 诊断 右侧上颌窦肿瘤，考虑内翻性乳头状瘤可能性大。

手术病理结果 右上颌窦血管瘤。

分析 血管瘤为鼻腔内较常见的肿瘤，发生于鼻窦者少见。组织学上，血管瘤通常分为毛细血管瘤和海绵状血管瘤两大类。毛细血管瘤较小，好发于鼻中隔上；海绵状血管瘤由大小不一的血窦构成，瘤体大，好发于上颌窦自然开口和下鼻甲处。主要临床表现为单侧鼻阻塞和反复性鼻出血。

CT 表现：鼻腔或鼻窦内软组织肿块，边界清楚，形态规则或不规整，有时可见高密度静脉石，增强后明显强化，但多数密度不均匀，邻近骨质受压变形或侵蚀。上颌窦血管瘤表现为窦腔扩大，局部可见骨质吸收或破坏。起源于骨性结构血管瘤表现为受累骨膨大，呈蜂窝状或放射状。

鉴别诊断：

（1）内翻性乳头状瘤：多见于中鼻甲和上颌窦内壁，表现为鼻腔内规则或不规则软组织肿块影，界清。密度多较均匀，少数可伴钙化，增强后多均匀中度强化，邻近骨质受压变薄，大的肿瘤可有骨质破坏；由于病变易阻塞窦口复合体，常伴有阻塞性鼻窦炎，窦腔内充满软组织密度影。

（2）鼻息肉伴鼻窦炎：常两侧发生，CT 表现为低密度影，边缘黏膜强化，一般无骨质破坏。

病例 17 筛窦骨化性纤维瘤

病史 女，39 岁。渐进性右鼻塞 16 年，右侧鼻背部隆起 1 年余。

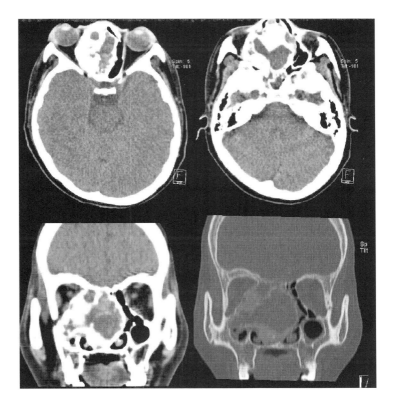

图 2 - 17

CT 表现　右侧筛窦、鼻腔内、蝶窦、上颌窦后上分内可见一椭圆形肿块，膨胀性生长，大小约11.7cm×10.0cm×10.5cm，肿块内边缘部分可见大量板层骨成分和软组织成分，边界尚清，筛窦、蝶窦前壁、上颌窦内上壁骨质破坏，右上颌窦内壁、眶内侧壁、鼻中隔骨质受压变薄和移位，额窦内可见软组织密度影。余双侧上颌窦黏膜稍增厚。左侧筛窦受压，窦腔明显变小。右眼内直肌受压移位，右眼球稍突出（图 2 - 17）。

CT 诊断　右侧筛窦起源的良性骨肿瘤性病变，考虑骨化性纤维瘤，病变累及右侧鼻腔、蝶窦、上颌窦。

病理诊断　骨化性纤维瘤。

分析　骨化性纤维瘤是一种良性的骨纤维损害性疾病，生长缓慢，好发于 30 ~ 40 岁，女性居多，下颌骨较上颌骨多见，发生于鼻窦者以筛窦多见。早期在一侧或一个窦腔内生长，肿瘤较大时，常压迫周围骨质，可引起疼痛、鼻塞、鼻窦开口受堵或受压、眼球突出、视力障碍、颜面畸形、感觉异常、鼻出血，以及颅内并发症等。

骨化性纤维瘤为非真性骨肿瘤，肿瘤发生于髓腔，具有向骨质及纤维组织双侧发展特点。

CT 表现：① 单发、卵圆形或分叶状骨性高密度影，呈膨胀性生长，边界清，瘤体内密度不一，可呈均匀的磨玻璃状，也可有囊变、钙化或骨化混合存在；② 肿瘤常可突入邻近窦腔，致窦腔狭窄或闭塞、膨胀，甚至凸入眼眶或颅内，压迫邻近结构；③ 病变周边可有"蛋壳样"骨壳形成，其内侧可见环形或弧线形低密度影，较大的病变会对周围结构产生不同程度的压迫，相邻骨质受压变薄，少数情况下骨质模糊不清，可能与肿瘤的局部侵袭性有关，但未见骨质破坏征象。

鉴别诊断：

（1）骨纤维异常增殖症：更常见于青少年男性，多沿着受累骨生长，病变骨与正常骨逐渐移行，无明确分界，而骨化性纤维瘤病变与正常骨之间有明确分界。

（2）骨母细胞瘤：很少见，两者影像学表现相似，但骨母细胞瘤骨壳多不完整，瘤体内钙化或骨化影较模糊，易侵犯邻近结构。

病例 18　含牙囊肿（1）

病史　女，33 岁。右上后牙龈反复肿胀 4 月余，在外院拔牙时有液体流出。

CT 表现　右侧上颌牙槽骨可见椭圆形膨胀性骨质密度减低区，突入右侧上颌窦内，大小约1.9cm×2.1cm。其前、内侧可见变薄但完整的骨包壳，外侧为软组织性包膜，边缘尚清；其内为不均匀软组织密度，可见点状积气影；其底部可见一横向生长的发育完整的牙齿，牙根指向右外侧，牙冠向着内后方。右上侧切牙与第 1 前磨牙间藏有一颗牙（尖牙），发育完整，位于正常牙列后方，藏于上颌牙槽骨内，斜向生长，牙根指向右上方，牙冠向着左下并抵至右正切牙牙根后方。右第 2 前磨牙仅存牙冠，牙颈及牙根缺如（图 2 - 18）。

CT 诊断　① 右侧上颌骨良性膨胀性骨质病变，考虑牙源性囊肿并感染。② 右上第 2 磨牙阻生、尖牙埋伏牙；右上第 2 前磨牙牙颈、牙根缺如。③ 右下第 3 磨牙阻生齿。

病理诊断　右上颌第 8 牙含牙囊肿。

分析　见病例 19。

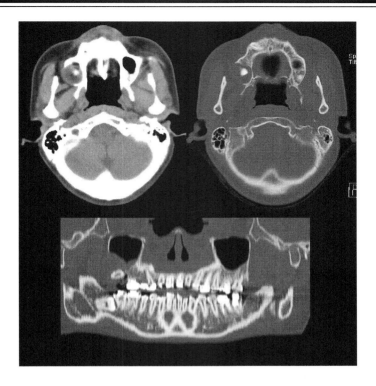

图 2 – 18

病例 19　含牙囊肿（2）

病史　右侧面部进行性肿大 1 月余，患者 1 年前患区牙龈肿胀疼痛，诊断牙龈炎，曾自服抗炎药，效果不佳。

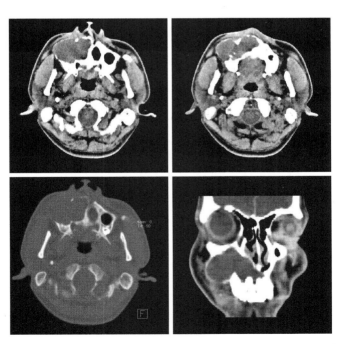

图 2 – 19

CT 表现　右颌面部局部隆起，上颌骨及上颌窦内见囊性肿物，密度不均匀，部分呈水样密度，壁薄清晰；上颌骨、上颌窦前外侧壁骨质吸收，肿物累及右侧鼻腔，致右侧鼻腔部分闭塞，鼻中隔左偏（图 2 - 19）。

CT 诊断　右上颌窦囊性肿瘤性病变。

病理诊断　右侧正切牙及侧切牙间含牙囊肿。

分析　含牙囊肿好发于 10 ~ 40 岁的男性，为居第二位的牙源性囊肿。病变来自于恒牙发生过程中牙釉质形成组织，在牙冠或牙根形成之后，牙冠尚未长出之前，由缩余釉上皮与牙冠之间出现液体渗出聚集而形成，可来自一个牙胚，或多个牙胚。常见于下颌第 3 磨牙和上颌尖牙，易累及上颌窦。病理上，囊壁由薄层规则的覆层鳞状上皮组成，偶可发生角化。

典型 CT 表现：① 上颌骨牙槽处囊性肿物；② 包裹牙冠，附着于未萌出牙牙颈部；③好发于下颌第 3 磨牙和上颌尖牙。

鉴别诊断：

（1）牙根囊肿：为最常见的牙源性囊肿，是牙根慢性感染所致。病灶呈囊性和膨胀性，位于龋齿、死髓牙等病源牙牙根部，其内包含牙根。

（2）单房囊实性造釉细胞瘤：其内可见强化的实性成分，而牙源性囊肿内无实性成分，这是两者主要的区别。另外造釉细胞瘤的囊壁常有切迹，牙根常有吸收或破坏。

病例 20　下颌骨角化囊肿

病史　男，64 岁。反复多发关节疼痛 20 余年，再发加重 4 个月余。

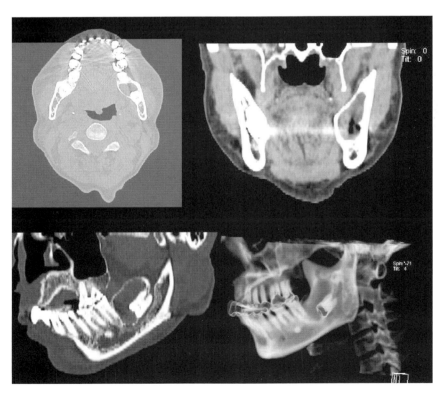

图 2 - 20

CT 表现　左侧下颌骨牙槽突近升支处见长椭圆形骨质破坏透光区，累及升支骨质，上缘达冠状突下 1cm，前缘达第 2 磨牙后缘，边界清楚，约 3.5cm×2.2cm 大小，呈轻度膨胀，可见一薄硬化边，骨壳宽整，其内密度均匀，平扫 CT 值约 22HU，其内后下方可见一牙齿结构组织。下颌骨邻近软组织边界尚清（图 2 -20）。

CT 诊断　左侧下颌骨轻度膨胀性骨质破坏，考虑含牙囊肿（合并感染）可能性大，建议 CT 增强进一步检查。

手术病理结果　左下颌骨角化囊肿。

分析　发生在颌骨的牙源性囊肿分 3 型：根尖囊肿、含牙囊肿和角化囊肿。牙源性角化囊肿 75% 发生于下颌骨，特别好发于下颌第 3 磨牙区及下颌支。有典型的病理表现，囊壁为复层鳞状上皮，表面覆盖角化层，囊内为白色或黄色的角化物或油脂样物。病变可单发，也可多发，多发者可伴有基底细胞痣综合征，出现皮肤、肋骨、颅骨和颅内的异常改变。

CT 表现：① 多房或单房囊性病变，膨胀性生长，含牙或不含牙；② 好发于下颌第 3 磨牙和下颌支。如伴有皮肤基底细胞痣、叉状肋、小脑镰钙化、颅骨异常等基底细胞痣综合征表现者，更支持本病诊断。

鉴别诊断：

（1）发生在下颌骨的角化囊肿，单发、含牙时，与含牙囊肿无法鉴别，需要通过病理鉴别。

（2）本病还应该注意与造釉细胞瘤鉴别：造釉细胞瘤以囊实性多见，其实性成分可强化；多房者，分房常不规则，大小不一，间隔较厚。而角化囊肿一般无实质成分，多房者分房规则，间隔较薄。

病例 21　下颌骨造釉细胞瘤

病史　左下颌骨无痛性肿物渐进性长大 3 年余，全景片示：左下颌体、升支、喙突、髁突多房影，边缘不清。

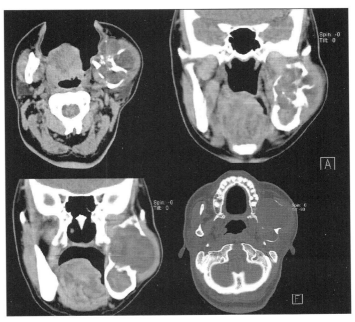

图 2 -21

CT表现　左侧下颌骨膨胀性骨质破坏,骨性包壳不连续,未见骨质硬化,其内似可见菲薄骨性分隔,肿瘤内密度不均匀,以囊性为主,左下颌牙槽根部骨质吸收、破坏(图2-21)。

CT诊断　左下颌骨占位性病变,造釉细胞瘤可能。

手术病理结果　左下颌骨升支囊肿型造釉细胞瘤(滤泡型、丛状型混合型)。

分析　造釉细胞瘤是最常见的牙源性肿瘤,约占颌面部肿瘤的1%。病变主要来源于牙板残件,也可来自口腔上皮以及有齿囊肿壁的多功能上皮细胞。病变80%发生于下颌骨,20%发生于上颌骨。肿瘤呈无痛性生长缓慢,多数病人表现为下颌骨逐渐膨大,面部畸形,多房型多见,且多呈囊实性,虽为良性,但有局部侵袭性。

CT表现:① 囊实性多房或单房病灶,呈膨胀性生长,边界清楚,边缘常有分叶和切迹;② 含牙或不含牙,相邻牙根常有吸收,骨质破坏可无皮层硬化带或仅有轻微皮层硬化带;③ 增强扫描,肿瘤实性成分可强化。如肿瘤生长速度快,可不呈膨胀性,多房型原有的骨间隔破坏消失,牙槽侧骨皮质破坏,为肿瘤恶变征象。

鉴别诊断:

(1) 牙源性囊肿:鉴别要点见病例19。

(2) 颌骨的囊性骨纤维异常增殖症:病变由纤维组织代替骨松质所形成,影像学上表现为多房或单房的囊性低密度区,可与造釉细胞瘤混淆。鉴别要点是前者可于囊性区附近见到程度不同的角化区,呈毛玻璃样改变,而造釉细胞瘤无此征象。

(3) 巨细胞瘤:病灶分隔较粗糙、分房不规则;而造釉细胞瘤间隔光滑,分房呈较规则卵圆形和圆形。

病例22　牙源性角化囊肿并感染

病史　女,30岁。右下颌骨肿胀疼痛伴溢脓7天,于当地医院抗炎治疗后有所好转,拍片示右下颌骨囊性阴影。

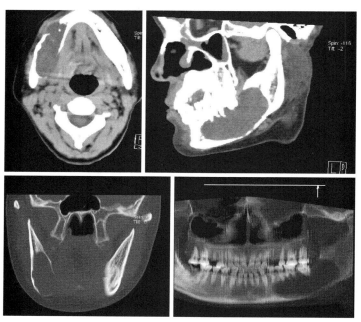

图2-22

CT 表现　右下颌骨体膨大，内见一不规则肿块影，密度较均匀，CT 值约 8HU，其内未见分隔样结构、钙化、骨化、牙根影像，边界清晰，肿块呈膨胀性生长，局部骨皮质受压变薄，形成菲薄骨壳，周围未见骨膜反应及软组织肿块。邻近牙冠未见异常，余骨未见异常（图 2 - 22）。

CT 诊断　右下颌骨良性肿物，考虑造釉细胞瘤可能性大。

手术病理结果　囊肿内含大量豆腐渣样内容物，考虑"角化囊肿"。

分析　见病例 19。

病例 23　声门型喉癌

病史　男，58 岁。反复声嘶 2 个月。

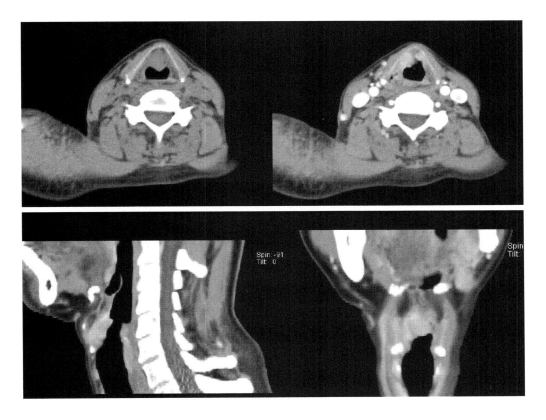

图 2 - 23

CT 表现　相当于右侧声带、声带前联合往上至声门上区、会厌喉面根部可见不规则软组织密度影，增强不均匀明显强化，边界基本清楚，大小约 1.6cm×2.0cm×2.5cm，病灶紧贴右侧甲状软骨，两侧颈部未见明确肿大淋巴结影。两侧梨状窝未见异常（图 2 - 23）。

CT 诊断　右侧声门癌累及声门上区、会厌喉面根部。

病理诊断　声门中分化鳞状细胞癌。

分析　喉部恶性肿瘤中以上皮性鳞状细胞癌最多见，在喉癌中占 98.8%，在喉恶性肿瘤中占 97.5%。按癌肿起源部位分为 4 型：① 声门上型，肿瘤起自会厌及前庭延伸到假声带，起于会厌者多见，因该区域局部淋巴丰富，颈部淋巴结转移率较高；② 声门型，此型最常见，占喉癌的 50% ~ 70%，肿瘤起自声带，大部分发生于声带前 2/3。声带区缺乏淋巴组织，淋巴转移率低，肿瘤突破前联合韧带，则发生转移可能性增加；③ 声门下型，肿瘤起自声带以下，常呈环形生长，浸润范围大，可侵犯气管，可发生淋巴结转移；④ 混合型，肿瘤同时累及几个区域，通常为各型的晚期表现。

CT 表现：① 喉部软组织增厚或结节、菜花状肿块，增强后均匀中等程度强化；② 喉室、喉前庭、梨状隐窝、会厌前间隙及会厌谿受侵致变形、移位、狭窄；③ 喉软骨被吸收、破坏，甚至侵犯喉外组织；④ 颈部淋巴结转移。

鉴别诊断：

（1）喉部良性乳头状瘤：病变范围局限，境界清晰，呈小丘状突起，表面多光滑，无软骨破坏及淋巴结转移。

（2）声带息肉：声带在慢性炎症刺激下，上皮及上皮下结缔组织向表面呈乳头状突起，常发生于声带前部及假声带，表面光滑。

病例 24　声门上型喉癌

病史　男，58 岁。纤维喉镜示：会厌光滑、后联合处可见菜花样肿物，表面无破溃，声门暴露不佳。

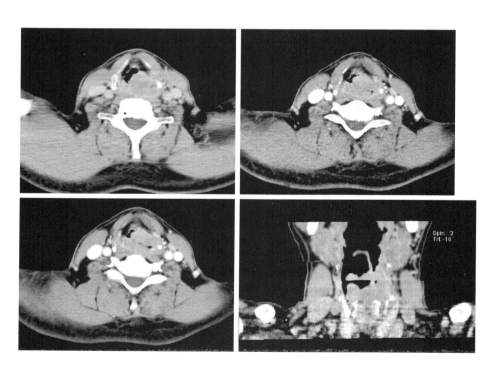

图 2－24

CT 表现　声门上区不规则形软组织肿块，范围约 2.8cm×3.5cm×3.5cm，上缘达会厌根部，下缘达左侧喉室带及双侧杓状软骨，向后达颈椎体前缘，向前达喉腔前 2/3 致喉腔明显狭窄，肿块侵犯左侧杓会厌皱襞、左侧梨状窝，并越过中线向右侧侵犯右侧会厌皱襞，左侧喉旁间隙变窄。双侧颈动脉鞘区后方可见多发肿大淋巴结影，以左侧为著，最大者约 1.9cm×1.4cm。增强后：声门上区软组织肿块明显不均匀强化，双侧颈部淋巴结明显强化（图 2－24）。

CT 诊断　① 喉癌（声门上区型）；② 双侧颈部多发肿大淋巴结。

病理诊断　左侧假声带上方高分化鳞癌（声门上型），浸润黏膜、黏膜下层及肌层，浸润假声带。
分析　见病例23。

<h1 style="text-align:center">病例 25　梨状窝鳞癌</h1>

病史　男，74岁。吞咽异常。PE：下咽可见新生物约
2.5cm×3cm，颈部可触及指头大淋巴结。

CT表现　右侧梨状窝变形、明显狭窄，壁不规则增厚，形
成软组织肿块样结构突出于表面，增强后明显不均匀强化，其内
可见多灶状低密度区，肿块大小约2cm×2.7cm×3.3cm，边界
不清。其向下沿着杓会厌皱襞生长至声门层面，右侧杓状软骨部
分被包绕，喉腔受压左移，腔内面尚光滑；（喉水平）肿块向外
生长，未侵及喉软骨。喉软骨及舌骨未见明显骨质异常。右侧颌
下腺后方可见多个软组织密度结节影，融合成团，增强后明显不
均匀强化，其内可见不规则无强化区域，其大小约2cm×1cm×
2.4cm。余未见明显异常（图2-25）。

CT诊断　右侧梨状窝癌并右颈部淋巴结转移可能性大，建
议活检明确诊断。

病理诊断　（右梨状窝）原位癌（鳞状细胞癌）。

分析　梨状窝癌为下咽癌中最常见恶性肿瘤，病理上多为鳞
状细胞癌。临床上早期常无症状，有时有咽异物感，继之吞咽不
畅，咽部疼痛，反射到耳部。晚期侵犯杓状软骨或喉返神经则声
音嘶哑，呼吸困难。颈部淋巴结转移占60%左右，很多病人往
往因此而就诊。本病间接喉镜检查可看到癌肿并可取活检确诊，
影像学检查在于判定肿瘤侵犯范围及邻近结构的侵犯情况。

CT表现：梨状窝变形、狭窄、甚至消失，壁不规则增厚或
可见突出于表面的肿块，环形扩展，使患侧杓会厌皱襞增厚，喉
旁间隙狭窄消失，甲状软骨板可有破坏；肿瘤增强扫描后明显
强化。

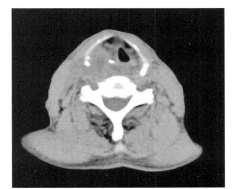
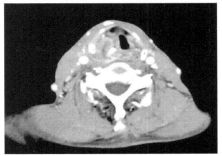
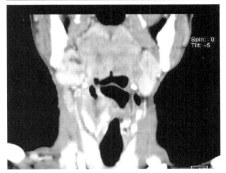

图 2-25

鉴别诊断：本病主要与声门上型喉癌鉴别。喉癌主要发生在
喉前庭表面黏膜，而下咽癌则主要位于喉的侧方或后方，但由于喉咽紧密连接喉前庭，因此这两部分
的肿瘤可相互浸润扩展，晚期常难以判定其原发部位。临床上喉癌出现声嘶的症状早于下咽癌。

<h1 style="text-align:center">病例 26　下咽部黏膜下纤维血管脂肪瘤</h1>

病史　男，57岁。电子喉镜发现喉部新生物，表面光滑，随吞咽上下移动。

CT诊断　（$C_3 \sim C_4$椎体水平）喉咽部可见一混杂密度软组织团块影，病变密度不均，以等密度
为主，夹杂多发小片状、小条状的极低密度区，CT值为-40HU，增强后等密度部分均匀轻度强化，

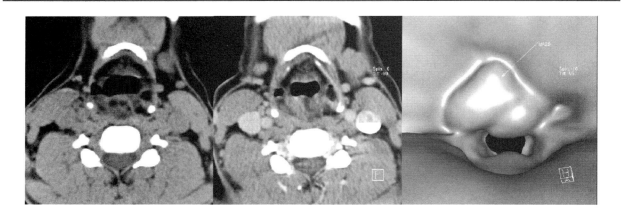

图 2 – 26

极低密度部分未见明显强化；病变大小约 1.5cm × 2.0cm × 2.7cm（前后径 × 左右径 × 上下径），边界尚清，前为喉前庭，双侧梨状窝向前移位，形态完整，壁未见增厚；后界为喉咽后壁结构，与椎前肌肉组织分界尚清；两侧局限在甲状软骨板之间，下界位于杓状软骨上方，上界在会厌游离缘根部水平（图 2 – 26）。

CT 诊断　喉咽部乏血供混杂密度软组织肿块，考虑肿瘤性病变，良性可能性大。

手术病理结果　下咽黏膜下纤维血管脂肪瘤伴息肉形成。

分析　该病变边界光整，内含有脂肪密度，没有周围侵犯及转移征象，多考虑良性病变，应与喉黏膜脱垂鉴别。确诊需要病理学检查。

病例 27　甲状舌管囊肿

病史　男，48 岁。发现左颈前肿物 1 年余，声嘶 3 个月余。

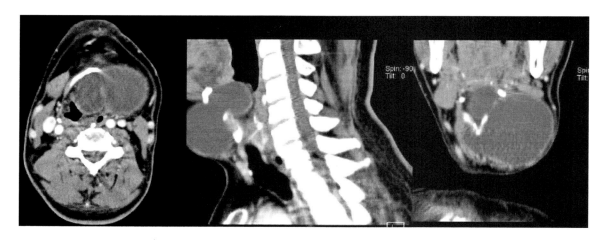

图 2 – 27

CT 表现　舌骨、甲状软骨左前方可见一囊状低密度影，密度均匀，增强后未见明显强化，CT 值26HU，边缘光整，通过甲状舌骨膜突入声门上区；喉腔及甲状软骨明显受压向右侧移位，骨质未见明显变化；左侧甲状腺受压向后方移位，双侧甲状腺密度均匀，未见明显异常密度区；双侧梨状窝受压变形，左侧室带稍增厚，声带、声门下区软组织未见明显增厚，喉旁间隙清晰；双侧颈部未见明显肿大淋巴结（图 2 - 27）。

CT 诊断　颈前囊肿性病变，考虑甲状舌管囊肿可能性大。

病理诊断　甲状舌骨囊肿。

分析　甲状舌管于胚胎第 3 周在咽底中央凹陷形成，逐渐下降至颈部，其下端形成甲状腺。胚胎第 5 周该管自行退化闭塞，其上端于舌根部形成一盲孔，如果退化不全，就可在颈正中线自舌根盲孔至甲状腺峡部之间的任何部位形成囊肿。发病年龄为 2 个月至 87 岁，部位与舌骨相关，位于中线是其最显著的特点（占 90%），10% 偏于一侧，以左侧居多。典型临床表现为颈部中线逐渐增大肿物，活动性好、质软，伴感染时可迅速增大，局部皮肤红肿。

CT 表现为颈前部自舌盲孔至甲状腺径路上任何位置的圆形、类圆形囊性肿块，多见于舌骨周围及舌骨下区，囊内为均质液性，其密度可依内容物蛋白含量不同而表现为低密度或等密度，如伴感染或出血，密度可更高。囊壁较薄，与周围分界清楚，增强后病灶内无强化；合并感染者囊壁增厚，增强后囊壁明显强化，内容物无强化。

鉴别诊断：

（1）颈部鳃裂囊肿：多居于颈部一侧胸锁乳突肌内侧，颈部大血管内侧。

（2）发生于颈部的皮样囊肿：含脂肪，具有特征性的 CT 值。

（3）颈部淋巴结炎、淋巴结结核形成瘘管时与甲状舌管瘘难以鉴别，可以做穿刺针吸活检；有时甲状舌管囊肿与发生于甲状腺锥状叶的囊肿或腺瘤混淆。临床体检 + 特征性表现（囊肿随吞咽动作或伸舌而活动）可资鉴别。

病例 28　桥本甲状腺炎

病史　女，27 岁。颈部肿大 5 个月，质硬，有轻压痛，查血清 T_3、T_4 略低，TSH 升高。

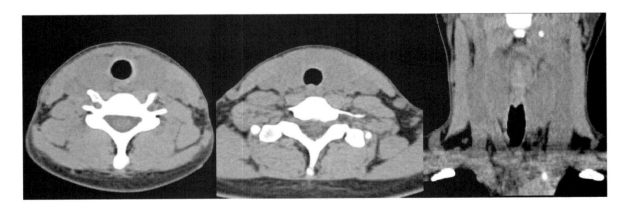

图 2 - 28

CT 表现　双侧甲状腺和峡部体积增大，表面凹凸不平，呈结节样改变，甲状腺上下径约 5.65cm，左右径约 2.15cm，甲状腺密度均匀性明显减低，CT 值约 43.8HU，内未见明确占位病变影，气管未见受压（图 2 - 28）。

CT 诊断　甲状腺体积增大，密度减低，考虑甲状腺肿可能，建议行 CT 增强扫描。

病理诊断　（双侧）桥本甲状腺炎。

分析　桥本甲状腺炎又称慢性淋巴细胞甲状腺炎，是一种自身免疫性疾病，为常见的甲状腺炎，镜下见间质内广泛的淋巴细胞及浆细胞浸润，以 40～60 岁女性最多见。临床主要表现为甲功能减低。核素检查一般可以确诊。

CT 表现：甲状腺弥散性对称性增大，常呈矩形，边缘规则、锐利；CT 平扫多较正常甲状腺密度低，均匀或不均匀，增强扫描低密度边界不清或均匀密度腺体内有条索或斑片状高密度灶，少有低密度结节。

病例 29　毒性结节性甲状腺肿

病史　女，43 岁。患者右颈部肿大半年，伴有甲亢。

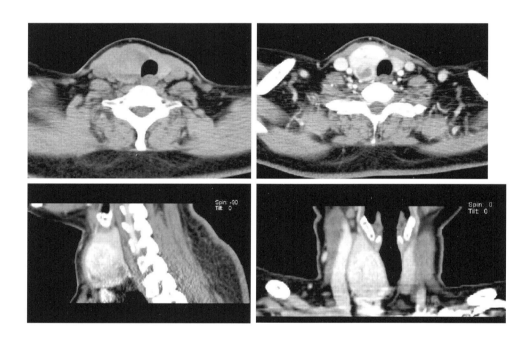

图 2 - 29

CT 表现　右侧甲状腺增大，平扫其内密度欠均匀，增强后可见多个低密度结节，甲状腺下极后分可见较大低密度结节，内有囊变坏死，右侧增大甲状腺包膜完整、光滑，与周围组织分界清晰（图 2 - 29）。

CT 诊断　甲状腺右叶腺瘤，并有坏死。

病理诊断　右侧毒性结节性甲状腺肿。

分析　见病例 30。

病例 30　结节性甲状腺肿并囊变

病史　女，37 岁。颈前肿物 1 年，加重半年。

CT 表现　甲状腺左叶及峡部普遍性增大，下缘达胸廓入口水平，大小约 5.7cm×5.5cm×3.4cm，

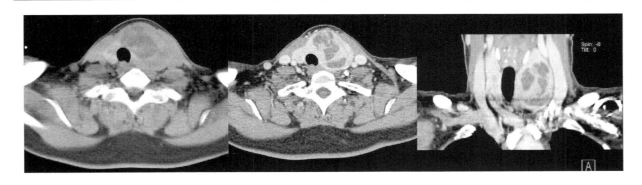

图 2 – 30

密度减低，其内见多发大片状更低密度区，增强左叶强化程度较右叶略为减低，其内更低密度灶无强化，边界清晰，可见厚薄不均之分隔，部分囊壁上见结节状突起，甲状腺右叶内亦可见小斑片状低密度灶，边界欠清，增强后呈轻度强化。甲状腺包膜尚完整，与周围肌肉、血管分界清晰，气管受压右移（图 2 – 30）。

CT 诊断　①甲状腺左叶及峡部多发囊实性肿块，局限于甲状腺包膜内，考虑囊腺癌与囊腺瘤鉴别；②甲状腺右叶斑片状低密度灶，性质可能与左叶病变相近。

病理诊断　结节性甲状腺肿，局部囊性变。

分析　毒性结节性甲状腺肿是指伴有甲亢的结节性甲状腺肿，表现为甲状腺单侧或双侧弥散性增大，并伴有甲亢，肿块较大时可压迫周围结构，出现声嘶、呼吸困难等症状。

结节性甲状腺肿 CT 表现为：①甲状腺单侧或双侧增大，形态规则、边缘清晰；②增大的甲状腺内多发、散在、规则的低密度结节，可囊变、坏死；③可伴有钙化，多为斑片、斑点状。

鉴别诊断：

（1）甲状腺腺瘤：常单发，一侧甲状腺内低密度结节，包膜光滑、完整，部分肿瘤与周围结构之间有明显被压缩的脂肪间隙，瘤内常见出血、坏死、胶样变性、囊性变及钙化。增强后，不强化或轻度强化。

（2）甲状腺癌：由于甲状腺癌多呈浸润性生长，约90%边缘不规则，边界模糊不清，部分有明显外侵征像，增强后不均匀明显强化。而结节性甲状腺肿即使肿物很大，与邻近器官结构仍可有脂肪间隙相隔，无明显侵犯或浸润征像。

病例 31　甲 状 腺 癌

病史　女，78 岁。发现颈前肿物 3 年余，PE：左甲状腺肿大，质硬，可随吞咽上下移动。彩超（10/7）示：左甲状腺肿大，甲状腺内多发实质性占位性病变，考虑甲状腺癌可能性大。

CT 表现　左侧甲状腺体积增大，边缘呈浅分叶状，与颈前肌肉分界欠清晰，内密度不均匀，可见多发颗粒样钙化灶，增强后肿块不均匀中等程度强化（强化程度低于右侧正常甲状腺），内可见条片状无强化区；气管受压变窄，双侧颈部可见淋巴结（图 2 – 31）。

CT 诊断　左侧甲状腺不均质肿块（有钙化），考虑结节性甲状腺肿。

病理诊断　左侧甲状腺乳头状癌。

分析　甲状腺癌在人体内分泌性恶性肿瘤中居首位。病理类型主要有乳头状癌、滤泡癌、未分化癌及起自滤泡旁细胞的髓样癌。乳头状癌在甲状腺癌中占 60% ~ 70%，为青年最常见的甲状腺恶性肿物，患者无碘缺乏病史，多有颈部淋巴结转移。

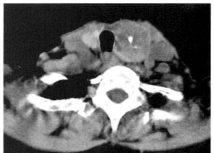

　　CT 特点：① 肿块形态不规则、边界模糊不清，部分有明显外侵征像；② 病变内密度不均匀，甲状腺内不规则高密度区内混杂不规则低密度灶为其特征性改变；③ 病变内出现囊性变伴有明显强化的乳头状结节为甲状腺乳头状癌的特征性表现；④ 钙化，15% ~ 18% 的甲状腺癌可有颗粒状小钙化，斑片、斑点状钙化对良恶性鉴别无意义，但颗粒状钙化多提示为恶性。⑤ 颈部或纵隔淋巴结转移，是甲状腺恶性病变定性诊断的可靠间接指标。

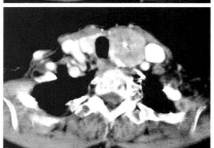

　　与良性病变的鉴别诊断：

　　（1）恶性肿瘤的 CT 表现为病变区甲状腺肿大，边缘模糊不清，肿瘤呈不规则低密度区，密度不均匀，界限不清，向四周侵犯，常伴有坏死、钙化及淋巴结转移。淋巴结增大大于 1cm，有钙化或坏死提示为癌转移。

　　（2）"半岛状"强化结节为甲状腺癌的特征性表现，增强扫描是必要的。"乳头状"强化结节常见于乳头状癌，但应注意与腺瘤鉴别。结合病灶的边缘和钙化特点，淋巴结肿大有助于鉴别。

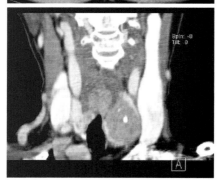

病例 32　囊性淋巴管瘤

图 2 - 31

　　病史　女，25 岁。右颈部肿物 1 年。PE：右颌下肿胀畸形，扪及约 8.5cm × 3.5cm 大小肿物，质软，固顶，边界欠清，无压痛。

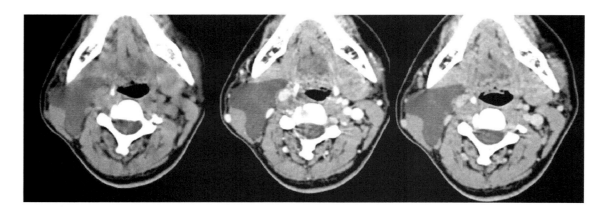

图 2 - 32

　　CT 表现　右颈部胸锁乳突肌内上方可见椭圆形囊性低密度肿块，边界光滑，沿肌间隙生长，与周围分界清楚，增强后病灶无明显强化，右侧颈动脉鞘血管受压向内移位，周围组织未见明显浸润破坏征象（图 2 - 32）。

CT 诊断 右侧中颈部囊性肿块，考虑：① 淋巴管囊肿；② 鳃裂囊肿。

病理诊断 右颈部囊性淋巴管瘤。

分析 淋巴管瘤是淋巴系统的先天畸形，为正常的淋巴管不能与静脉系统相通所致，占婴幼儿良性病变的5.6%，90%的病人在2岁前被发现。也有学者认为，淋巴管瘤的发生与淋巴管阻塞等因素有关。淋巴管瘤有4种组织类型：囊性淋巴管瘤、海绵状淋巴管瘤、毛细管性淋巴管瘤和淋巴管血管瘤。其中以囊性淋巴管瘤最常见，发病部位以颈部最多见（75%），尤其是后颈，其次是腋窝、纵隔。肿瘤较大时可越过胸锁乳突肌至颈前部软组织并越过中线，向上可达腮腺、颊部、口底及舌根部，向下可达腋部及纵隔。

CT 表现： ① 单房或多房薄壁囊性肿物，水样密度，形态欠规则（无张力）、边缘清晰、锐利，钻缝生长；② 如有出血或感染，则囊内出现密度增高区，囊壁增厚，有时在囊内形成液 – 液平面，增强后增厚的囊壁可强化。

鉴别诊断：

（1）鳃裂囊肿：为最常见的颈部先天性囊性肿块，多发生于20～50岁，常见部位在下颌角的下方，向下沿胸锁乳突肌前缘生长，病变边缘锐利、壁薄、边界清晰；继发感染可迅速长大，其内密度可增高，壁增厚可强化。

（2）神经源性肿瘤：多为实性肿块，较大时可发生囊变，但仍存在实质成分，可钙化或向椎管内侵犯。

病例 33 鳃 裂 囊 肿

病史 女，32岁。发现左侧颈部肿块7周，增大伴疼痛2天。

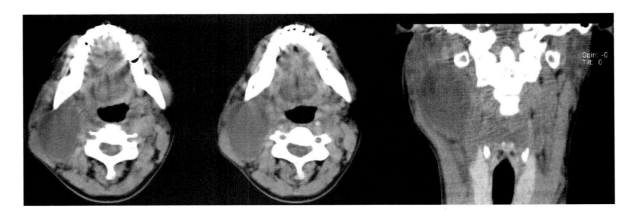

图 2 – 33

CT 表现 右侧腮腺旁区可见囊性病灶，大小约3.4cm×4.4cm，边缘清晰，CT值15HU，可见囊壁薄而光整，病灶内密度尚均匀。余颈部结构未见异常，双侧颈部未见明显肿大淋巴结（图2 – 33）。

CT 诊断 右侧腮腺旁区病变，考虑腮裂囊肿。

病理诊断 腮裂囊肿。

分析 鳃裂囊肿是较常见的颈部先天性畸形，常表现为颈部囊性占位。95%的鳃裂囊肿为第2鳃裂囊肿，最好发的部位在下颌角处。Bailey将第2鳃裂囊肿分为4型：Ⅰ型表浅，位于胸锁乳突肌的前缘，颈阔肌的深面；Ⅱ型最常见，位于胸锁乳突肌的前面，颈动脉间隙的外侧和颌下腺的后方；Ⅲ型位于颈动脉分叉和颈外动脉至咽侧壁之间；Ⅳ型囊肿位于咽黏膜间隙。

CT 表现：① 边界清的低密度圆形、椭圆形囊性肿块，常见于颈前三角即颌下腺后方，胸锁乳突肌前缘的内侧，颈动脉鞘的前外侧；② 囊肿较大时，可使周围结构发生移位即颌下腺受推移向前方移位. 胸锁乳突肌前缘向外侧移位，颈动脉鞘向内后方移位，同侧咽旁间隙可狭窄；③ 当囊肿伴有感染时，病变边缘模糊不清，其内密度增高，囊壁呈环状强化且可有囊内分隔。

鉴别诊断：颈部囊性病变以鳃裂囊肿、甲状舌管囊肿、囊性淋巴管瘤、神经鞘瘤囊变等常见。

（1）甲状舌管囊肿：多见于舌骨周围及舌骨下区，囊内为均质液性，如伴感染或出血，密度可更高。囊壁较薄，与周围分界清楚，增强后病灶内无强化；合并感染者囊壁增厚，增强后囊壁明显强化，内容物无强化。

（2）囊性淋巴管瘤：2 岁以内多见，形态欠规则，沿周围间隙生长，其内多见分隔。

（3）神经鞘瘤：多为实性肿块，较大时可发生囊变，但仍存在实质成分。

病例 34　颈部脂肪母细胞瘤

病史　男，9 岁。发现左颈肿物 8 天。左颈部锁骨上三角及枕三角下段，及胸锁乳突肌外侧可扪及一肿物 3.5cm×3.5cm，质中，无压痛，边界不清，活动尚可，无扪及搏动及血管杂音。

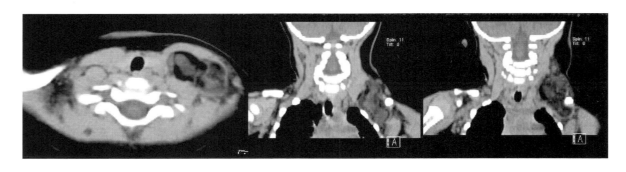

图 2－34

CT 表现　左侧锁骨上区，胸锁乳突肌外缘可见混杂密度包块，呈分叶状，内可见脂肪密度及软组织密度，无钙化，肿块边界清楚，包膜完整（图 2－34）。

CT 诊断　考虑胚胎性肿瘤（畸胎瘤或皮样囊肿），建议增强扫描。

病理诊断　（左颈部）脂肪母细胞瘤（又称胎儿性脂肪瘤）。

分析　儿童脂肪母细胞瘤是一种罕见的软组织良性肿瘤，若发生在成人，则为恶性。好发部位在体表浅部，以颈部、上肢、肩为多见，也可发生于腹膜后，较罕见。

鉴别诊断：

（1）脂肪瘤：肿块的位置与肿块的大小与脂肪母细胞瘤相似，但脂肪母细胞瘤大多有间隔，且较厚，软组织所占肿瘤体积的百分比较脂肪瘤明显高，可有钙化，部分脂肪母细胞瘤呈浸润性生长。

（2）脂肪肉瘤：儿童很少见，在小于 10 岁的儿童中发生率很低。单纯影像学上较难鉴别。

（3）畸胎瘤：成熟畸胎瘤属良性肿瘤，绝大多数为囊性，称为成熟囊性畸胎瘤，又称为皮样囊肿。实性成熟者罕见，此型介于良性囊性畸胎瘤和未成熟畸胎瘤之间。未成熟畸胎瘤多见于青少年，由未分化成熟的组织构成，常为恶性。成熟囊性畸胎瘤包膜完整，外表光滑，囊内可见毛发等上皮组织。

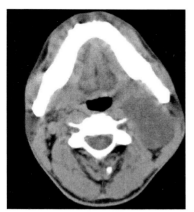

病例 35 颈部神经鞘瘤（1）

病史 男，26 岁。左颈部肿大 4 年余，逐渐增大 1 年。无不适，无痛，无呼吸不畅。PE：左颈 5cm×4cm 肿块，坚硬，边界不清，较固定，稍有搏动。

CT 表现 左侧颈动脉鞘区域可见不规则软组织肿块，密度低于周围肌肉，病灶边界尚清，向周围推压胸锁乳突肌、颈椎旁肌群，口咽右侧受压略窄，增强后病灶不均匀强化，病灶内见多发条点状血管影，VR 血管重建观察，颈动脉分叉增大，血管呈受压堆积改变（图 2-35）。

CT 诊断 左颈肿瘤，考虑：① 神经源性肿瘤；② 淋巴瘤。

手术病理结果 左颈神经鞘瘤。

分析 见病例 36。

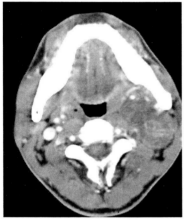

病例 36 颈部神经鞘瘤（2）

病史 男，62 岁。进行性四肢无力，麻木胸闷伴言语不清 2 个月。PE：左侧鼻唇沟变浅，口角左偏，伸舌左偏。

CT 表现 C_1 锥体左侧椎弓根消失，$C_1 \sim C_2$ 左侧椎间孔增大，可见由椎管向外生长哑铃状肿块，肿块密度欠均匀，增强后不均匀强化，可见无强化区（图 2-36）。

CT 诊断 C_1、C_2 神经鞘瘤，椎管受压变窄。CTA 示椎动脉与肿瘤紧邻，二者关系较密切，但椎动脉本身未见受侵。

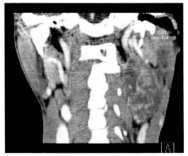

图 2-35

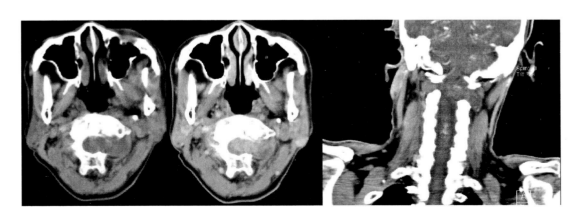

图 2-36

病理诊断　C_1、C_2 神经鞘瘤。

分析　神经鞘瘤亦称神经膜瘤、雪旺鞘瘤，起源于神经鞘膜（雪旺鞘）。属良性肿瘤，可发生于颅内、椎管内及周围神经干上。神经鞘瘤是椎管内肿瘤中最常见的一种，起自脊神经根处，可延神经干向远处生长。肿瘤骑跨于硬膜内外及单纯硬膜外生长，易侵入椎间孔向椎旁发展，形成哑铃状肿块，在所有椎管肿瘤中呈哑铃状生长者以神经鞘瘤最多见，其次为脊膜瘤。

鉴别诊断：该病例为椎管内肿瘤，经椎间孔向椎管外延伸呈哑铃状，首先要考虑神经来源的肿瘤，神经纤维瘤或神经鞘瘤，一般神经纤维瘤密度较均匀，而神经鞘瘤容易囊变、坏死，密度可不均匀。

病例 37　颈部神经鞘瘤（3）

病史　男，23 岁。右颈部无痛性肿物 15 年。查体：右下颌角下方 5.0cm×4.0cm 肿物，搏动感，无压痛。

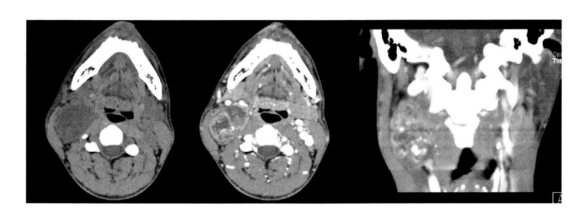

图 2 - 37

CT 表现　右颈于软腭至甲状软骨上缘水平可见软组织肿块，最大层面约 4.8cm×3.3cm，密度略低于周围肌肉，欠均匀，病灶边界尚清，向周围推压胸锁乳突肌、颈椎旁肌群，口咽右侧受压略窄，增强后病灶不均匀强化，病灶内见多发条点状血管影（图 2 - 37）。

CT 诊断　右颈部肿块，考虑为神经源性肿瘤，神经鞘瘤可能性大。

病理诊断　右侧颈部神经鞘瘤。

分析　神经鞘瘤在颈动脉鞘区，多发生于迷走神经、舌下神经及颈交感丛。临床上无特异性症状及体征，患者颈部出现逐渐增大的无痛性肿块为最明显或唯一的临床表现。

CT 表现：肿块形态规则，边缘清楚光滑，密度均匀或不均匀，较大的病灶内可有囊性变或坏死灶，增强肿瘤实性部分呈中等程度或不同程度的强化，囊变及坏死区不强化。病灶推移颈内动脉（或颈总动脉）和颈内静脉，咽旁间隙可受压变形、前移。

鉴别诊断：

（1）神经纤维瘤：多见于中年人，起病慢，无特异性症状及体征。常以颈部出现逐渐增大的无痛性肿块为最明显或唯一的临床表现。肿块很少发生囊变及坏死；CT 平扫呈均匀的低密度影，其密度甚至接近水的密度；增强后肿瘤呈不同程度均匀强化。但很多情况下，两者在影像学上常难以鉴别。

（2）副神经节瘤：发生于颅底至颈总动脉分叉区域内，其中发生于颅底的肿瘤称颈静脉球瘤，发生于颈总动脉分叉处的肿瘤称颈动脉体瘤，两者之间可发生迷走神经节瘤；临床可在颈部扪及肿块，生长缓慢，硬实而不能上下移动，可伴传递性搏动，甚至闻及杂音；肿块内很少见囊性变及坏死灶；增强后肿块强化程度较神经鞘瘤及神经纤维瘤明显；颅底骨质破坏多呈不规则穿凿样改变。

病例 38　颈部血管瘤（1）

病史　女，18 岁。发现右侧颈部肿物 10 余天，进行性增大 2 天。行肿物穿刺，为血性液体，穿刺后颈部肿物呈进行性增大。

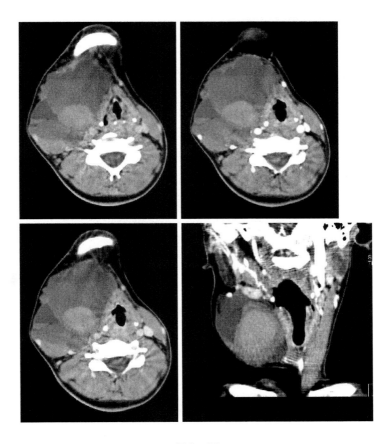

图 2－38

CT 表现　右侧颌下可见较大椭圆形囊实性肿块，内可见分隔，呈多房样，肿块前外侧分呈囊样低密度，后分可见岛屿样高密度影，增强后肿块囊性部分无强化，实性部分静脉期轻度强化。肿块向内推挤喉咽外侧壁，喉咽腔变形，右侧胸锁乳突肌受压向后外侧移位（图 2－38）。

CT 诊断　右侧颈前区多房性囊性病变伴出血，考虑其原发病变为淋巴管瘤可能。

病理诊断　颌下血管瘤。

分析　见病例 40。

病例 39   颈部血管瘤 (2)

病史   男，22 岁。左颈肿物半月。PE：左颈部触及 10cm×10cm×6cm，质硬界清，表面光滑，无压痛，活动度差，不随吞咽上下移动。

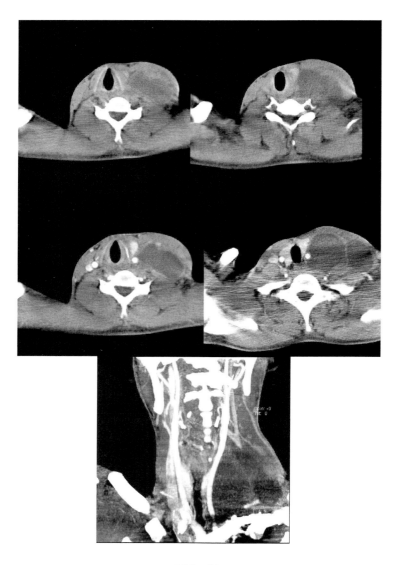

图 2 – 39

CT 表现   左侧颈动脉鞘内颈总动脉与静脉之间见长梭形低密度病变，上达甲状软骨上缘水平，下达左侧胸廓入口，大小约 9.0cm×8.0cm×5.0cm，内部密度均匀，CT 值约 24HU，未见钙化灶，增强后内部未见强化，周围可见一薄层环形强化及中间分隔强化。颈总动脉与静脉受压移位，间隙明显增宽，颈总静受压变扁，显影欠佳，左侧甲状腺受压变形，气管受压右移，左侧胸锁乳突肌肿胀，边界模糊。CTA 颈总动脉及其主要分支未见明显异常，左侧颈总静脉显示欠佳，颈椎后椎旁静脉扩张（图 2 – 39）。

CT 诊断   左侧颈动脉鞘巨大囊性肿块，左侧颈总动脉受压，颈总静脉回流受阻，椎旁静脉扩张。

病理诊断　　送检左颈部血肿组织，囊肿 1 枚，囊壁内见凝血块附着，镜下示扩张的血管样组织，内衬扁平上皮，凝血块附着，管壁外周见大小不一，管腔不等的血管、淋巴管，符合动脉血管瘤，伴血管扩张，血肿形成，多核巨细胞反应。

分析　　见病例 40。

病例 40　颈部静脉性血管瘤

病史　　男，36 岁。2 周前发现左颈部肿物，予以抗感染治疗，效果差，且渐增大，今感肿块疼痛。查体：左颈侧后方肿块约 3.5cm×6.5cm，质硬，有压痛，边界清，无搏动，表面皮肤无红肿。

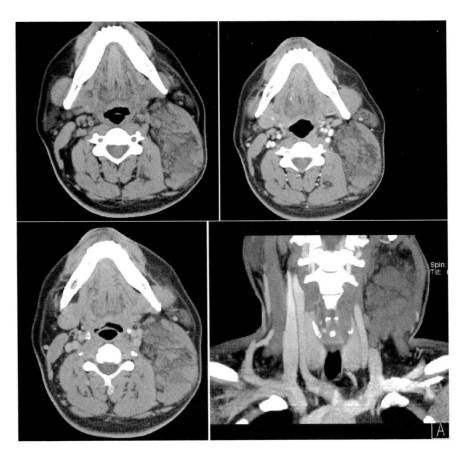

图 2 - 40

CT 表现　　左颈后三角内见椭圆形混杂密度包块，大小约 3.5cm×6.5cm，内见多个结节状、条带状、不规则形等密度和低密度影，部分见液平面，周围见条带状脂肪密度影，增强后包块未见强化，包块与周围肌肉、血管间隙尚存在，左侧胸锁乳突肌向前向上推移，左侧颌下腺受压较对侧变扁并向前移位，颈部血管受压向内侧移位。右颈部未见明确肿大淋巴结（图 2 - 40）。

CT 诊断　　左颈后三角混杂包块，考虑血管淋巴脂肪瘤可能性大。

手术病理结果　　左颈部血管瘤。

分析　　血管瘤为常见的软组织良性肿瘤，可累及皮肤、皮下组织和深部软组织。60% 发生于头颈部，25% 在躯干，15% 在四肢。儿童发病率高达 12%，女性多于男性。80% 的血管瘤为单发，20% 为多发性血管瘤。根据血管瘤的口径大小、内皮细胞的形态和特征性组织结构，将血管瘤分为以下几型：① 毛细血管瘤；② 海绵状血管瘤；③ 静脉性血管瘤；④ 上皮样血管瘤；⑤ 肉芽肿型血管瘤。Waner 和 Suen 根据血管瘤在皮肤的深浅部位，将毛细血管瘤称为浅表血管瘤，海绵状血管瘤称为深部血管瘤，毛细海绵状血管瘤被称为混合血管瘤。

　　血管瘤一般无明显自觉症状，可有间歇性疼痛、肿胀，若持续发展，可侵犯、破坏周围组织，引起肢体功能障碍、畸形或并发感染、溃疡及出血，有时可在肿胀处触及搏动和听到血管性杂音。

　　CT 表现：血管瘤软组织肿块形态不规则、边界不清，海绵状血管瘤常伴有脂肪组织增生，多位于肌间或肌内，呈不均匀低密度区。钙化及静脉石常见，为本病的重要诊断依据，CT 显示敏感。病变内血管和血池有时可呈点状和迂曲的线样结构。增强扫描有明显强化。若合并感染、出血则肿块密度更不均匀，边界更不清晰，内可见液平。

　　鉴别诊断：发生在颈部的血管瘤应与颈部感染性病变、神经鞘瘤等鉴别，主要根据临床表现，特征性静脉石以及强化明显等特点。

病例 41　慢性颌下腺炎

病史　女，63 岁。双颌下区包块并逐渐长大 9 月，无痛痒。查体：双颌下区各扪及约 4.0cm × 3.0cm 包块，边清，质中，无压痛，皮肤正常。

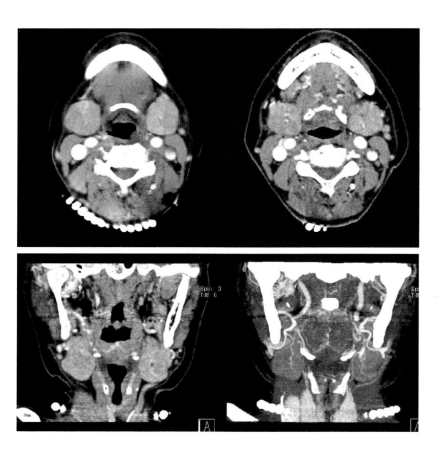

图 2 - 41

CT 表现　双侧颌下腺对称性增大，密度均匀，增强后均匀强化，双侧颌下腺区域脂肪间隙清晰。左侧颈部可见肿大淋巴结（图 2-41）。

CT 诊断　双侧颌下腺肿大，左颈部淋巴结肿大。建议结合临床，行穿刺活检。

手术病理结果　① 双侧慢性颌下腺炎；② 双侧慢性淋巴结炎。

分析　颌下腺炎是常见的涎腺疾病，常见于 30～60 岁成年男性。主要病因为颌下腺导管由涎石阻塞引起狭窄，管壁增生、肥厚，导管表面上皮糜烂或溃疡，周围形成炎性肉芽组织。临床主要表现是下颌下腺部位肿胀、疼痛，以进食时明显，以慢性多见，但也可急性发作。慢性下颌下腺炎病史较长，可由数月到数年，临床症状一般较轻，检查腺体可呈硬结节性肿块。CT 表现常为双侧颌下腺对称性肿大，密度可均匀，有时见导管内结石，可提示诊断。

鉴别诊断：颌下腺肿瘤表现为持续增长的无痛性包快，一般单侧，无炎症表现，下颌下腺导管口正常；恶性肿块固定，边界不清；CT 表现为密度均匀或不均匀的高密度软组织肿物，增强后均匀或不均匀明显强化，轮廓清晰；恶性肿瘤则表现为包膜不完整，边界欠清晰，邻近组织有浸润性改变，并常见淋巴结肿大。

病例 42　颌下皮脂腺囊肿

病史　女，16 岁。颏下无痛性肿物发现 2 年。PE：颏下略肿胀，吞咽及舌尖用力抵下牙槽时颏下可见约 4cm×3cm 大小肿物。

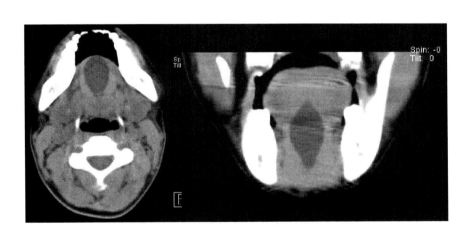

图 2-42

CT 表现　舌骨上方中线处可见椭圆形囊性肿块，边界清晰，密度稍低欠均匀，内可见条片状更低密度（图 2-42）。

CT 诊断　考虑甲状舌管囊肿可能性大。

病理诊断　（颌下正中）皮脂腺囊肿。

分析　皮脂腺囊肿又称粉瘤或皮质腺瘤，是由于皮脂腺导管阻塞后分泌物潴留所致，其囊内容物为白色豆腐渣样物，易并发感染。皮脂腺囊肿全身都可以发生，好发于头、面、颈、臀部，皮脂腺分泌旺盛的青年时期多见，其特点是肿块多单发，偶见多发，形状为圆形，硬度中等或有弹性，中央皮肤上可有点状凹陷皮脂腺管口。需要鉴别的是甲状舌管囊肿、表皮样囊肿、皮下脂肪瘤伴感染。

病例 43　猫　抓　病

病史　男，34 岁。发现左耳垂下肿物 3 个月余，鸽蛋大小，伴疼痛，咀嚼时明显，消炎后疼痛症状减轻。曾被猫抓上眼睑史。PE：左下颌支后缘可触及肿物，约 4cm×3cm，质硬表面光滑。

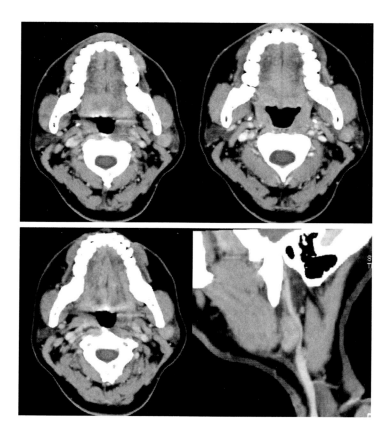

图 2 - 43

CT 表现　左侧腮腺下分中央内可见一类圆形软组织肿块影，内密度均匀，CT 值约 38.3HU，边界清楚，大小约 1.39cm×1.46cm×2.5cm，上缘达寰椎下缘平面，下缘达第 3 颈椎水平，颈外静脉受压稍向后移位，增强后肿块明显均匀强化，另于左侧腮腺下极颈外静脉后外侧可见一类圆形结节影，增强后呈明显强化，双侧鼻咽未见异常，所见双侧颈部未见明确肿大淋巴结影（图 2 - 43）。

CT 诊断　左侧腮腺多发肿块，考虑腮腺良性肿瘤，腮腺混合瘤或腮腺血管瘤。

手术病理结果　（左颈部）淋巴结：猫抓病。

分析　猫抓病又称 Foshay's 热，由猫抓伤皮肤引起良性局限性感染。表现为皮肤红斑样丘疹和引流区域的淋巴肿大，1 ~ 2 周皮疹自行消退，不留痕迹经过一定时间的潜伏期后，出现局部淋巴结肿大或伴有发热、乏力、血象增高等并发症。因潜伏期相对较长. 故询问患者病史时，猫抓史易被忽略。

猫抓病淋巴结炎临床表现为中等硬度的淋巴结肿大，无或有轻压痛，活动无粘连，可液化成化脓灶。根据临床表现及病理学改变，网状细胞性脓肿形成性淋巴结炎，缺乏干酪样坏死，缺乏 R - S 细胞. 可与结核、霍奇金病、慢性淋巴结炎、囊肿相鉴别。发生于腮腺区的肿块，尚需排除混合瘤、腺淋巴瘤、黏液表皮样癌。

CT 表现有：被猫抓、咬伤部位单个或多个引流区域淋巴结肿大，多个肿大淋巴结可融合成团簇状，部分肿大淋巴结中央可见低密度坏死区，肿大淋巴结周围脂肪间隙内见索条状高密度炎性浸润影。CT 增强扫描无或轻度强化，也可环形强化。鉴别诊断主要根据临床病史及病理。

病例44 木 村 病

病史 男，37 岁，渔民。发现右颈部肿块 12 年余。术前嗜酸性粒细胞计数（EOS#）2.37×10⁹（0.02~0.5），32.60%（0.5~5.0），术后嗜酸性粒细胞计数 1.15×10⁹，25.4%。

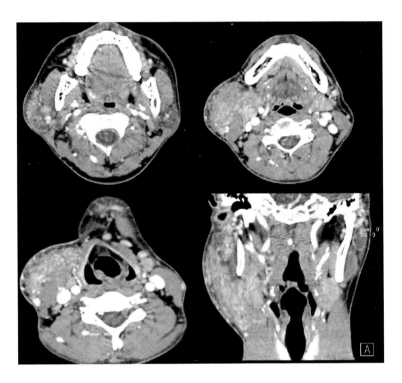

图 2 - 44

CT 表现 右颈部胸锁乳突肌外缘可见弥散软组织肿块，增强后肿块不均匀明显强化，病灶内缘与周围结构分界不清，右腮腺被累及，其内密度不均匀，可见多发结节样高密度影，右侧颌下腺显示不清，颌下腺区脂肪间隙模糊（图 2 - 44）。

CT 诊断 右颈部富血供肿块，性质待定。

病理诊断 右颈部肿块切除术：见肿块生长在右颈部胸锁乳突肌外缘，对其已有浸润生长，并向周围浸润生长，周围边界不清。送检病理示（右颈部）Kimura 病（木村病）。

分析 木村病即嗜酸粒细胞增多性淋巴肉芽肿，是一种少见的、病因不明、病程较长，以淋巴结、软组织和唾液腺损害为主的慢性炎性疾病，其特异性变化在真皮下部及脂肪层表浅表现淋巴滤泡样结构和显著的嗜酸粒细胞浸润，常混有肥大细胞和浆细胞。

木村病是一种慢性的良性疾病，预后良好，无恶变倾向。男女比例为（6~10）：1。临床多无自觉症状，主要表现为颈面部无痛性皮下肿块及淋巴结肿大，肿块多数由侵犯皮下的软组织形成，直径为 3~10cm，缓慢生长，单发或多发，有时伴有腮腺、下颌腺肿大，肿大淋巴结边界不清楚。查外周血嗜酸性细胞增多及血清免疫球蛋白 IgE 显著升高。临床要与结核、淋巴瘤、结节病鉴别。

病例 45　腮腺混合瘤

病史　男，42 岁。右耳后肿物 2 年余，质软，无压痛。

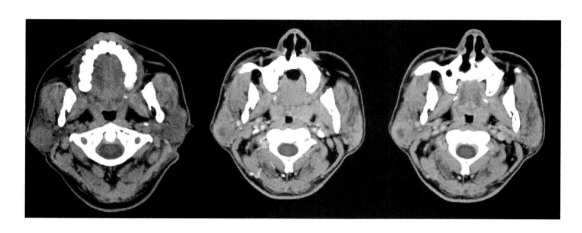

图 2 - 45

CT 表现　右腮腺区可见一结节状低等混杂密度影，增强扫描呈明显不均匀强化，中央见坏死区，病灶大小约 2.14cm×1.91cm，境界清楚。左侧腮腺前部亦可见一结节影，增强扫描明显强化，延迟中央可见低密度区，病灶直径约 1cm，颈部未见明显肿大的淋巴结（图 2 - 45）。

CT 诊断　双侧腮腺区混杂密度结节，考虑为腮腺肿瘤、腺淋巴瘤可能，需除外腮腺混合瘤。

病理诊断　（右侧）腮腺混合瘤。

分析　腮腺混合瘤即多形性腺瘤为最常见的腮腺良性肿瘤，多见于 30～50 岁青壮年，无明显性别差异，病程较长，生长缓慢，临床上常无意或体检时发现腮腺内无痛性肿块就诊，初诊肿块表面光滑、活动、界清。好发于腮腺浅叶，生长较大时可坏死、囊变，一般包膜完整。

CT 表现：平扫腮腺内圆形或椭圆形软组织密度肿块，边缘光滑，与正常低密度腺体分界清楚，有时斑点样钙化；增强扫描常均匀强化，囊变区不强化。

鉴别诊断：腺淋巴瘤，即 Warthin 瘤，为腮腺第二位发生良性肿瘤，组织学上有嗜酸性上皮细胞和淋巴样间质成分。常见于 50 岁以上的高龄男性，通常多发或双侧发病，多位于腮腺浅叶下极，囊变坏死较混合瘤多见。临床上，消长史为其特征性表现。单发的腺淋巴瘤与并有囊变的混合瘤有时难以鉴别。国外有学者报道，CT 多期扫描对其鉴别有特别意义，腮腺混合瘤早期（注射造影剂 30s）强化不及腺淋巴瘤，相差 20～30HU，而延迟期（3min）强化有所增加，即腮腺混合瘤早期表现结节样强化，延迟期密度趋均匀；而腺淋巴瘤早期强化可达 100HU，延迟扫描，强化程度减低。

病例 46　腮腺淋巴管瘤

病史　女，13 岁。3 年前左侧腮腺手术（当时肿物活动度好，质地软，无痛），病理不详。术后 1 年，左侧腮腺进行性增大，疼痛，张口受限。左侧耳前 5cm×5cm 硬块，固定，不能推动，边界不清，压痛，表面皮肤正常，张口受限。

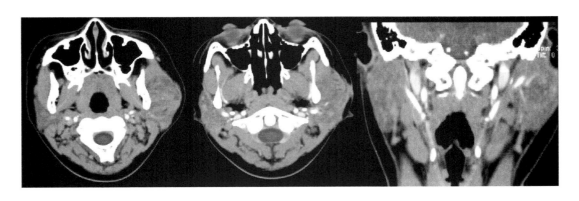

图 2 - 46

CT 表现　左侧腮腺弥散性肿大，呈不均匀低 - 高混杂密度肿块影，边界不清，大小约 6cm × 4cm × 4.5cm。肿大的腮腺向上达左侧颞下颌关节水平，下方达第 3 颈椎水平，前方与左侧肿大的咬肌分界不清，后方与胸锁乳突肌分界尚清楚，内侧与颈血管鞘内血管分界清楚，外侧向外明显突出，与皮下软组织内纤维索条粘连，增强后肿大的腮腺呈不均匀轻度强化，内可见增粗的血管影，左侧咽旁间隙清晰，未见明显侵犯和占位征象，右侧腮腺、双侧颌下腺形态、大小、密度未见明显异常；双侧颈血管鞘和下颌下腺外侧均可见数枚小类圆形淋巴结影（图 2 - 46）。

CT 诊断　左腮腺淋巴管瘤。

病理诊断　左侧腮腺淋巴管瘤。

分析　淋巴管瘤多数属于先天性，在胚胎时期形成，起源于胚胎原始的淋巴囊，系淋巴系统早期的发育异常性畸形。发生于腮腺区的囊性淋巴管瘤起源于原始的颈淋巴囊，由于其穿入腮腺部位的淋巴组织被隔绝，又未能与静脉系统相交通，而这些淋巴管仍保持固有的生长和穿透能力，可向外穿透到邻近的组织间隙中。腮腺淋巴管瘤也可由邻近部位的淋巴管瘤，特别是颈部的淋巴管瘤扩展而来，往往与腮腺内原发性肿瘤相混淆。该病大部分发生于儿童和婴幼儿，应注意的是肿块在缓慢生长的过程中，有时会突然增大，可伴有疼痛或无疼痛，其原因主要是肿瘤的局部感染或出血。

CT 表现：为单房或多房薄壁囊性肿物，如有出血或感染，则囊内出现密度增高区，囊壁增厚，有时在囊内形成液液平面，增强后增厚的囊壁可强化。

鉴别诊断：伴有出血和感染的腮腺淋巴管瘤应与腮腺恶性肿瘤区别，前者常发生于儿童，而后者好发年龄偏大。恶性肿瘤边界不清，且多有周边浸润特点，肿块为软组织密度，坏死、囊变多见，增强血供较丰富，呈不均匀中度强化，延迟扫描强化程度减低。

病例 47　腮腺淋巴上皮囊肿

病史　女，56 岁。发现左颈部肿物 3 个月余。

CT 表现　左侧腮腺后部可见一囊性结节影，密度均匀，边缘光滑，与腮腺、胸锁乳突肌分界尚清，大小 1.7cm × 2.5cm × 2cm，增强后未见明显强化，对侧腮腺形态结构未见明显异常；左侧上颌窦内见软组织密度影充填，窦壁骨质未见增生或破坏，余副鼻窦未见明显异常；鼻咽、口咽结构显示清晰（图 2 - 47）。

CT 诊断   左侧腮腺囊肿。

手术病理结果   （左侧）腮腺淋巴上皮囊肿。

分析   囊性淋巴结，又名良性淋巴上皮囊肿。除累及腮腺内淋巴结或腮腺旁淋巴结，引起腮腺区肿大外，也可见于下颌角和颈部等处，通常包膜完整，内含单个到多个囊肿，囊壁光滑，一般无乳头形成，衬以鳞状上皮，内含细胞碎屑和均匀物质，囊外的淋巴样组织或呈弥散分布或呈滤泡状，有时尚有反应性生发中心，且可杂以少量浆细胞和中性白细胞。

此病在临床比较少见，当发生于腮腺区及颈部的软组织囊肿时，应同各种潴留性囊肿及发育性囊肿相鉴别。发生于腮腺内的应注意同腮腺淋巴结核鉴别。

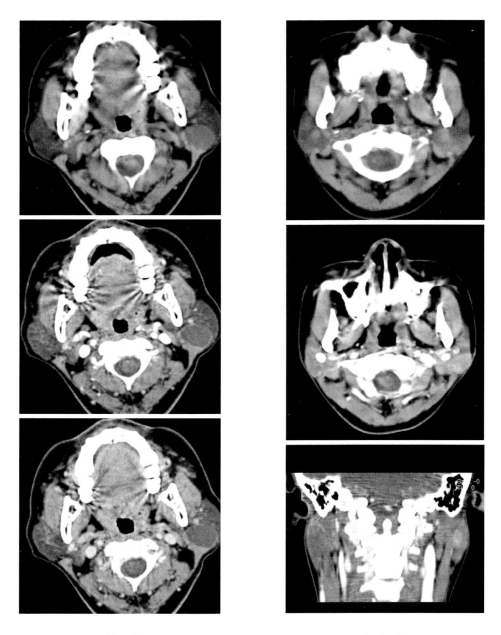

图 2-47   图 2-48

病例 48 腮 腺 炎

病史 左耳后肿物进行性肿大 20 余天，最初几天有疼痛，现无痛感，无发热，皮肤正常。

CT 表现 左侧腮腺体积稍增大，平扫密度不均匀，可见多个稍高密度结节影，其中腮腺深叶后分可见较大结节，局部略突出于腮腺轮廓之外；增强扫描左侧腮腺强化不均匀，稍高密度结节轻至中度强化。左侧腮腺周围脂肪间隙稍模糊（图 2 -48）。

CT 诊断 左腮腺深叶肿物性质待查。

手术病理结果 左腮腺慢性炎症。

分析 腮腺炎临床较为多见。急性炎症一般根据临床症状都能作出诊断，而慢性炎症临床上往往以腮腺区触及肿块而就诊，与肿瘤不易鉴别。

CT 表现可概括为 3 种类型：① 双侧或单侧腮腺弥散性增大，密度均匀增高，与周围结构分界清楚。② 单侧腮腺弥漫性增大，密度不均匀，边缘模糊，与咬肌分界欠清晰，增强后不均匀强化。③ 单侧腮腺内局限性高密度影，密度较均匀，边缘模糊，增强后界限稍清晰。

鉴别诊断：弥散性炎症须与恶性肿瘤鉴别。肿瘤多为单侧发病，极少双侧。腮腺腺淋巴瘤可双侧发病，但腺淋巴瘤为良性病变，易囊变，周边可见软组织密度影，边界较清，与恶性肿瘤不难鉴别。单侧腮腺局限性炎症病例不易与腮腺混合瘤鉴别，但混合瘤多为类圆形结节状软组织密度肿块，边缘锐利、光滑，与正常低密度的腺体分界清楚，常为中等或中等以上程度强化，亦可呈均一或环形强化，当肿瘤有囊变时，平扫及增强扫描均显示为规则或不规则液性密度区，有助于鉴别，但最终诊断有赖于活检。

病例 49 腮腺腺样囊性癌

病史 男，63 岁。左耳后肿物。

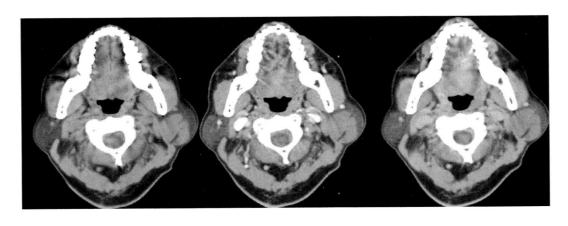

图 2 -49

CT 表现 左侧腮腺区较大软组织块影，中心见条状低密度影，边界清，增强后动脉期轻度强化，低密度影无强化，门脉期病灶强化有增加。病灶与邻近关系清楚（图 2 - 49）。

CT 诊断　左侧腮腺混合瘤可能大。

病理诊断　低度恶性黏液表皮样癌伴囊性变。

分析　腮腺恶性肿瘤相对少见，比较常见的有恶性混合瘤、黏液表皮样癌、腺癌等，好发年龄偏大。临床表现为粘连固定肿块，触之较硬，边界不清。可侵犯周围组织及神经出现疼痛、面神经麻痹、张口困难等。恶性混合瘤病人有多年生长缓慢的肿块病史，近期生长迅速。

CT 典型表现：边界不清、轮廓不规则软组织肿块，可有囊变、坏死；增强多不均匀中等程度强化，囊变区无强化，相邻脂肪或筋膜界面消失。

鉴别诊断：该病例中，腮腺内肿块平扫呈稍高密度，密度均匀，边界光滑，临床症状不明显，易误诊为混合瘤。但其增强后强化明显，表现为富血供特点，而混合瘤为血供不丰富的良性肿瘤，强化程度明显的少见，这一特点值得怀疑。另外，该病人延迟扫描病灶仍有强化。国外有文献报道，腮腺混合瘤和恶性肿瘤在早期均有强化，但腮腺混合瘤早期表现结节样强化，延迟期密度趋均匀，而腮腺恶性肿瘤由于中心坏死区不均匀强化，且强化较混合瘤明显，但延迟强化程度可减低，并且恶性肿瘤边界欠清，与邻近皮肤有粘连，增强后密度值的变化可对腮腺肿瘤混合瘤与恶性肿瘤进一步鉴别。

病例 50　舌　　癌

病史　女，75 岁。舌部吞咽时疼痛不适 4 个月。查体：口腔卫生条件一般，舌根部隆起，无充血，扣诊质硬，无压痛，边界不清，无活动，舌活动自如。

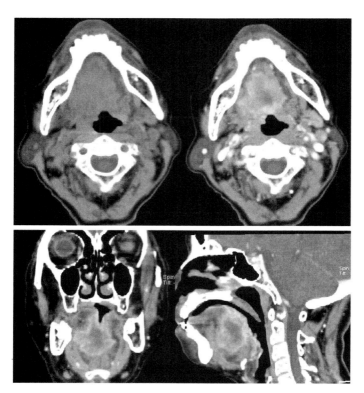

图 2 - 50

CT 表现 口底部见等密度软组织肿块，边界不清，密度欠均匀，增强后明显环状强化，其内可见大片低密度无强化区。肿块大小约 3.6cm×3.6cm，边缘分叶状，境界不清；位于口底正中部，侵犯舌内肌、舌根、双侧颏舌肌、下颌舌骨肌、舌骨舌肌及软腭，向后侵犯至口咽前壁及右侧壁，口咽右侧壁明显增厚；向前侵犯至双侧舌下腺区及下颌骨体部后缘；向上至硬腭，向下未超出下颌舌骨肌范围；双侧颌下腺未见明显异常。所见双侧颈部及颌下未见明显肿大淋巴结影（图 2-50）。

CT 诊断 考虑舌癌可能性大，并周围结构侵犯。

手术病理结果 （舌根部）低度恶性黏液表皮样癌（以黏液为主）。

分析 见病例 51。

病例 51 舌 根 癌

病史 男，51 岁。右舌缘发现包块半年，言语不清 3 个月余。半年前发现蚕豆大小包块，以后包块逐渐长大，并有轻度疼痛。

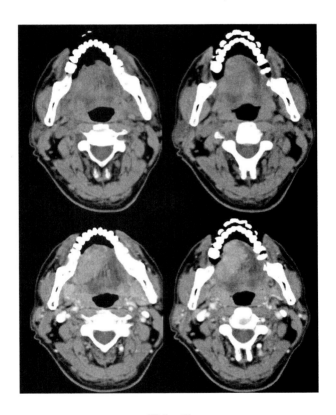

图 2-51

CT 表现 舌肌双侧不对称，密度不均，右分见片状密度增高影，边缘不清，并跨越中线至舌肌左侧，增强后呈片状均匀强化，CT 值增加约 40HU，病变范围约 3.8cm×1.8cm，境界较平扫清晰；病变主要局限在舌肌内，向下累及舌下肌群，与右侧颏舌肌及下颌舌骨肌分界不清，向后下延及右侧颌下腺，右颌下腺体积增大。左侧下颌腺区及颏下可见多个淋巴结肿大，大小约 0.8cm，孤立不融合，增强后明显均匀强化（图 2-51）。

CT 诊断 ① 舌肌右侧肿块，舌癌可能；② 右侧颌下腺炎症；③ 左侧下颌腺区及颏下多发淋巴结肿大。

病理结果　右舌缘低分化鳞状细胞癌，部分呈梭形细胞癌。

分析　舌癌是口腔颌面部常见的恶性肿瘤，多数为鳞状细胞癌，好发于舌缘，其次为舌尖、舌背及舌根。病变恶性程度高，浸润强，常累及舌肌，晚期可蔓延至口底、颌骨、舌腭弓及扁桃体。肿瘤易发生淋巴和血循环转移，舌前部多转移至颌下、颏下及颈深淋巴结；舌根癌易转移至颌下、颈深、茎突后及咽后淋巴结。血循环转移一般多至肺部。病变的类型包括溃疡型、浸润型和外生型，其中以前两种多见。

CT 表现：类圆形或斑片状软组织肿块或结节，边界不清；增强扫描，肿块常呈不规则或环状强化。有利于对病灶的显示，从而对病灶大小、深度、周围组织的侵犯情况，淋巴结肿大情况有准确的评估。舌癌病变表浅，易于活检，所以影像学检查较少。但影像检查对肿瘤的侵犯深度、是否越过舌中线，以及邻近结构的侵犯、淋巴结转移等情况有较大帮助。

病例 52　颊部鳞状细胞癌

病史　男，73 岁。右颊部发现无痛性肿物逐渐增大 10 月余。右颊部扪及约 4.5cm×4.0cm 大小肿物，边界清楚，表面溃烂，凹凸不平，无压痛，活动，触痛（＋）。

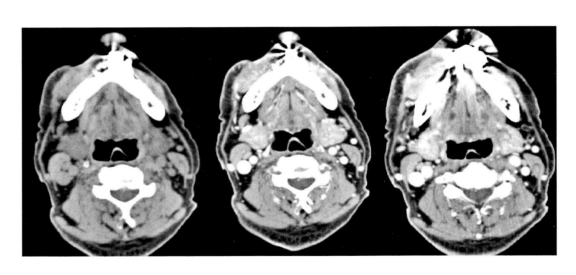

图 2－52

CT 表现　右下颌处颊间隙内可见软组织肿块影，与肌肉分界不清，增强后轻度强化，颊沟内脂肪组织消失，右侧下颌骨未见骨质破坏（图 2－52）。

CT 诊断　右颊部实质性肿块，考虑恶性肿瘤。

病理诊断　（右颊部）高分化鳞状细胞癌。

分析　颊癌是常见的口腔癌，好发于磨牙区附近的颊黏膜，呈溃疡型或外生型，向深层浸润可深入颊肌，甚至穿过皮肤，向上侵犯可累及牙龈和上颌骨，向后发展可累及翼下颌韧带、软腭、咀嚼肌间隙和咽旁间隙。肿瘤的病理组织学类型多为鳞癌，其次为起自小涎腺的腺癌、腺样囊性癌和粘表癌。

CT 表现：为颊间隙内肿块，呈等密度或稍低密度，与颊肌分界不清。增强扫描，肿瘤呈轻中度强化，如有囊变或坏死，则呈环状强化。累及颌骨可见不规则骨质破坏。颊沟内脂肪组织为软组织肿块取代，提示翼下颌韧带受累。向后发展侵犯咀嚼肌间隙，表现为间隙前界消失，下颌支破坏，类似原发于咀嚼肌间隙肿瘤。病变可发生沿神经周围侵犯，特别是腺样囊性癌，受累神经多为三叉神经和面神经，表现为沿三叉神经和面神经径路上出现软组织肿块。肿瘤的淋巴转移多至颈深和颌下淋巴结。

鉴别诊断：主要与牙龈癌鉴别，牙龈癌发生于下牙龈者较多，以溃疡型多见，多数为鳞癌。肿瘤向深部发展常侵及牙槽突、骨、口底和颊部，牙槽骨和下颌骨骨质破坏明显，临床上多有牙齿松动、疼痛以及张口困难等表现。

病例 53　下颌黏膜鳞癌侵犯下颌骨

病史　左下颌反复疼痛 2 个月余，疼痛加重伴肿胀 20 天。左下 6～7 牙处牙龈溃烂，见菜花样增生物，颊侧骨质膨隆，质硬，边界不清，压痛，表面黏膜无红肿。

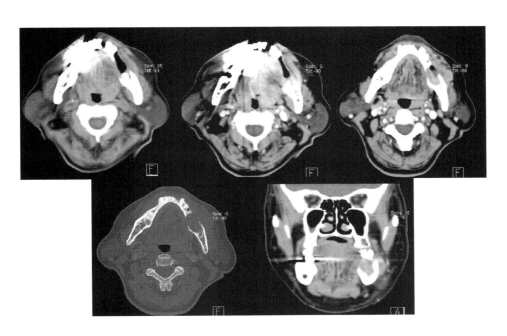

图 2－53

CT 表现　左侧下颌骨下颌磨牙区密度不均，呈虫蚀样骨质破坏，皮质不连续。骨髓腔扩大，其内出现软组织肿物，密度不均，注入造影剂后明显强化，CT 值达 35～95HU 不等；邻近软组织肿胀；右侧下颌骨无明显改变，所见颈部无明显淋巴结肿大（图 2－53）。

CT 诊断　左侧下颌骨中央型颌骨癌待排。建议活检进一步检查。

手术病理结果　下颌黏膜高分化鳞状细胞癌，浸润下颌骨骨质。

分析　下颌黏膜高分化鳞状细胞癌，浸润下颌骨骨质。需要鉴别的是发生在下颌骨的中央性颌骨癌，也称原发性骨肉瘤，是颌骨内生长的上皮性恶性肿瘤，由牙源性上皮残余发生而来。肿瘤具有鳞癌或腺性上皮癌的组织学特征。早期无自觉症状，继后出现牙痛、下唇麻木、牙松动、脱落，穿过骨皮质形成软组织肿块。CT 主要特点是下颌牙根区骨质呈不规则虫蚀状破坏、病变发展，破坏区扩大，累及皮质，周围可见软组织肿块。

参 考 文 献

1. 张维新，曹来宾. X 线诊断造影技术. 北京：人民卫生出版社，1986

2. 兰宝森. 中华影像学（头颈部卷）. 北京：人民卫生出版社，2002

3. 上海第二医学院. 口腔颌面外科学. 北京：人民卫生出版社，1980

4. 惠延年. 眼科学. 6 版. 北京：人民卫生出版社，2004

5. 郭启勇. 实用放射学. 3 版. 北京：人民卫生出版社，2007

6. 卜国铉. 鼻科学. 上海：上海科学技术出版社，2000

7. 王正敏，陆书昌. 现代耳鼻喉科学. 北京：人民军医出版社，2001

8. 张挽时. 临床副鼻窦影像诊断学. 北京：中国科学技术出版社，1997

9. 石木兰. 肿瘤影像诊断学. 北京：科学出版社，2003

10. 杨本涛，王振常，姜祖超. 鼻腔鼻窦淋巴瘤的 CT 和 MRI 诊断临床. 放射学杂志，2006，6：84 ~ 86

11. 黄永础，汪林，杨子江. 原发性腭扁桃体淋巴瘤 CT 诊断. 医学影像学杂志，2007，17：250 ~ 252

12. 孔庆聪，邓星河，徐川，等. 螺旋 CT 诊断胆脂瘤型中耳炎的价值. 中国医学影像学杂志，2007，15：127 ~ 129

13. 顾雅佳，王玫华. 颈部神经鞘瘤的 CT 表现及其病理基础. 中华放射学杂志，2000，34：551 ~ 554

14. 纪祥，吕建广，陈广峰. 猫抓病 CT 表现与病理诊断. 临床放射学杂志，2004，23：610 ~ 612

15. 李必强，王新玉，黄显龙，等. 原发性鼻腔鼻窦恶性淋巴瘤的 CT 表现. 中国医学影像学杂志，2006，14：84 ~ 86

16. 王振常，张燕明. 鼻咽纤维血管瘤的影像学表现及术前栓塞. 中华放射学杂志，1998，32：348 ~ 349

17. 闫钟钰，王振常，吴超，等. 多层螺旋 CT 后处理技术在喉癌分期中的应用. 临床放射学杂志，2007，26：130 ~ 134

18. 郭爱华，唐继尧. 下颌骨牙源性角化囊肿的 X 线诊断与鉴别诊断（附 52 例分析）. 中国医学影像技术，2002，18：809 ~ 810

19. Choi DS, Na DG, Byun HS, et al. Salivary gland tumors: evaluation with tow – phase helical CT. Radiology, 2000, 214 (2): 231 ~ 236

20. Yerli H, Aydli E, Coskun M, et al. Dynamic multislice computed tomography findings for parotid gland tumors. J Comput Assist Tomogr, 2007, 31 (2): 309 ~ 310

21. Toyoda K, Kawakami G, Kanehria CH, et al. Enhanced fou – detector row computed tomography imaging of laryngeal and hypopharyngeal cancers. J Comput Assist Tomogr, 2002, 26: 912 ~ 921

22. Sigal R, Zagdanskin AM, Schwaab G, et al. Imaging of squamous cell carcinomas of the tongue and floor of the mouth. Radiographics, 1996, 16: 787

（王艳　赵虹　刘金丰）

第三章　胸部疾病

病例 1　肺　结　核

病史　男，26 岁。间断咯血 7 天，再发 1 小时。

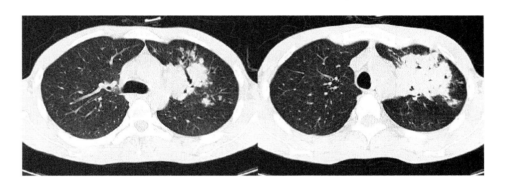

图 3 − 1

CT 表现　左肺上叶见大小约 5cm×5cm 不规则肿块影，肿块外分见大小约 1cm×2cm 空洞，内壁光滑，肿块下分见实变的肺组织，内见支气管气象，肿块周围见沿支气管分布的数片小片状影。右肺中叶、双肺下叶亦见多个沿支气管血管树分布的小结节影。双肺门增大，右肺门见大小约 1cm×2cm 淋巴结影。双肺未见钙化灶，增强后肿块内见强化的血管影。双侧胸腔未见积液（图 3 −1）。

CT 诊断　左肺上叶考虑结核并空洞形成，双肺结核支气管播散。

病理诊断　肺结核。

分析　见病例 2。

病例 2　结核性肉芽肿

病史　女，46 岁。咳嗽，咳黄痰 2 个月，血丝痰 1 次，发热 1 天。

CT 表现　双肺见多发片状密度稍高影，肺野内见多发小支气管树芽征及多个大小不等结节影，结节边缘欠光整，部分密度稍低，左肺下叶前、外基底段见片状密实影，略呈楔形，右肺中叶内段见片状密度增高影，内可见支气管充气征；主叶段支气管通畅；纵隔内未见肿大淋巴结，双侧胸腔未见积液，双侧胸膜无肥厚（图 3 −2）。

CT 诊断　双肺改变，考虑结核可能性大。

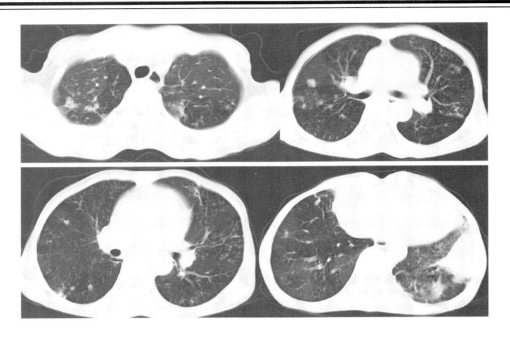

图 3 – 2

病理诊断 肺穿刺活检为结核性肉芽肿。

分析 浸润型肺结核是成人最常见的一种结核类型，属于活动性肺结核，好发于上叶尖、后段或下叶背段。最主要特征是小叶实变影中心有干酪样坏死组织，周围为特异性炎性反应。坏死物液化后可经支气管排除而形成空洞，也可经支气管播散而引起干酪性肺炎。

CT 诊断要点：① 为单发或多发结节性阴影，以多发为常见；结节直径为 0.5 ~ 2.0cm，呈圆形、类圆形或斑点状，为中等的软组织密度影，可有低密度的小空洞或小空泡，亦可见钙化；② 呈分散的斑片状或斑点状软组织密度影，密度不均匀，边缘模糊，病变内可见空洞和钙化，亦可见小支气管扩张或空气支气管征；③ 干酪性肺炎表现为肺段或肺叶的实变，密度不均匀，其中可见小空洞，病变中亦可见空气支气管征，下叶常有播散性病变；④ 纤维包绕干酪性病变形成结核球，直径多为 2 ~ 4cm，呈圆形，可分叶，多有钙化及周围卫星病灶；⑤ 空洞型肺结核是以空洞为主的浸润性病变，其周围或下叶可见支气管播散的病灶。

鉴别诊断：浸润型肺结核主要与肺炎相鉴别，肺炎多发生在两肺的下叶后基底段，边缘模糊较前者明显，少有腺泡性分布，结核病灶内有空洞、支气管扩张及钙化，周围有卫星病灶或播散性病灶，并可伴肺体积缩小，肺炎缺乏这些征象，但空气支气管征比结核更常见。

病例 3 肺结核伴大量干酪样坏死

病史 男，70 岁。反复咳嗽、咳痰 1 个月，咳痰量少，白痰，无咳血。纤维支气管镜病理：未见细菌、抗酸杆菌。痰涂片：未见癌细胞。

CT 表现 右上肺团块状病灶，其内见小空洞，病灶边界不规则，周围斑点状致密影及索条影，邻近胸膜牵拉，余肺野未见异常密度灶，纵隔未见明显异常淋巴结增大，双侧胸膜无增厚，胸腔无积液（图 3 –3）。

CT 诊断 右上肺病灶，结核可能性大，肺癌不除外，建议进一步穿刺活检以明确诊断。

病理诊断　右上肺结核伴大量干酪样坏死。

　　分析　肺空洞是肺内病变组织发生坏死后经支气管排出而形成，常见于肺结核的干酪性坏死灶、肺脓肿、肺癌及某些真菌感染。结核性空洞有多种多样，急性空洞多见于干酪性肺炎，可形成多数较小的、形状不一的空洞，呈虫蚀状；慢性空洞有厚壁空洞、薄壁空洞、张力性空洞及慢性纤维性空洞等。一般先形成厚壁空洞，待干酪样坏死组织进一步排出，则形成薄壁空洞，壁厚小于 3mm，且较均匀，内缘光整。当引流支气管出现活瓣样阻塞时，可导致空洞内空气进入容易而排出困难，会形成张力性空洞，其空洞扩大、张力高，壁薄而光整，常有液 – 气平面。慢性纤维性空洞，则空洞变形的同时常有肺组织毁损，致使肺门上提。

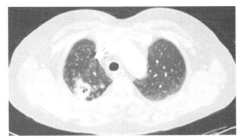

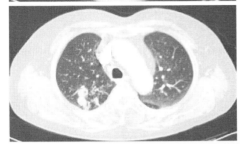

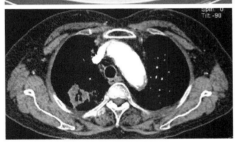

　　鉴别诊断：

　　（1）肺真菌感染：不同的真菌感染产生的空洞不完全相同，一般壁均匀较厚，肺曲菌病可在空洞内出现致密的曲菌球，并可形成特征性的空气新月征。

　　（2）肺癌：常为分叶状肿块，边缘有毛刺，空洞壁较厚而不均匀，常为偏心性空洞，其内缘凹凸不平或有瘤结节，空洞内液平面少见。

　　（3）肺脓肿：空洞壁较厚，内壁多光滑，周围有炎性浸润灶，病人常有高热病史。

图 3 – 3

病例 4　结　核　瘤

　　病史　男，30 岁。体检发现右肺结节 24 天。无症状。

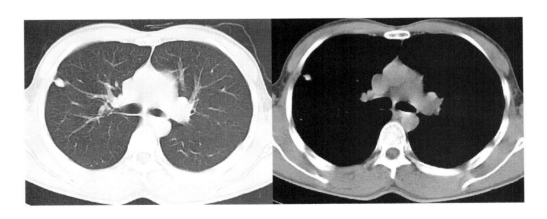

图 3 – 4

　　CT 表现　右肺上叶后段近胸膜处可见一类结节状密度增高影，边界清晰，局部与胸膜相连，并可见长短不一的毛刺，周围有点状播散灶，病灶内见钙化影，纵隔结构居中，未见异常肿大淋巴结，心脏形态、大小未见异常，双侧胸腔未见积液（图 3 - 4）。

CT 诊断   右肺上叶结节性病灶，考虑为结核灶，隔期复查或必要时增强。

病理诊断   右上肺楔形切除，右上肺结核病，结核瘤形成。

分析   结核球是浸润型肺结核的一种表现，为干酪性病灶被纤维包绕所致，直径多在 3cm 以下。CT 是目前诊断可疑肺结节的首选方法，可提供结节精确的部位和特征，如肿块内钙化、脂肪、空洞、肿块的分叶和边缘毛刺等。肺结节钙化最具有诊断价值，CT 显示结节中心有较大钙化、完全钙化及年轮状钙化，可肯定诊断为肉芽肿，其中以结核性病变的可能性最大，病灶周围有卫星灶，是诊断结核球的重要辅助征象，但不可作为唯一确诊的征象。

CT 诊断要点：① 圆形或椭圆形结节或肿块，边缘多光滑清楚；② 密度较高，均匀或不均匀，可见钙化；③ 部分病变有分叶，但较浅，脐凹征少见，可见较长但稀疏的毛刺或条索，可见较粗大的胸膜粘连凹陷或局部胸膜增厚；④ 卫星病灶较多见。

鉴别诊断：

（1）肺炎性假瘤：形态与结核球相似，但密度较均匀，一般无钙化，病变周围缺少卫星病灶。发生部位及临床表现亦有区别，有时二者影像学不能区分。

（2）周围型肺癌：极少有钙化，即使有钙化常不超过病灶的 10%，而且呈分散点状，分叶、毛刺多见，周围多无卫星病灶。

病例 5   胸 壁 结 核

病史   男，58 岁。发现右胸前肿物 8 个月。查体：右胸前锁骨中线内侧第 2 ~ 3 肋前大小约 5cm × 5cm，类圆形，质软，活动度差，无红肿及压痛。

CT 表现   右前胸壁见软组织肿块影，邻近肋骨部分破坏，肿块向肺内生长，边界尚清，邻近肺内见斑片状、斑点状致密影，边界模糊。纵隔内见增大的淋巴结影，右侧胸膜增厚并见胸腔内积液影。T5 椎体小关节及肋骨见骨质局部破坏（图 3 - 5）。

CT 诊断   右侧前后胸壁及右侧胸膜广泛增厚，并多发肋骨及胸椎骨质破坏，考虑均为结核性病变。右肺上叶陈旧性肺结核。

病理诊断   右胸壁结核。

分析   胸壁结核好发于青壮年，常继发于胸内结核，如肺或胸膜结核，也可来源于肋骨或胸骨结核性骨髓炎，少见。基本病理变化为结核性肉芽肿和干酪样坏死，如不及时治疗，可形成窦道和脓胸，易迁延不愈和复发。胸壁结核可表现为单纯局限性脓肿，也可同时合并有胸膜、肺内病变，还可累及肋骨或胸骨，造成以溶骨性破坏为主的骨破坏。当病灶内同时出现钙化和低密度坏死时，或 CT 增强出现环形强化时，结合临床及实验室检查常能做出正确诊断。

鉴别诊断：

（1）肺癌侵犯胸壁，周围型肺癌侵犯胸壁时常有明显肋骨破

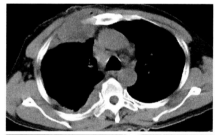
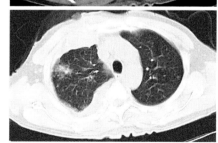
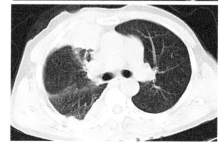

图 3 - 5

坏，可见原发瘤。

（2）胸壁软组织肿瘤：少见，良性肿瘤无浸润征象，恶性肿瘤侵入肺内形成肺内肿块亦罕见。

（3）肋骨原发肿瘤：少见。

病例 6　球 形 肺 炎

病史　女，50 岁。反复咯血痰，咯血 8 个月。

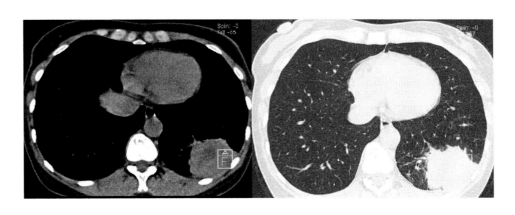

图 3 - 6

CT 表现　左肺下叶团状软组织块影，中心密度较低，病灶边界欠光滑，病灶周围细小索条影，余肺内未见异常密度影，气管支气管分支通畅，纵隔内未见增大淋巴结影，双侧胸膜无增厚，双侧胸腔无积液（图 3 - 6）。

CT 诊断　左下肺叶炎性病变可能性大。

病理诊断　左肺支气管扩张症并细支气管周围组织炎性和肺泡上皮细胞增生。

分析　肺炎的表现形式多种多样，多为斑片状。当病变呈球形时，即为球形肺炎。对球形病变进行影像学检查，CT 虽有特殊的价值，但胸片仍是肺部检查最基本的方法。

CT 诊断要点：① 病变在横断位上呈圆形或椭圆形，三维重建可呈球形或呈硬钱币样或片状改变，即病灶的 3 条轴线可不等长，其中一条明显较短。② 密度较均匀，CT 值稍低于胸部肌肉密度，有的病灶边缘部分稍低于中央部，有时可见空气支气管征或空洞。③ 边缘较规则，可有毛刺，亦可模糊，周边有条索状影。④ 胸膜下常有局限性胸膜增厚及粘连带。⑤ 经抗炎治疗后可在短期内吸收。

鉴别诊断：

（1）结核球中叶少见，结核球呈球形，边缘多光滑，可有钙化等。

（2）周围型肺癌：极少有钙化，即使有钙化常不超过病灶的 10%，而且呈分散点状，分叶、毛刺多见，周围多无卫星病灶。

病例 7　肺 真 菌 病

病史　女，40 岁。反复咳嗽，咯血痰，胸痛 9 个月，加重 1 周。PPD 阴性。

CT 表现　左肺尖见小空洞样病灶，洞外壁光整，内见软组织样结节影，并见星月状气体影，病灶周围无明显异常密度灶，邻近胸膜略增厚，余肺内未见异常病灶，纵隔结构无异常。双侧胸腔无积液影（图 3 - 7）。

CT 诊断　左肺尖薄壁空洞病变，考虑先天性支气管囊肿。

病理诊断　左肺上叶真菌病（念珠菌病或曲菌病）。

分析　肺曲菌病是真菌感染的一种类型，常继发于支气管囊肿、扩张的支气管或结核净化空洞。大多数真菌引起的肺部感染性病变在胸片和 CT 上均缺乏特征性，但肺曲菌感染可有一定的特征性表现。有少数结合病史可作出诊断。确诊主要依靠呼吸到分泌物真菌培养或活检组织的病理学检查。

CT 诊断要点：① 在肺原有空洞灶内生长出一个致密的球灶称曲菌球，并可见新月征；② 曲菌球可增大，并侵犯周围肺组织而形成局部浸润；③ 空洞内的曲菌球多呈圆形，亦可呈分叶状结节，边缘可光滑或不规则；④ 当空洞腔足够大时，改变体位可见曲菌球有相应的移位，早期侵入性曲菌病可表现为结节或肿块病变的外周有一日晕样环状阴影。

鉴别诊断：

（1）肺囊肿并发感染：多发性肺囊肿常表现为一侧或两侧肺内多数薄壁透光环，可含有小的液平面，并发感染时囊壁厚，边缘模糊，可见炎性浸润灶，但囊壁上无棘状突起，邻近区域内无粟粒状和小结节状病灶。

（2）慢性肺脓肿：呈圆形、椭圆形，壁较厚，可见气 - 液平面，边缘清楚。可有播散性病灶，但脓肿通常为单发，胸膜增厚较明显，有时伴有脓胸。

（3）空洞型肺结核。

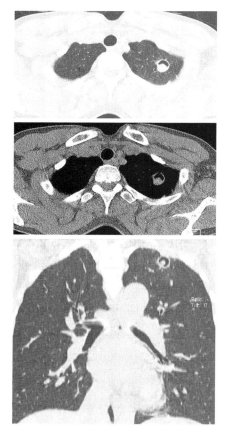

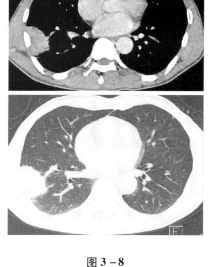

图 3 - 7　　　　　　　　　　　图 3 - 8

病例 8　肉芽肿性结节——新型隐球菌病

病史　男，55 岁。反复咳嗽、咳痰伴右胸痛 1 个月余。

CT 表现　右肺下叶外基底段胸膜下可见一不规则软组织样密度增高影，与胸壁紧贴，肺缘较清晰，大小约 4.5cm×3.5cm，可见多条外基底段支气管分支穿经病灶，其中一分支似有锥状截断。平扫病灶内部密度均匀，增强后进行性持续强化，密度尚均匀，与病灶相连之胸膜未见明显强化。纵隔结构清晰，未见异常肿大淋巴结；双侧胸膜未见增厚，双侧胸腔未见积液（图 3－8）。

CT 诊断　右肺下叶外基底段不规则病灶，考虑肺癌可能性大。

病理诊断　手术病理诊断，右下肺干酪样坏死性肉芽肿性结节——新型隐球菌病。

分析　见病例 9。

病例 9　肺隐球菌病

病史　女，34 岁。咳嗽 2 个月余，体温最高达 38.5℃。

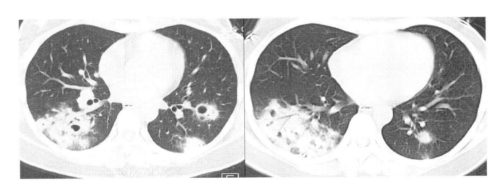

图 3－9

CT 表现　双下肺多发斑片状致密影，内见支气管气象及多发囊状小空洞影，病灶周边环绕磨玻璃影，余肺野未见异常密度影，纵隔内未见异常增大淋巴结影，双侧胸膜无增厚，双侧胸腔无积液影（图 3－9）。

CT 诊断　双下肺炎症，右侧为著。

临床诊断　右下肺隐球菌病。

分析　肺隐球菌病时由于新型隐球菌感染所引起，呈亚急性或慢性感染，感染途径为吸入性，除产生肺部病变外，常侵犯脑和脑膜。本病多见于 40～60 岁，也可见于其他年龄。正常人吸入孢子，常很快被消灭；如吸入的孢子较多则可发病，或者病原体在肺内存活较长时间而不致病。当机体抵抗力低下时才引起感染。病理改变取决于机体的免疫状态。免疫功能无异常的病人，肺内发生非干酪性肉芽肿，可为局限性或广泛性的小肉芽肿。而免疫功能抑制的病人则肺内发生炎症，肺泡内充满黏稠液体。病灶中心可有坏死而形成空洞，但化脓、纤维化及钙化少见。长期接受激素、抗癌药或广谱抗生素治疗的病人易诱发本病。本病也可与结核和霍奇金病并存。

CT 诊断   在两肺出现单个或多个大小不等的斑片状、圆形或结节状炎性浸润影；有时只见支气管周围炎症；慢性肺部病灶可为孤立性小空洞，周围无炎性反应，有时可见钙化。肺门和纵隔淋巴结一般无肿大。免疫功能低下的病人或晚期病例病变可有播散，表现为广泛的肺实变影，甚至发生血行播散，肺内出现粟粒性病灶。

鉴别诊断：本病的影像学表现缺乏特征性，常难与其他感染性病变鉴别。因本病较易同时侵犯中枢神经系统，故在上述肺部改变伴有脑和脑膜病变时，应想到本病，若在痰中找到隐球菌的圆形厚壁孢子，有助于肺内新型隐球菌病的诊断。

病例 10   肺良性神经内分泌瘤

病史   男，43 岁。体检发现左下肺结节。

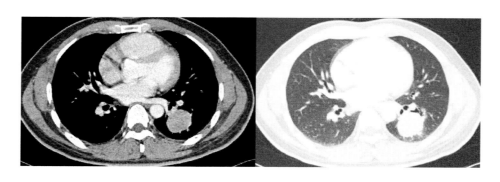

图 3 – 10

CT 表现   左肺下叶后、内基底段可见一类圆形团块影，大小约 4.1cm × 3.7cm × 4.0cm，其内密度均匀，未见空洞或钙化，边界清楚，未见分叶或毛刺，周围支气管被推移，未见团块包绕支气管。增强扫描后可见团块轻度均匀强化。气管、左右主支气管及叶、段支气管通畅，未见明显狭窄或扩张。纵隔结构清晰，纵隔及双肺门未见明确肿大淋巴结影。双侧胸膜未见增厚，双侧胸腔未见积液征象（图 3 – 10）。

CT 诊断   左肺下叶肿块，考虑良性病变可能性大。

病理诊断   左下肺良性神经内分泌瘤。

分析   肺良性神经内分泌瘤为病理学上从炎性假瘤中分离出的肿瘤，与类癌及不典型类癌和小细胞癌属于同一来源的肿瘤，起源于支气管黏膜内的 Kulchisky 细胞，瘤细胞在肺间质内生长、扩展，瘤细胞成分单一，细胞形态颇似类癌细胞，但无异形性，临床经过良好。手术切除无复发及转移，免疫组化见瘤细胞内有神经内分泌标记物 CgA 和 NSE 的弥散性表达。但肺良性神经内分泌瘤与炎性假瘤有所不同。本瘤女性多见，大多无临床症状，少数可有咯血，但咳嗽、咯痰少见。

影像学上肺良性神经内分泌瘤表现为肺内孤立性肿块，边缘光滑、锐利、无分叶或有浅分叶，偶可见钙化，可推移邻近支气管，瘤灶周围未见纤维条索或邻近胸膜增厚的炎症痕迹，本瘤影像学上表现支持肺良性肿瘤，但缺乏明显特征，与其他肺内良性肿瘤不易鉴别。

病例 11　肺　腺　癌

病史　男，36岁。1个月前受凉后出现咳嗽，有少量白色黏痰，偶见灰色痰，易咳出，自觉有发热，抗炎治疗后好转。胸片：左侧第4肋重叠处见片状高密度影，密度不均匀，边缘模糊。抗炎治疗咳嗽无好转。

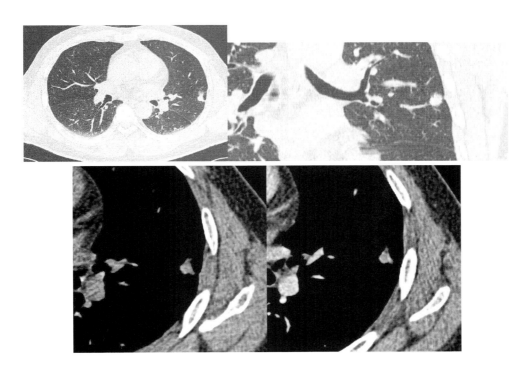

图 3 – 11

CT 表现　左肺上叶见大小约 1.6cm×1.39cm 的不规则形结节影，其内缘毛糙，外缘平直，并见长毛刺，部分长毛刺与胸膜牵拉。平扫结节 CT 值约为 56HU，增强后强化高峰 CT 值约 76HU。双侧主支气管及叶、段支气管通畅，未见明显狭窄或扩张；纵隔结构清晰，未见异常肿大淋巴结；双侧胸膜未见增厚，双侧胸腔未见积液（图 3 – 11）。

CT 诊断　左肺上叶结节影，考虑炎性肉芽肿可能性大。

病理诊断　左肺上叶中分化腺癌，侵及胸膜。

分析　青年人肺癌占肺癌病人总数的 1.7%，近年发病人数有所增加。组织类型以小细胞癌为多见，有人报道约占 45.6%，亦有人报道以腺癌为多，鳞癌少见，特别是 20 岁以下者罕见，与老年人肺癌以鳞癌多见不同。青年人肺癌的临床特点是病期短、易早期发生转移，胸腔积液出现率高，误诊率高（约占 59%）。

CT 诊断要点：① 具有中央型或周围型肺癌的共同特点；② 肺门和（或）纵隔淋巴结易早期转移，有时淋巴结肿大很明显而原发病灶却较小；③ 胸腔积液出现率高，增强扫描肿块可强化。

鉴别诊断：

（1）结核球：肿块可有钙化，病灶周围有卫星灶。

（2）炎性肉芽肿：病灶边缘光整，周围可有炎性反应。本例肺部小结节边缘不规则，其内缘毛糙，外缘平直，并见长毛刺，部分长毛刺牵拉胸膜，增强明显强化，应考虑到肺癌的可能。青年人发生肺癌的人数明显增加，且常出现转移灶比原发灶明显的现象，在诊断中应予以高度重视。

病例 12　肺神经内分泌癌（1）

病史　男，73 岁。反复咳嗽、咯血 4 个月余。双肺呼吸音粗。

CT 表现　左肺上叶可见一较大软组织肿块影，肿块边界清楚，呈分叶状，内部密度较均匀，增强后肿块未见明显强化，肿块内可见条形血管影，左肺动脉不规则狭窄变细，肿块周围肺野内透光度增加。纵隔结构清晰，见异常肿大淋巴结；双侧胸膜未见增厚，左侧胸腔见积液（图 3 - 12）。

CT 诊断　左肺上叶中心型肺癌并左肺上叶不张，纵隔淋巴结转移；左侧胸水。

病理诊断　肺小细胞神经内分泌癌。

分析　见病例 13。

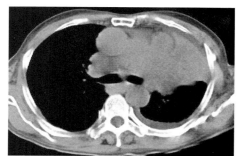
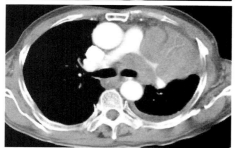
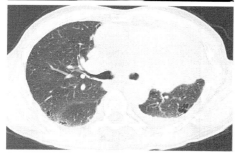

图 3 - 12

病例 13　肺神经内分泌癌（2）

病史　男，53 岁。咳嗽、咳痰，痰中带血 3 个月余。

CT 表现　左肺下叶背段可见一分叶状肿块影，肿块边界清楚，大小约 8cm × 7cm，内部密度较均匀，CT 值为 21 ~ 31HU，左肺下叶背段支气管截断，增强后肿块未见明显强化，肿块内可见条形血管影，左下肺动脉背支被肿块截断，肿块周围肺野内可见片状磨玻璃密度影和纤维索条影。纵隔结构清晰，未见明显异常肿大淋巴结；双侧胸膜未见增厚，双侧胸腔未见积液（图 3 - 13）。

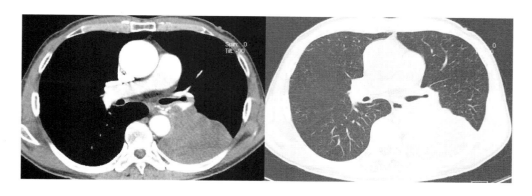

图 3 - 13

CT 诊断　左肺下叶肿块，并左肺下叶阻塞性肺炎，考虑恶性肿瘤，建议行穿刺活检。

病理诊断　左下肺小细胞神经内分泌癌。

分析　肺神经内分泌癌是发生在肺脏神经内分泌细胞的一组恶性肿瘤，病理分型为 4 种：小细胞癌、大细胞癌、类癌、不典型类癌。小细胞癌发病年龄轻，40 岁以下者常见，早期即可发生胸内淋巴结转移或远方转移，属于来自神经内分泌细胞的低分化癌，高分化的和中分化的为类癌和不典型的类癌。

临床主要为咳嗽及痰中带血，胸痛发热等。另外可产生内分泌症状。

CT 表现以中央型肺癌的表现多见。

病例 14　肺细支气管肺泡癌

病史　女，60 岁。体检 X 线发现右上肺结节。

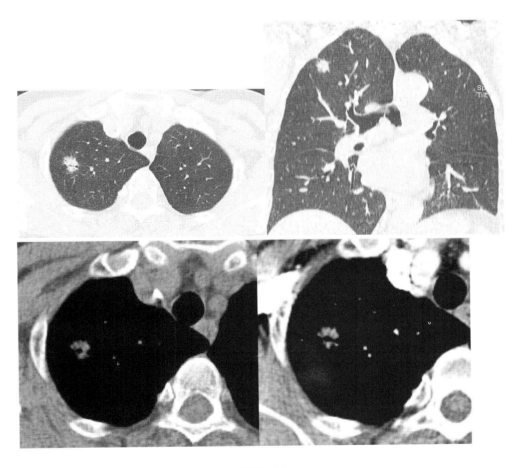

图 3 – 14

CT 表现　右肺上叶尖段不规则小结节，边缘模糊，可见长毛刺连向胸膜，增强后有明显强化。其余肺纹理清晰，走行分布自如，肺内未见异常密度影，双侧主支气管及叶、段支气管通畅，未见明显狭窄或扩张；纵隔结构清晰，未见异常肿大淋巴结；双侧胸腔未见积液（图 3 – 14）。

CT 诊断　右肺上叶尖段周围型肺癌。

病理诊断　右上肺细支气管肺泡癌。

分析　细支气管肺泡癌是腺癌的一个亚型，起自细支气管上皮的 Clara 细胞和 Ⅱ 型肺泡上皮细胞或化生的黏液细胞，早期呈伏壁生长，不破坏肺泡间隔。

影像学主要表现为3个类型：① 孤立结节型，直径<3cm，与周围型肺癌表现相似，但多数生长速度相对较慢；② 多发结节型，两肺弥散型大小不等结节或肿块阴影；③ 弥散实变型，为段或叶部分实变，不完全受叶间裂限制，可同时或异时侵犯双肺。

鉴别诊断：

（1）肺结节病：在HRCT上半数以上可见肺内异常，其典型表现为多发小结节影，密度较高，多位于支气管血管周围及胸膜下，肺中带亦是主要受累部位。结节可以很多，以至产生颗粒状的模糊影或呈粟粒影，较大的结节直径可达1cm以上，其边界清楚或模糊，偶可见空气支气管征。肺内伴有网状阴影。肺门淋巴结肿大，常为对称分布。

（2）肺结核：见结核病例。

病例15 单发肺转移性腺癌

病史 男，71岁。直肠癌术后，胸痛不适1个月。

CT表现 右肺下叶小结节，边界不规整，有小毛刺，增强后病灶强化不明显，余肺内未见异常密度病灶影，纵隔结构清晰，未见增大淋巴结影，双侧胸腔无积液（图3-15）。

CT诊断 右下肺孤立性结节，肺转移癌不排除。

病理诊断 右下肺转移性腺癌。

分析 肺是转移性肿瘤最好发的部位，以血行转移多见，少数为淋巴管及其他方式转移。血行转移病灶一般为多发，两肺分布，以中、下肺野为多见，病灶多位于肺组织的边缘区域。胸片是显示肺转移瘤的最基本方法，可发现直径6mm以上的结节。CT显示肺转移瘤的敏感性明显高于常规胸片，常用于发现微小病灶或隐匿部位如脊柱旁、心脏后、胸骨后、肺尖及膈肌附近等处的病灶，以确定是或有转移瘤及其数目，了解是单发还是多发转移瘤。

CT诊断要点：① 多发性软组织密度的肺结节病灶，以两肺中、下野为多见，结节边缘清楚、锐利。② 病灶大小不等，以5～10mm多见，微小结节需比其邻近血管影略大方可肯定为病灶。与血管不易区分时，变换体位扫描，血管影大小和形态可有变化，而病灶则无变化。③ 4%～5%的转移瘤可发生坏死或形成空洞，空洞壁多较厚，亦可较薄。转移瘤可发生钙化，主要见于骨肉瘤、软骨肉瘤、甲状腺癌、结肠癌及乳腺癌等的转移。④ 单发转移瘤较少见，常规X线片提示单发肺结节中3%为转移瘤。引起单发转移瘤最常见的原发肿瘤是直肠癌、

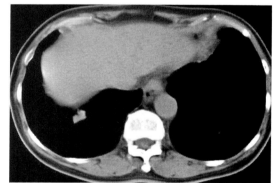
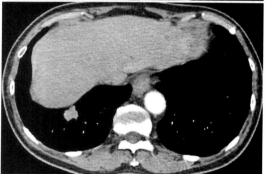
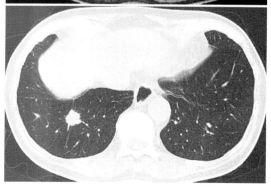

图 3-15

结肠癌、肾癌、睾丸肿瘤、骨肉瘤及黑色素瘤等。

鉴别诊断：

（1）肺错构瘤：本例结节呈分叶状，边缘有细小毛刺。而无钙化及脂肪成分，可不考虑错构瘤。

（2）肺炎性假瘤：病变形态较规则，边缘常光滑，可有较粗大的条索状影，周围常有斑点状浸润病灶。

（3）肺结核球：常小于3cm，密度较高，常有钙化，其边缘清楚且较光滑，周围有卫星病灶，好发于两肺尖。本例有直肠癌手术病史，结合临床容易鉴别。

病例 16　肺细支气管肺泡癌

病史　女，53岁。X线片发现右下肺病变。

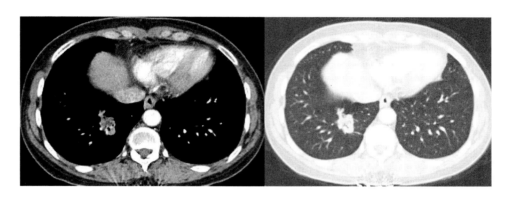

图 3 - 16

CT 表现　右肺下叶后基底段可见混杂密度结节影，大小2cm×3cm，可见分叶，空泡，毛刺征，其中细小支气管分支可见狭窄和截断。增强后可见轻度强化。纵隔结构清晰，未见异常肿大淋巴结；双侧胸腔未见积液（图3 - 16）。

CT 诊断　右下肺后基底段周围型肺癌可能性大。

病理诊断　右下肺混合性细支气管肺泡癌。

分析　细支气管肺泡癌来自于细支气管 Clara 细胞和Ⅱ型肺泡细胞，占肺癌的1.5%～6.5%，从形态上大体可分为3型：① 单发结节型：均位于肺外周胸膜下，直径0.7～4.5cm；② 多发结节型，为形态大小不等的结节，散布于肺的一叶、多叶甚至两肺；③ 弥散型，癌组织常累及肺的数叶或两肺，颇似大叶性肺炎。

CT 诊断要点：

（1）单发结节型表现为圆形或不规则型甚至斑片状，位于肺外胸膜下，大多数病灶有空泡征或支气管征，亦常伴有胸膜凹陷。

（2）弥散型和多发结节型病变可累及一个肺段或肺叶，亦可广泛分布于多个肺叶或两肺。有多种特征性表现：①蜂房征，病变呈圆形或多边形、大小不一，密度不均的蜂房状气腔；②空气支气管征，呈枯树枝状；③毛玻璃征，病变肺组织呈近似水密度的网络状结构；④血管造影征，增强扫描见实变的肺叶内有强化的树枝状血管；⑤两肺弥散分布的斑片状及结节状影，可融合。肺门或纵隔淋巴结转移占15%～35%，少数有胸腔积液。

鉴别诊断：① 慢性血行播散型肺结核；② 间质性肺炎；③ 肺结节病。（见本章相关病例）

病例 17   肺   腺   癌

病史   男，45 岁。右胸痛、声音变调半月余。

CT 表现   右肺尖较大团块状软组织影，边界尚光整，与纵隔胸膜广泛相连，邻近肺野见细小索条影，增强后病灶明显强化，纵隔内未见明显增大的淋巴结影，双侧胸腔无积液（图 3 - 17）。

CT 诊断   右上后纵隔占位性病变，考虑神经纤维瘤可能性大，尚不能排除右肺尖部肺内肿瘤可能。

病理诊断   右上肺中分化腺癌，结节型，侵及胸膜。

分析   肺癌是我国最常见的肿瘤之一，根据肺癌的组织发生可分为：① 来自支气管表面上皮的癌，包括鳞状细胞癌、腺癌、腺鳞癌和大细胞癌。② 来自神经内分泌细胞的癌，包括类癌、不典型类癌、小细胞癌。③ 来自细支气管Clara 细胞和 Ⅱ 型肺泡细胞的细支气管肺泡癌，包括 Clara型、Ⅱ 型肺泡细胞型、黏液细胞型和混合型。④ 其他如腺样囊性癌及黏液表皮样癌等。肺癌主要病理形态学改变是肺内结节或肿块，在成人胸片上 35% ~60% 的孤立性结节是肺癌，而 60 岁以上病灶内无钙化者其百分率更高。

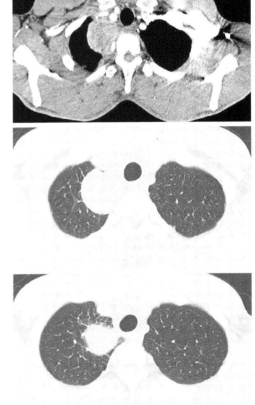

图 3 - 17

CT 诊断要点：① 肺癌直径小于 2cm 者呈密度欠均匀的小结节，分叶状，边缘欠清楚，薄层扫描可见空泡征及边缘细小毛刺。② 肺癌直径大于 2cm 者呈软组织密度，密度多欠均匀，有时可见偏心性空洞，壁厚薄不均，常为分叶状，有脐凹、毛刺及胸膜凹陷征。

根据肺内孤立性结节的病理形态特征，在 CT 上主要从以下几方面鉴别：① 结节内部结构，钙化，结核球多见，支气管肺癌较少见，薄层扫描仅可检出约7% 的钙化，其形态多为针尖状或斑片状，很少出现大片状钙化；年轮状钙化、爆米花样钙化有助于排除恶性。密度：在肺结节内出现脂肪对错构瘤有定性诊断的价值，原发性肺癌或肉芽肿不存在脂肪，结节有小泡样气体低密度区或空气支气管征多见于肺癌，24% ~48% 的肺泡癌内可见小泡征。② 边缘，结节边缘有分叶状和（或）短密毛刺，则多为肺癌，肉芽肿或炎性假瘤边缘可见到长条索条影，但多较稀疏。③ 大小和位置，肺内结节大于 3.0cm 者多考虑为恶性，小于 3.0cm 者应参考结节形态特征分析，呈分叶状、切迹、毛刺、尾征提示恶性；位于上叶尖、后段及下叶背段的小结节，其密度较高，甚至有钙化且边缘光滑者多提示为结核球。④ 结节和胸膜的关系，从肺结节外缘走向胸膜的三角形或放射状线条影，称为胸膜尾征或兔耳征或胸膜皱缩，在肺癌中占 49%，但结核瘤及其他炎性结节亦可产生类似影像，其发生率为 19%。⑤ 增强扫描，通常恶性结节增强后 CT 值高于良性结节而低于炎性病变，肺内较小的孤立性结节增强后 CT（包括 HRCT）扫描显示最大增强值为 20 ~60HU 时，有助于肺癌的诊断。不强化或轻微强化的结节，良性病变的可能性大。⑥ 倍增时间，应以体积计算，肺癌的倍增时间为 30 ~490 天，若倍增时间长于 2 年或短于 2 周，则以良性病变的可能性大，但肺癌有瘤内出血，则在短期内迅速增大。CT 诊断时应密切结合临床资料，CT 上无良性特征性征象者应尽早在痰中查找癌细胞。经上述分析仍不能确定肿块的良性、恶性时应行短期的抗炎治疗后随访及（或）穿刺活检。

鉴别诊断：

（1）神经源性肿瘤：为脊柱旁软组织肿块，可在邻近的椎体、椎间孔或肋骨上产生压迹，当肿瘤经椎间孔向椎管内、外生长形成哑铃状，是神经源性肿瘤的特征性表现；神经源性肿瘤增强扫描均有不同程度的强化。本例术前拟诊断为神经源性肿瘤，其误诊的原因是肿块呈软组织密度，并位于后纵隔，病灶边缘比较光整。

（2）肺错构瘤：本例肿块有细小毛刺，而无钙化及脂肪成分，可不考虑错构瘤。

（3）肺炎性假瘤：病变形态较规则，边缘光滑，可有较粗大的条索状影，周围有斑点状浸润病灶。

（4）肺结核球：常小于 3.0cm，密度较高，常有钙化，其边缘清楚且较光滑，周围有卫星灶。

病例 18　结节病（1）

病史　女，33 岁。下颌肿物伴疼痛 2 个月余。

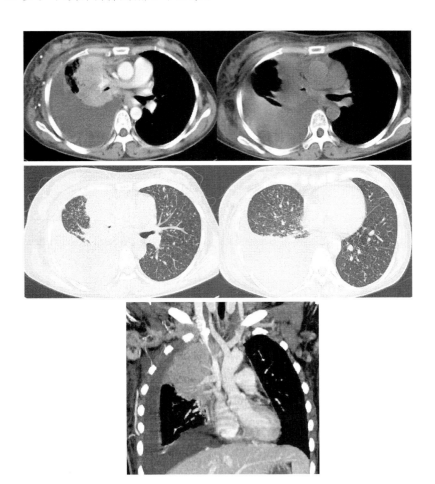

图 3 - 18

CT 表现 右侧肺野体积减小，右肺上叶、中叶支气管闭塞，右侧中间段支气管变窄，右侧斜裂结构前移，右肺上叶、中叶和右肺下叶背段、内后基底段肺野可见斑片状密度增高影，致密影内见支气管气象，余肺野内可见较为弥散性分布的粟粒样结节影，直径为 2 ~ 3mm，密度较为均匀，边界清楚。主肺动脉窗内和隆突下未见异常肿大淋巴结影，右背侧肺野可见液性密度影。双侧腋窝多个肿大淋巴结（图 3 - 18）。

CT 诊断 双肺粟粒性肺结核，右侧多节段支气管内膜结核并右肺多叶实变不张，右侧胸腔积液。

病理诊断 结节病。

分析 结节病是一种病因不明的多系统多器官受累疾病，病理上为非干酪性肉芽肿，约90%的病例有胸内淋巴结和非受累。患者多见于 20 ~ 40 岁，女性发病率略高于男性。临床表现无特征性，胸部受累时可有干咳、气短。胸片示纵隔增宽、两肺门对称性增大。

CT 诊断要点：两肺门对称性增大和纵隔多组淋巴结增大。纵隔内淋巴结增大主要见于中纵隔，且边界常清楚，少见融合，一般不压迫上腔静脉和其他大血管，周围支气管多受压、移位、变窄；肺内病变主要为上、中肺部支气管血管束、小叶间隔增厚和沿支气管血管束、小叶间隔、叶间裂区分布的不规则串珠样小结节影，有时结节可融合成较大的分叶状，有毛刺的肿块。

鉴别诊断：

（1）淋巴瘤：主要累及前中纵隔，肿大淋巴结易融合成团，常压迫上腔静脉和其他大血管。

（2）周围型肺癌：肺内结节或肿块常有分叶、毛刺、棘状突起、小孢征，边界多较清，常伴有同侧肺门或纵隔淋巴结肿大。

（3）胸内淋巴结结核：主要见于儿童、青少年，50 岁以上少见。以右侧气管旁和肺门淋巴结受累常见，且常有钙化，直径 >2cm 的肿大淋巴结可有环形强化，中心呈低密度和结周脂肪界面模糊，临床有结核中毒症状。

病例 19　结节病（2）

病史 男，26 岁。间断干咳 4 个月，发现纵隔肺门淋巴结肿大 2 个月。

CT 表现 双肺野纹理清晰，走行自然，未见异常密度灶，双肺门及纵隔内见较多结节增大的淋巴结影，增强后结节轻度强化，密度均匀，双侧胸腔无积液（图 3 - 19）。

CT 诊断 纵隔及双肺门多发淋巴结肿大，考虑淋巴瘤可能性大。

病理诊断 结节病。

分析 结节病可累及多系统多器官是其特征之一，肺及胸腔内淋巴结最常受累，约占90%。在胸部首先累及肺门淋巴结，并随之沿支气管和血管周围、肺泡间隔及胸膜下淋巴管向肺间质内浸润，小的肉芽肿可融合形成不同大小的点状影，最终导致间质异常，出现程度不等的纤维化，亦可发生胸腔积液。

根据 X 线表现，通常将胸部结节病分为 3 期：Ⅰ 期仅有肺门、纵隔淋巴结肿大；Ⅱ 期为胸腔内淋巴结肿大及肺部病变；Ⅲ 期为肺纤维化病变。这种分期与预后有关。

CT 诊断要点：典型者早期常为双侧肺门淋巴结肿大，并可伴有纵隔淋巴结肿大，单侧肺门淋巴结肿大只占 1% ~ 3%。淋巴结无中心低密度区。增强扫描病灶不强化或强化不明显。

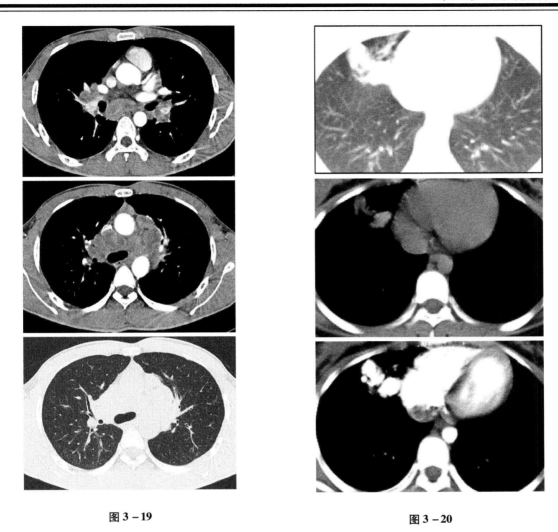

图 3 - 19　　　　　　　　　　　　　　　　图 3 - 20

病例 20　肺动静脉瘘

病史　女，13 岁。咳嗽半年。

CT 表现　右肺下叶形态不规则软组织块影，边界尚清，周围肺野未见异常密度影，增强后病灶明显强化，与主动脉强化一致。纵隔结构清晰，未见增大淋巴结影，双侧胸腔无积液（图 3 - 20）。

CT 诊断　肺动静脉瘘。

病理诊断　肺动静脉瘘。

分析　肺动静脉瘘又称肺动静脉畸形，是肺部的动脉和静脉的直接相通而引起的血流短路，其病理改变是扩张的动脉。经囊壁菲薄的动脉瘤囊和扩张的静脉直接相通，肺毛细血管壁的发育缺陷和肺动脉的压力作用导致肺动静脉瘘形成。肺动静脉瘘分 3 型：① 单纯型肺动静脉瘘；② 复杂型肺动静脉瘘；③ 肺毛细血管扩张型。

CT 诊断要点：根据影像学表现肺动静脉瘘可分为囊状肺动静脉瘘和弥散型肺小动静脉瘘，囊状肺动静脉瘘表现为单发或多发结节状影，常为单发，且多见于下叶，直径大小多为 1 ~ 3cm 不等，多呈凹凸不平或浅分叶状，密度均匀，少数可见钙化，边缘光滑锐利。常可见一支或数支粗大扭曲的血管阴影引向肺门，为输入血管。弥散型肺小动静脉瘘表现为肺叶或肺段分布的葡萄状高密度阴影，也可仅表现为肺纹理增粗、扭曲、紊乱，甚或无阳性发现。动态增强 CT 检查，见病变区强化明显，供应动脉及引流静脉更加清楚，CTA 有助于诊断。

鉴别诊断：本病需与肺结核球、良性肺肿瘤及肺癌鉴别。弥散型肺小动静脉瘘仅表现为肺叶或肺段分布的肺纹理增粗、扭曲、紊乱时，应注意与纤维性病灶鉴别。

病例 21　肺淀粉样变

病史　女，47 岁。胸片检查偶然发现肺部异常。

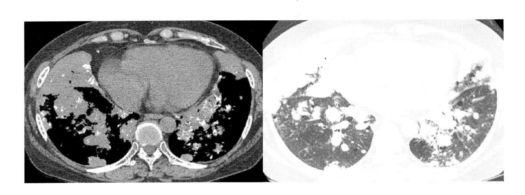

图 3-21

CT 表现　双下肺多发大小不等结节，边界不清，部分融合，其内见钙化，余肺野未见异常密度影，纵隔内未见明显增大淋巴结影，双侧胸膜无明显增厚，胸前无积液（图 3-21）。

CT 诊断　双肺弥漫性病变：① 肺泡癌可能；② 转移癌可能。

病理诊断　肺淀粉样变。

分析　淀粉样变性的病因不明，是一种多糖蛋白组成的淀粉样物资沉淀在多种组织内的疾病。本病分原发性和继发性两类，继发性者并发于各种感染和退行性病变。如炎性疾病（化脓性炎症和结核）、恶性肿瘤、类风湿性关节炎等，脾、肝、肾和肾上腺常受侵，肺受侵犯较少见。原发性淀粉样变性多侵犯心、肺、大血管、淋巴结、脾、胃肠道等。原发性多见，占 50% ~ 70%，有时病变只限于肺，多见于男性。

按病变累及的部位不同分 4 型：① 气管支气管型，淀粉样物质沉淀于器官支气管的壁上，主要黏膜下、肌层和外膜，黏膜层保持正常，不侵犯肺实质。② 肿瘤型，淀粉样物质沉淀于肺实质形成孤立性或多发的肿块，肿块可逐渐增大，但速度非常慢，肿块内常出现钙化或骨化。③ 弥散肺泡间隔型，淀粉样物质沉积在肺泡间隔、毛细血管的周围，分布极为广泛，此型常合并系统型淀粉样变性或多发骨髓瘤。④ 胸膜型，病变累及胸膜，形成胸腔积液或胸膜小结节。

CT 表现：

（1）气管支气管型：可见气管支气管内结节肿块及其继发性变化，如肺不张、阻塞性肺气肿及阻塞性支气管炎及肺炎。

（2）肿瘤型：此型少见，表现为单发或多发的外周胸膜下肿块，边缘不规则，病灶周围密度高于肿块中心部分；可形成空洞或钙化，钙化达 50%，淋巴结受累不常见。

（3）弥散肺泡间隔型：病变广泛，主要累及小血管和肺泡间质，表现为：① 小血管周围多发小结节，大小不等，形态不规则，HRCT 可显示直径 1～2mm 的结节；可伴钙化，以大结节多见。② 小叶间隔增厚，呈弥散性网状阴影。③ 小支气管或细支气管壁增厚。④ 胸膜增厚，胸腔积液。

鉴别诊断：

（1）肺泡性肺水肿：心肾功能不良，发展快为其特点。

（2）肺泡癌：病程发展迅速，两肺弥散结节病灶，以中下肺内中带密集，肺尖及外围较少。

（3）肺转移癌：一般有原发癌的病史。

病例 22　肺泡蛋白沉着症

病史　男，42 岁。左胸背痛，发热 5 天。

CT 表现　双肺弥散性斑片状磨玻璃影，边界不清，部分融合，纵隔结构清晰，未见增大淋巴结影，左侧胸腔积液（图 3－22）。

CT 诊断　双肺多发结节：① 炎性病灶可能；② 肺泡癌可能。

病理诊断　肺泡蛋白沉着症。

分析　肺泡蛋白沉着症是一种原因不明的罕见病，于1958 年由 Rose 等人首先报道，近年来略有增多。病理特点是大量脂蛋白沉积于肺内。本病好发于 30～50 岁成人，据报道，几个月的婴儿至 70 岁以上的老年人均可发病，男女比例为 4：1。临床症状与胸部表现往往有矛盾，即 CT 表现严重，而症状却较轻。

CT 诊断要点：① 肺实质病变可自模糊结节影至大片实变影。由于密度不如大叶肺炎实变期高，故本病在实变区内可见肺纹理，犹如重度脂肪肝，CT 平扫时能清楚地显示如肝内血管一样，只在胸膜下区真正呈毛玻璃样改变。② 有些病人的肺实质与正常肺组织分界清楚，呈地图样改变。③ 病变分布可以是中央性的，也可是周围性的，也可二者均有，多以内、中带分布为主。④ 在 HRCT 上小叶间隔呈光滑性增厚。

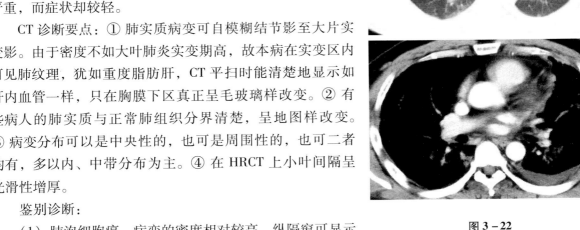

图 3－22

鉴别诊断：

（1）肺泡细胞癌：病变的密度相对较高，纵隔窗可显示病变。此外病灶多呈结节状，与本病不同。

（2）肺泡性肺水肿和成人呼吸窘迫综合征：这些疾病的肺内变化快，心脏有异常，根据临床病史通常可以作出诊断。

病例 23 肺出血－肾炎综合征

病史 女，26 岁。间断腰痛，尿色异常 3 年，恶心、呕吐、浮肿 1 个月。临床诊断：慢性肾功能衰竭（尿毒症期），肾性贫血。主要病史特点：① 肾脏：肌酐 3 个月内由 170μmol/L 上升至 1 630μmol/L，病情进展速度快，但肾脏体积无缩小。② 肺：咯血，突然出现，咯血量大，

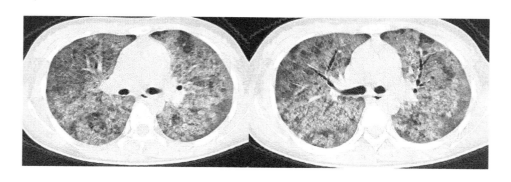

图 3－23

CT 表现 双肺弥散性分布细小结节及磨玻璃影，气管、支气管及各级分支通畅，为狭窄及闭塞，纵隔内结构正常，未见异常增大的淋巴结影，双侧胸腔无积液（图 3－23）。

CT 诊断 结合临床，考虑肺－肾综合征，或尿毒症肺。

病理诊断 肺出血－肾炎综合征。

分析 肺出血－肾炎综合征（goodpasture syndrome）属于自身免疫性疾病，原因不明，病理特点为肺泡出血及急进性肾小球肾炎，肺部病理改变是肺泡腔内出血和出现含铁血黄素的巨噬细胞，发复发病后肺泡壁增厚、纤维化、肺泡腔纤维蛋白沉积和炎性细胞浸润。

患者多为男性，年龄 16～27 岁，主要表现反复咯血，从少量血丝痰到大量咯血，多数患者有尿异常，免疫检查有抗肾小球基底膜抗体。

CT 表现为双肺分布磨玻璃影，也可表现双肺广泛的小结节模糊影，小叶间隔增厚及增粗，多分布在两肺中下野。

鉴别诊断：

（1）特发性含铁血黄素沉着症：发病年龄小，肾脏受累的症状少见，血清中抗肾小球基底膜抗体阴性，痰检可见含铁血黄素的巨噬细胞。

（2）韦格钠肉芽肿：以双肺多发浸润阴影，进行性肾衰，但韦格钠肉芽肿有上气道的病变，缺乏抗肾小球基底膜抗体。

病例 24 肺 隔 离 症

病史 男，62 岁。外伤后胸片提示左下肺病变。

CT 表现 右下肺斑片状致密影，边界欠规整，临近肺野见细索条影及磨玻璃影，增强后动脉期病灶边缘环状强化并见与腹主动脉相连的细小血管与病灶沟通，门脉期病灶持续均匀强化。余肺野未

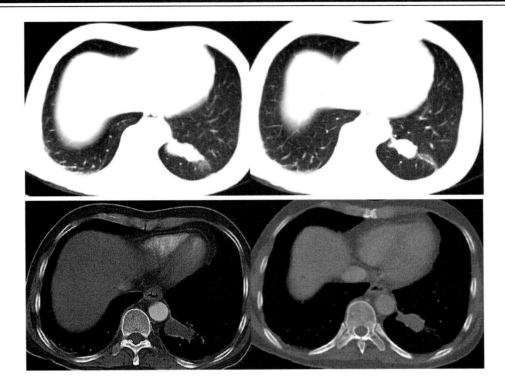

图 3 – 24

见异常密度影，纵隔未见异常增大淋巴结影。双侧胸腔无积液（图 3 – 24）。

CT 诊断　肺隔离症并发炎症。

病理诊断　肺隔离症。

分析　肺隔离症是一种较少见的先天性肺发育畸形。特征是部分胚胎肺组织与正常发育的肺组织隔开，并由体循环供血。按解剖特征分为两型：隔开的肺与正常肺为同一脏层胸膜所包被，称为叶内型，占多数，其囊性病变与正常的支气管相通或不相通；隔开的肺不与正常肺包在同一脏胸膜内，称为叶外型，囊腔与正常的支气管不相通。肺隔离症可发生于肺内的任何部位，但以发生在肺下叶的后基底段最多见，并以左下肺者稍多。多见于青少年，男性稍多。异常动脉多来自于降主动脉，亦可来自腹主动脉，少数叶内型者可来自腹腔动脉、肋间动脉、胃左动脉或腋动脉。少数叶外型者来自肺动脉、肋间动脉或腹腔动脉。叶内型绝大多数回流至肺静脉，有的回流至奇静脉或半奇静脉，个别的回流至上腔静脉、下腔静脉或支气管静脉。叶外型则回流至奇静脉、半奇静脉，但亦有回流至肺静脉者。与隔离肺相邻的肺实质常合并局限性肺气肿和支气管扩张。

CT 诊断要点：① 位于两肺下叶心缘旁密度均匀。尤以位于左下肺主动脉旁为多见，呈块状影，边缘可有分叶，但无明显的毛刺。② 呈软组织密度均匀密度，可有钙化，并发支气管扩张时可见蜂窝状改变。③ 与周围结构界限清楚，并发感染且与支气管相通时，则成为一个或多个囊状透光区。④ 动态增强时，显示隔离肺由主动脉供血，则诊断可以确定。

鉴别诊断：

（1）肺癌：即使肿块位于肺隔离症的典型部位，亦要首先排除肺癌，应结合病史及肿瘤特点综合分析。

（2）机化性肺炎以及肺结核：肺隔离症除了发病位置有一定特点外，其他无特异性。诊断时要密切结合病史，长期动态观察。

病例 25　胸 腺 增 生

病史　女，23 岁。右眼睑下垂 4 天。

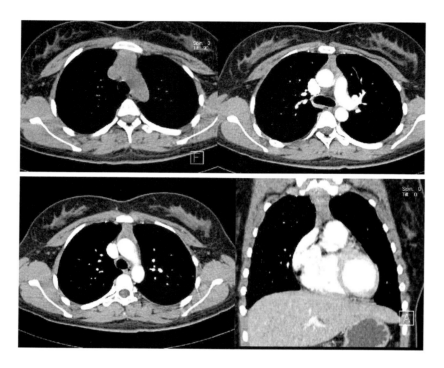

图 3 - 25

CT 表现　前上纵隔胸腺区可见一大小约 1.7cm × 1.5cm × 4.4cm 的软组织肿块影，CT 值约 49HU，形态呈长条形，病灶长轴与脊柱方向一致，病灶与主动脉及头臂血管分界不清，CT 值约 49HU，增强后动脉期明显强化，CT 值 74.8HU，纵隔结构清晰，未见异常肿大淋巴结；双侧胸腔未见积液（图 3 - 25）。

CT 诊断　前上纵隔软组织肿块，结合病史，考虑胸腺瘤可能性大。

病理诊断　胸腺增生。

分析　胸腺增生在病理上是胸腺淋巴样滤泡增生，可并发重症肌无力。有报道称重症肌无力病人 65% 有胸腺增生。

CT 诊断要点：① 胸腺弥散性增大，尤其是其厚度增加，但仍然保持其正常形态，与周围正常结构分界清楚。② 胸腺增生可以表现为结节样凸出颇似胸腺瘤。③ 30% ~ 40% 的胸腺增生其大小正常。④ 胸腺增生一般密度均匀，在 HRCT 上有时可见密度不均匀，偶尔可见细小钙化。

鉴别诊断：

（1）畸胎瘤：多见于前中纵隔，密度不均匀，病灶内出现钙化、畸形的骨骼或牙齿及脂肪等多种组织成分，影像学表现典型，多数可以诊断。

（2）淋巴瘤：多见于青少年，其次老年，临床有发热，其他部位淋巴结增大，纵隔淋巴结分布以气管旁和支气管旁组最常见，可融合成团，增强后轻度强化，纵隔结构受压移位，一般诊断不难。

（3）胸腺瘤：CT 表现为前纵隔呈局限性软组织密度影，明显增大时，可形成圆形或卵圆形肿块，沿胸腺外缘形成局限性膨出，失去胸腺的正常形态，有时二者不能区别。

病例 26 纵隔脂肪瘤

病史 男，38 岁。反复上腹闷胀不适 1 年余。心脏 B 超示左房内囊性包块。

CT 表现 中纵隔气管隆突下见较大软组织块影，增强后轻度强化，边界光滑，与大血管分界清，双肺未见异常密度影，纵隔居中，双侧胸腔无积液（图 3 - 26）。

CT 诊断 中纵隔软组织肿块，淋巴来源病变可能性大。

病理诊断 纵隔脂肪瘤。

分析 纵隔脂肪瘤罕见，常为单侧性，好发于前纵隔及心膈角区，可向胸外延伸，临床上多无症状。

CT 诊断要点：① 肿瘤密度低，CT 值在 - 40HU 以下，通常密度均匀，有时肿瘤内可见条状略高密度影。② 病变边缘清楚，通常有薄层包膜。③ 肿瘤较小者呈圆形或椭圆形，但大多数肿瘤巨大，可从前上纵隔向下延伸到心膈角区，上窄下宽，呈沙钟样改变，邻近结构不被推移。④ 当肿瘤密度高于正常脂肪，并位于后纵隔，邻近结构有推移时，应考虑脂肪肉瘤。

鉴别诊断：

（1）畸胎瘤：含有脂肪、软组织及钙化或骨化、牙等多种成分，脂肪瘤无钙化或骨化。

（2）胸骨旁裂孔大网膜疝：密度为均匀脂肪密度，通常为右侧胸骨旁或胸骨后，但其疝囊一般较小，病灶贴膈肌处变小，但可显示与腹腔内大网膜相连。MRI 冠状位通常能充分显示而易于鉴别。

（3）纵隔脂肪沉积症：发生于肥胖病人或使用激素治疗的病人，纵隔内脂肪弥散性增多，但无肿块形态，无包膜。

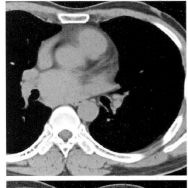
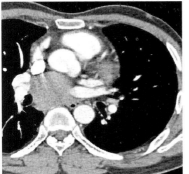
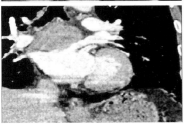

图 3 - 26

（4）纵隔脂肪肉瘤：密度高于正常脂肪，甚至其中有软组织块状影，且多位于后纵隔，其边缘不清，向周围组织浸润性生长，邻近结构可发生受压推移。

病例 27 胸 腺 瘤

病史 女，52 岁。胸部不适就诊。

CT 表现 双肺野纹理清晰，未见异常密度影，纵隔无偏移，前上纵隔见软组织影，增强后轻度强化，内部密度尚均匀，周围血管脂肪间隙存在，与临近大血管分界清，余纵隔结构未见异常密度影，双侧胸腔未见积液（图 3 - 27）。

CT 诊断 上腔静脉旁肿块影，考虑胸腺瘤。

病理诊断 上纵隔胸腺瘤。

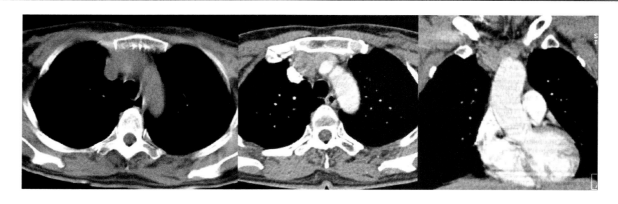

图 3 - 27

分析　胸腺瘤的发病率在前纵隔占第一位，多发于主动脉弓平面，约 3/4 发生在 40 岁以后，10% ~ 15% 有重症肌无力。它起源于胸腺上皮，按其细胞成分分为淋巴细胞、上皮细胞、淋巴上皮样细胞和梭形细胞四形。1/3 ~ 1/2 的胸腺瘤有恶性表现，但在组织切片上较难区分良恶性。因此，常常依据肿瘤是否侵犯到胸腺包膜，而将胸腺瘤分为侵袭性和非侵袭性两种。CT 对显示胸腺瘤的性质、范围有较高的价值。

CT 诊断要点： ① 发生于胸骨后血管前的卵圆形肿块，边缘较光滑，可分叶。② 肿块多为软组织密度，多较均匀，可有囊性和钙化，很少有脂肪样低密度。③ 增强扫描示均匀或不均匀强化。④ 肿瘤周围的纵隔脂肪消失，肿瘤包绕大血管、气管等，甚至侵入肺实质内表明为侵袭性，如肿块周围脂肪层存在，则可能为非侵袭性。⑤ 肿瘤体积小或有钙化，并不一定提示良性。

鉴别诊断：

（1）胸内甲状腺肿：常位于胸骨后间隙，气管常受压移位；肿块常向颈部延伸；钙化比较常见；增强扫描可有明显强化。

（2）畸胎瘤：发生年龄小于胸腺瘤；肿块内可见多种成分结构，如脂肪、骨和钙化；囊变多见。

（3）淋巴瘤：肿大的淋巴结主要位于血管前间隙及气管周围，亦可在纵隔内弥散性浸润，常融合成团块状，包绕周围的结构，其密度均匀或少数中心低密度坏死；多数为双侧性分布，分叶明显。

病例 28　异位甲状腺腺瘤

病史　反复气促 3 年余，加重 1 个月。3 年前受凉后感冒，胸部 CT 发现上纵隔占位，同时出现气紧，活动后胸闷、气喘，伴咳嗽、咳痰。

CT 表现　前上纵隔气管旁见一密度稍高而欠均匀的肿块影，气管受压变扁，并向右移位，增强扫描肿块强化明显，但密度不均匀。其内可见低密度区，肿块上缘位于胸廓入口处，并与甲状腺相连，其周围脂肪间隙清楚，邻近的大血管受压向外推移（图 3 - 28）。

CT 诊断　前上纵隔内肿块影，考虑胸骨后甲状腺肿可能性大。纵隔内多个淋巴结肿大。

病理诊断　上纵隔异位甲状腺胚胎型透明细胞腺瘤。

分析　胸内甲状腺肿占全部已切除的纵隔肿块约 10%，多数不是真正的肿瘤。其病理表现有 4 种，以结节性甲状腺肿为最多；甲状腺瘤、甲状腺癌次之，甲状腺退行性囊肿最少见。纵隔甲状腺肿多位于胸骨后、气管前及气管旁，肿块与甲状腺峡部或下极相连，约 20% 的病变起自甲状腺后叶，肿瘤可长入后纵隔。

CT 诊断要点：① 上纵隔肿块与颈部相连。② 肿块密度较高，可不均匀。③ 钙化多见，呈针尖状、颗粒状、弧形或环状影。④ 气管受压或移位。⑤ 增强扫描肿块强化明显，且强化快而持久。⑥ 肿块边缘光滑清楚，周围仍可见脂肪组织；当肿块边缘不规则、周围脂肪层消失或纵隔淋巴结肿大时，提示为甲状腺癌。

鉴别诊断：纵隔内甲状腺良性病变的各种病理类型，CT 不易区分。

（1）在颈胸联合处的单发肿块，如囊性淋巴管瘤、神经源性肿瘤等易于鉴别，前者几乎为囊性，后者多位于食管气管沟内，甲状腺被推压前移。

（2）甲状旁腺瘤：CT 上肿块缺乏钙化，有时在肿瘤与甲状腺之间可见脂肪低密度间隔线，与甲状腺肿块不同。

（3）甲状腺癌：若局限在包膜内，则不能与良性肿块鉴别。

（4）结节性甲状腺肿：腺瘤比结节性甲状腺肿更加局限。

病例 29　纵隔非霍奇金淋巴瘤

病史　女，42 岁。乏力，纳差，胸痛 4 个月余。

CT 表现　左前上纵隔可见不规则形较大软组织团块影，其内密度不均，可见数个结节影相互融合，未见钙化或空洞，团块内缘紧贴主动脉弓，与前上纵隔分界不清，前缘紧贴胸骨体后，并与左前上胸膜及左第 1、第 2

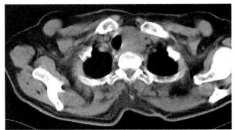
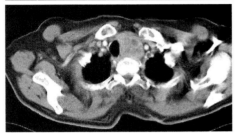
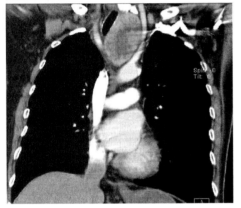

图 3 - 28

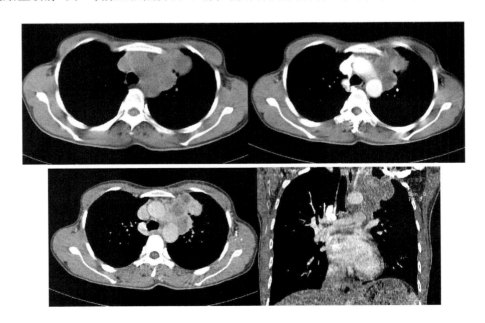

图 3 - 29

前肋分界不清，增强扫描可见团块内不均匀强化，其内融合的小结节呈环形强化，延迟后强化密度增高，中央低密度区未见强化；纵隔内主动脉弓下见多个类圆形结节影，密度均匀，边界清楚，未见融合，增强后未见明显强化；气管居中，双侧主支气管及叶、段支气管通畅，双侧胸腔未见积液（图 3 - 29）。

CT 诊断

（1）左前上纵隔恶性占位性病变并左侧胸膜侵犯，考虑：① 转移瘤；② 淋巴瘤。

（2）纵隔多发实性淋巴结。

病理诊断　上纵隔非霍奇金淋巴瘤。

分析　淋巴瘤在病理上可分为霍奇金病（HD）和非霍奇金淋巴瘤（NHL），病理学上的特征性区别是在 HD 中可以找到 RS 细胞，而 NHL 中则没有。淋巴瘤是引起中纵隔增宽的最重要的原因，特别是 HD，有 67% ~84% 侵犯纵隔淋巴结。

CT 诊断要点：① 淋巴结肿大可为单发结节状肿块，多位于气管旁或血管前间隙；② 结节融合成无结构的软组织肿块，以中纵隔及前纵隔为常见，通常突向纵隔两侧；③ 平扫时肿块的密度低于软组织，增强扫描仅轻度强化，密度可不均匀，明显的囊变坏死罕见，钙化也极罕见，如有钙化，通常发生在放疗后；④ 邻近血管被包绕或推移，脂肪间隙消失；⑤ 当肿块很大时，通常直接蔓延而侵犯肺、胸膜、胸壁及心包。

鉴别诊断：

（1）侵袭胸腺瘤：肿瘤位于前纵隔呈浸润生长时，可从前方包绕纵隔内大血管致使血管前间隙和大血管间脂肪层消失，一般不侵及气管旁，无颈部肿块，10% ~42.8% 的病人可并发重症肌无力。

（2）纵隔淋巴结转移瘤：范围相对局限，多为单侧或双侧，但常不对称，肿大淋巴结融合呈巨块状相对少见，可找到原发病变。

病例 30　胸腺间变性精原细胞瘤

病史　男，51 岁。反复胸痛 2 年余，颈肿，颈静脉怒张。胸闷半年余，加重 3 天。X 线示：上纵隔肿物。

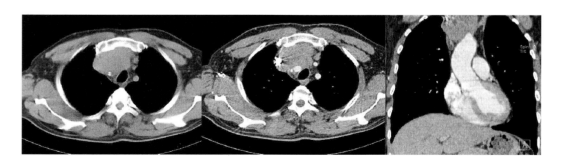

图 3 - 30

CT 表现　前上纵隔胸腺区可见形态不规则软组织密度灶，增强后病灶略有强化，内部密度均匀，病变与血管结构分界清晰；余纵隔内未见异常密度灶，双肺内未见异常密度影，双侧胸腔未见积液（图 3 - 30）。

CT诊断 前上纵隔肿块，考虑侵袭性胸腺瘤可能。

病理诊断 胸腺间变性精原细胞瘤。

分析 生殖细胞肿瘤为纵隔内最常见的肿瘤之一，绝大多数位于前纵隔，只有少数位于后纵隔，这类肿瘤虽然在胎儿和婴儿期形成，但发展缓慢且无症状，因而在成年时被发现好发年龄为 20 ~ 40 岁，约80%为良性。肿瘤的良恶性与病人的年龄及肿瘤的大小无关。纵隔生殖细胞肿瘤含有多种细胞成分，来源于原始生殖细胞。纵隔生殖细胞肿瘤包括畸胎瘤、精原细胞瘤、胚胎癌、内胚窦瘤、绒毛膜上皮癌及混合性生殖细胞瘤。

CT诊断要点： ① 良性畸胎瘤占生殖细胞肿瘤的75%以上，多表现为边缘光滑的厚壁囊性肿块；② 病灶内显示脂肪成分（50% ~ 60%）和钙化（30% ~ 60%），肿块中出现脂肪特别是脂肪液体平面时，对诊断良性畸胎瘤具有特异性。如外缘不整齐、边界模糊，并且挤压、侵犯邻近组织，应考虑为恶性畸胎瘤。良性畸胎瘤继发感染时，肿块边缘变模糊，可突然增大，待感染控制后复查，其边界又显得清楚，肿块缩小。③ 纵隔恶性生殖细胞肿瘤相对少见，其中以精原细胞瘤最常见，好发于男性青少年，女性很少见。位于前纵隔区域，肿块发现时常较大。CT上表现为前纵隔内呈分叶状的实质性肿块，边缘不规则，极少含有脂肪或钙化成分，密度均匀或不均匀，不均匀时表示有坏死或出血存在；肿块与邻近结构间脂肪层消失，常侵犯或推压邻近脏器。

鉴别诊断：其他非精原细胞瘤如胚胎癌、内胚窦瘤、绒毛膜上皮癌等也表现为实质性或混合性前纵隔肿块，无特征性表现；精原细胞同恶性胸腺瘤、非精原细胞瘤以及发生在胸腺的淋巴瘤等在CT图像上很难鉴别。恶性生殖细胞肿瘤可分泌人绒毛膜促性腺素（HCG）、AFP以及乳酸脱氢酶（LDH）等，这些指标的血清浓度明显增高对鉴别有帮助。

病例 31 胸腺囊肿

病史 女，66岁。胸前区不适3个月余。

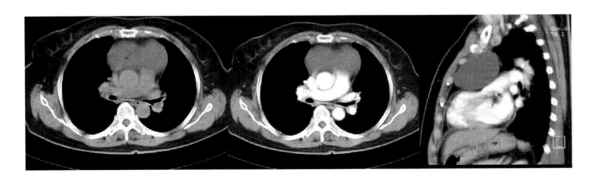

图 3 - 31

CT表现 前上纵隔胸腺区可见10.51cm×6.11cm类椭圆形囊状低密度灶，壁密度稍高，增强后壁呈线状明显强化，内部未见强化，上纵隔血管结构后移，病变与血管结构分界清楚；上腔静脉后方和主动脉弓旁可见多个小淋巴结，双侧胸腔未见积液（图3-31）。

CT诊断 胸腺区囊性占位病变，考虑胸腺囊肿。

病理诊断 胸腺囊肿。

分析 先天性胸腺囊肿罕见，来自胸腺始基第3对咽囊。按胸腺胚胎发生过程，从下颌角到胸骨柄之间都可发生，一般没有症状，如果囊肿较大可压迫气管和心脏。

CT 诊断要点：① 前纵隔圆形或卵圆形病变，多位于前纵隔上部，边缘光滑，周围脂肪间隙清楚；② 病变密度均匀，多呈水样密度。当囊内有出血或坏死物或胆固醇结晶时，密度可增高，且不均匀；③ 囊壁薄而均匀，内缘光滑，有或没有钙化，有时囊壁不易明确显示。

鉴别诊断：

（1）胸腺瘤囊变：并不少见，囊变区常较厚，壁较厚，囊内壁欠光整，不规则，增强扫描囊壁强化。

（2）皮样囊肿：位置相对较低，而且多较大，囊壁可见钙化，增强后可见囊壁强化，囊内容物密度欠均匀，部分有脂肪密度，发病年龄可较胸腺囊肿小。

病例 32　后纵隔节细胞神经瘤

病史　女，23 岁。胸痛 1 个月，X 线示：左上纵隔密影。

CT 表现　后纵隔 $T_3 - T_8$ 椎体平面脊柱旁占位软组织密度影，边缘尚光整，包绕脊柱前分，右分，包绕降主动脉，增强后中度强化；纵隔未见增大淋巴结影；双侧胸腔无积液（图 3 - 32）。

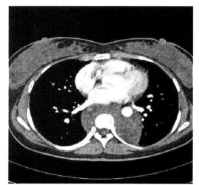

CT 诊断　后纵隔巨大（9cm × 15cm）占位，考虑肿瘤性病变：① 神经源性病变；② 异位胸腺瘤；③ 冬眠腺瘤。

病理诊断　后纵隔节细胞神经瘤。

分析　神经源性肿瘤为后纵隔内最常见的肿瘤。病理上分为：① 起源于周围神经的神经纤维瘤和神经鞘瘤。② 起源于交感神经节的交感神经节瘤、神经母细胞瘤、节神经母细胞瘤。③ 起源于副交感神经节的副交感神经节瘤。多为良性，恶性约占 30%。

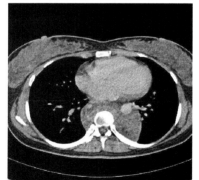

CT 诊断要点：① 肿块位于脊柱旁。② 呈圆形或卵圆形，亦可为扁平状。③ 密度均匀，与肌肉相似，但部分神经鞘瘤含有类脂质，其 CT 值稍低。④ 椎体、椎间孔或肋骨上可见边缘光滑的压迹；若肿瘤部分位于椎管内，部分位于椎管外，则椎间孔常扩大。⑤ 增强扫描肿块有不同程度的强化。⑥ 肿块的边缘是否清楚、邻近结构是否受侵，是良恶性肿瘤的鉴别点。

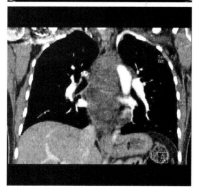

病例 33　纵隔神经鞘瘤

病史　女，28 岁。发低热 8 个月，咳嗽、气促 4 个月余，左瞳孔扩大 1 年余。胸片：上后纵隔肿物，右下肺炎症。

CT 表现　右上肺近后胸壁见广泛与胸膜相连的软组织结节，表面光滑，密度均匀，双肺野未见异常密度影，纵隔结构未见异常，双侧胸腔无积液（图 3 - 33）。

CT 诊断　右上后纵隔良性肿物，考虑为：① 神经源性肿瘤可

图 3 - 32

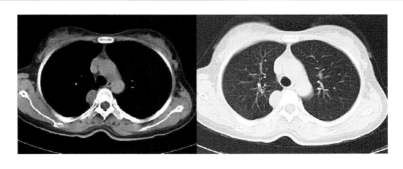

图 3 - 33

能；② 胸膜病变不除外。

病理诊断 神经鞘瘤（上纵隔）。

分析 胸部的绝大多数神经源性肿瘤起源于肋间神经近脊椎段或行走于椎旁的交感神经链，因而多位于胸椎两侧的椎旁沟内。发生于迷走神经和膈神经者位置相对靠前。神经鞘瘤由 Schwan 细胞发生，不含神经细胞。一般为单发，呈椭圆形或圆形，质坚硬，有完整的包膜，偶可恶变，称为恶性神经鞘瘤。

CT 诊断要点：肿块大多位于脊柱旁沟，呈类圆形，内部密度大致均匀，多数神经鞘瘤因含有较多的脂肪，而总体密度比肌肉低。良性者边缘光滑锐利，可压迫邻近骨质造成骨质吸收，致使骨质呈光滑的压迹。恶性者呈浸润性生长，边界不清，内部密度不均匀。病变侵及椎管内外时，CT 可显示病变呈哑铃状形态。

鉴别诊断：

（1）食管病变：食管平滑肌瘤和食管癌向腔外生长，或和其局部转移性淋巴结融合时，均可形成后纵隔的肿块。与食管平滑肌瘤的鉴别有时较难。必要时 CT 扫描时让患者口服对比剂或吞咽空气，可见对比剂或空气进入肿块内。

（2）血管性病变：如先天性大血管畸形以及后天性主动脉瘤、动脉夹层，CT 增强扫描血管的 CT 值明显升高，可与肿瘤鉴别。

（3）脊柱病变：较常见的有感染性脊柱炎，脊柱原发或转移性肿瘤，都有其各自不同的椎骨破坏、增生及相应的软组织改变。神经源性肿瘤以后纵隔及椎旁肿块为主，良性者呈侵蚀性改变，故不难区别，若恶性神经源性肿瘤伴椎体破坏，鉴别诊断会有一定的困难，但脊柱病变者以骨质改变为主，软组织改变较轻，而恶性神经源性肿瘤则相反。

（4）胸膜病变。

病例 34 孤立性纤维瘤

病史 男，30 岁。体检 X 线发现纵隔影增宽。

CT 表现 左中纵隔内中下部可见一卵圆形软组织密度影，大小约 5.7cm × 2.8cm，平扫密度较均匀，外缘光滑清晰，与肺组织分界清楚，内缘与心包分界尚清。增强扫描及延迟期病灶不均匀强化，病灶与左心室间可见心包脂肪影，其与左下肺动脉及左心室分界清，左下肺动脉分支被推移。双侧胸腔未见积液（图 3 - 34）。

CT 诊断 左中纵隔中下部实性肿块，考虑间皮或神经纤维来源良性肿瘤。

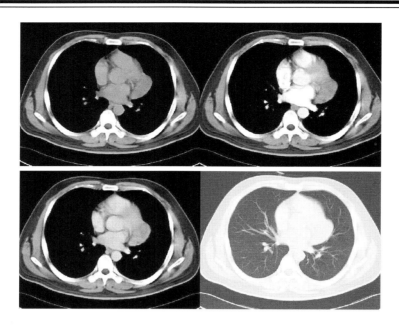

图 3 – 34

病理诊断   孤立性纤维瘤。

分析   孤立性纤维瘤是一种良性纤维组织肿瘤，是由成熟纤维母细胞和纤维细胞构成的良性肿瘤，多数包膜完整呈结节状，境界清楚，直径差异很大，最大者达26cm，组织学特点主要由梭形细胞构成，间质内有少量胶质纤维。该瘤多发于成年人，发生部位较为广泛，但发生于纵隔处较少见。

X 线影像表现无特异性，CT 表现可为圆形、类圆形，可有分叶，肿块境界清楚，密度均匀，呈软组织密度，并与纵隔胸膜关系密切，与其组织结构相符合，与其他纵隔实质性肿瘤比较有一定的差异，与纵隔间肿瘤及良性纤维组织细胞鉴别有一定困难。

病例 35   肺 Askin 瘤

病史   女，28 岁。体检发现右上肺病变。

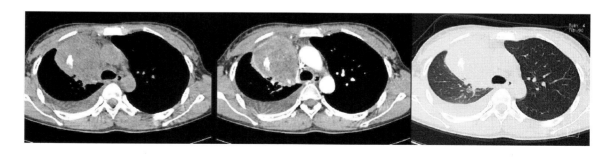

图 3 – 35

CT 表现   前上、中纵隔偏右侧见大小约 7cm×7cm×6.5cm 的肿块影，内见斑片状钙化影，其余部分密度尚均匀，增强后不均匀强化。其外后方见受压的肺组织，前方与胸壁分界不清，内侧的纵隔内脂肪结构尚存，上腔静脉受压管腔变细；右侧胸腔见积液，纵隔结构清晰，未见异常肿大淋巴结（图 3 – 35）。

CT 诊断　① 前纵膈肿块，考虑畸胎瘤（不除外恶性）可能性大；② 右侧少量胸腔积液。

病理诊断　胸肺区 Askin 瘤。

分析　Askin 瘤又称外周性原始神经外胚层瘤（PPNET），极少见，由 Askin 于 1979 年首次报告。Askin 瘤起源于原始神经嵴的生发基质细胞，是恶性度极高的小圆细胞肿瘤，其特征是可重复的染色体交互移位 [t（11；22）（q24；12）]。电镜下细胞呈小圆及多形或窄或宽的胞浆突出，胞浆和细胞突起中有中等粗细微丝和神经微管。

本瘤好发于胸壁，以单发多见，侵犯肋骨和肺边缘。好发于青少年，平均年龄 14.5 岁。男女比例为（3～4）：1。常见症状为咳嗽、气促、胸痛和胸壁包块，可有发热、厌食及体重减轻等。肿瘤易复发和转移，为高度恶性，临床预后差。本瘤具有高度恶性倾向，侵袭力强，易局部复发和远处转移，以骨、肺转移多见。CT 和 MRI 能较好地显示胸壁软组织包块，并可显示侵及范围和程度，钙化罕见。Askin 瘤的诊断最终需依靠病理。

鉴别诊断：

（1）胸膜肺母细胞瘤（PPB）：PPB 肿瘤多位于肺周边，体积较大，对肋骨破坏少见，有利于鉴别。

（2）骨嗜酸性肉芽肿：骨嗜酸性肉芽肿骨质虫蚀样破坏多见，软组织包块少见，临床症状轻，与 PPNET 不同。

病例 36　纵隔囊性畸胎瘤

病史　女，19 岁。发热 2 天，2 天前受凉后发热，抗感染治疗后热退。

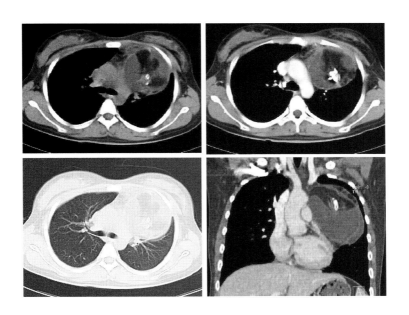

图 3 - 36

CT 表现　左上肺纵隔侧较大囊性病灶，边界光整，其内见脂肪密度和钙化影，周围肺野未见异常密度影，纵隔结构清晰，双侧胸腔无积液（图 3 - 36）。

CT 诊断　左前中上纵隔巨大肿块，考虑良性畸胎瘤。

病理诊断　纵隔成熟型囊性畸胎瘤。

分析　纵隔畸胎瘤的发病率与胸腺瘤大致相似，占纵隔肿块的 11% ~ 17%，好发于 20 ~ 40 岁。本病多位于前纵隔，起源于原始生殖细胞，并含有各种组织成分。畸胎瘤含有外胚层、中胚层和内胚层的组织成分，表皮囊肿只起源于外胚层。畸胎瘤可分为囊性、实性两型。约 25% 为恶性，囊性者常为良性，50% 的病变内有钙化。CT 可显示畸胎瘤内的各种组织成分。

CT 诊断要点：① 发生于前纵隔中、下的囊性或囊实性肿块；② 病变内部有脂肪成分或骨化影；③ 囊变可发生钙化，但并不常见；④ 囊内为液性密度，可有脂肪性低密度，密度不均匀，当出现脂肪 - 液体平面时诊断有特征性；⑤ 增强扫描囊壁可呈环形强化，囊内容物一般不强化。

鉴别诊断：

（1）淋巴管囊肿：纵隔淋巴管囊肿少见，小儿多位于前纵隔的中、上部，部分与颈部淋巴管囊肿同时存在；成人多位于前纵隔的下部，亦可位于中纵隔。肿块呈圆形或不规则形，边缘光滑、壁薄、无钙化，可有分隔，但囊内容物呈均匀水样密度。

（2）支气管囊肿：较少发生于前纵隔，多见于中纵隔、气管隆突旁，形态较规则，囊壁光滑，内部结构均匀，没有分隔，囊壁很少见钙化。

（3）囊性胸腺瘤：发病年龄较畸胎瘤相对较大，多见于前纵隔的中、上部，囊壁较薄，分隔不明显，极少见到脂肪密度，但有时与囊性畸胎瘤难以区别。

病例 37　纵隔内胚窦瘤（恶性）

病史　男，30 岁。反复胸闷、伴咳嗽、气喘 1 周余。心脏彩超：心脏右前方实质性团块，不除外纵隔占位。

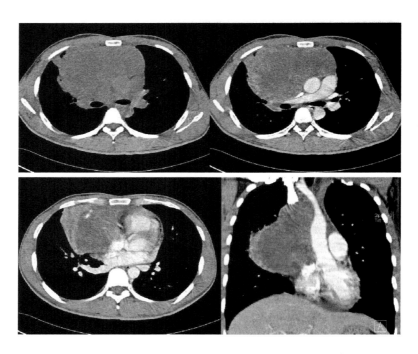

图 3 - 37

CT 表现 前上纵隔见较大软组织块影，边界欠光整，增强后病灶边缘轻度强化，中心不均匀强化，病灶与邻近大血管分界不清，余纵隔未见明显增大淋巴结影，肺内未见异常密度影，双侧胸腔无积液（图 3 - 37）。

CT 诊断 前中纵隔占位性病变，侵袭性胸腺瘤可能。

病理诊断 纵隔内胚窦瘤（恶性）。

分析 内胚窦瘤又称卵黄囊瘤，由其胚外结构——卵黄囊发生的高度恶性生殖细胞瘤，发生于性腺外者少见，发生于纵隔罕见。多发于男性青少年，位于前纵隔，其临床表现无特异性，血清学检查 AFP 明显升高，胸部影像学检查发现纵隔肿块。该瘤生长迅速，瘤内常有出血、坏死及囊变而形成的低密度区，需与胸腺瘤、其他生殖细胞类肿瘤（恶性畸胎瘤、精原细胞瘤、胚胎癌、绒毛膜上皮癌、混合性生殖细胞肿瘤等）相鉴别。确诊仍需依靠病理学检查。

参 考 文 献

1. 白人驹. 医学影像诊断学. 2 版. 北京：人民卫生出版社，2006

2. 周康荣. 胸部颈面部 CT. 上海：上海医科大学出版社，1996

3. 卢光明，陈君坤. CT 诊断与鉴别诊断. 南京：东南大学出版社，1999

4. 吴恩惠. 中华影像医学. 北京：人民卫生出版社，2002

5. 孙红，白友贤，许红，等. 肺良性神经内分泌瘤的影像诊断与病理对照检查. 中华放射学杂志，1994，28（11）：733～736

6. 孙巧黎，王耀程，宋立军，等. 纵隔孤立性纤维瘤 1 例报告. 实用放射学杂志，2003，19（8）：768

7. 凌日宣，杨文平，归云荣. 纵隔内胚窦瘤 1 例报告. 实用放射学杂志，2007，23（1）：18

8. 赵明辉，崔昭. 肺 - 肾综合征的诊断和治疗. 中国医刊，2005，40（2）：13～15

9. 周璐，张竹花，金征宇. 肺泡蛋白沉着症 X 线胸片及高分辨率 CT 表现与肺功能的关系. 中华放射学杂志，2008，42（2）：145～148

10. 彭刚，朱晓华，张兮文. 原发性肺非霍奇金淋巴瘤的 CT 表现. 中华放射学杂志，2008，42（2）：141～144

11. 杨光钊，叶晓雪，李森华，等. 肺泡蛋白沉积症的高分辨率 CT 表现. 中华放射学杂志，2002，36；467～468

12. 曾庆恩，谢念危，邓韶铭，等. 动态 CT 扫描对肺部孤立结节的评价. 中华放射学杂志，1997，31：164

13. 潘纪成，陈起航，王文超，等. 胸部结节病 CT 诊断. 中华放射学杂志，1993，27：761

14. 李铭山，岳海平，王锦良，等. 恶性间皮瘤 CT 诊断. 中华放射学杂志，1989，23：226

15. 樊庆胜. 球形肺炎的 CT 诊断与鉴别诊断，临床放射学杂志，2007，26（2）：144～147

16. 滑炎卿. 肺曲菌病的 MSCT 表现和诊断价值，上海医学影像，2007，16（3）：194～196

17. 杨迎，曾纪珍，周晓琳，等. 孤立性肺结节病灶 CT 动态增强扫描的价值. 临床放射学杂志，2005，24（7）：597～601

18. 徐小雄，涂建飞，纪建松. 多层螺旋 CT 及三维重组技术对肺隔离症的诊断价值. 放射学实践，2008，23（1）：29～32

19. 张志勇，陶力，陈刚，等. 螺旋 CT 在叶内型肺隔离症诊断中的价值. 中华放射学杂志，2003，37（1）：59～60

20. 常正伟，冯永恒，牛灵芝，等. 肺动静脉瘘 8 例 CT 影像诊断分析. 中国误诊学杂志，2008，8（4）：971～972.

21. 黎庶，朱玉森，王强，等. 多层螺旋 CT 三维血管造影在肺动静脉畸形诊断中的应用价值. 中华放射学杂志，2002，36（9）：847～848

22. 晁宝婷，巩若箴，武乐斌，等. 64 层螺旋 CT 强化前肺血管成像对肺动静脉瘘的诊断价值. 中华放射学杂志，2007，41（9）：977～980

23. Graham CM, Stern EJ, Finkbeiner WE, et al. High – resolution CT appearance of diffuse alveolar septal amyloidosis. AJR, 1992, 158: 265

24. Godwin JD, Muller NL, Takasugi JE, et al. Pulmonary alveolar protenosis: CT findings. Radiology, 1988, 169: 609

25. Apter S, Avigdor A, Gayer G, et al. Calcification in lymphoma occurring before therapy: CT features and clinical correlation. AJR, 2002, 178: 935~938

26. Askin FB, Rosai J, Sibley PK, et al. Malignant small cell tumor of the thoracopulmonary region in childhood: A distinctive clinicopathologic entity of uncertain histiocytosis. Cancer, 1979; 43: 2438

27. Koyama T, Ueda H, Togashi K, et al. Radiologic manifestations of sarcoidosis in various organs. Radiographics, 2004, 24: 87~104

28. Saboor SA, Johnson NM, McFadden J. Detection of mycobacteri DNA in sarcoidosis an d tuberculosis with polymerase chain reaction. Lancet, 1992, 339: 1012~1015

29. Miller BH, Rosado – de – Christenson ML, McAdams HP, et al. Th oracic sarcoidosis: radiologic – pathologic correlation Radiographics, 1995, 15: 421~437

30. Amitai M, Konen E, Rozenman J, et al. Preoperative evaluation of pulmonary sequestration by helical CT anglography. AJR, 1996, 167 (3): 1069~1070

（刘金丰　赵虹）

第四章　心脏大血管疾病

病例 1　风湿性心脏病，二尖瓣狭窄，主动脉瓣硬化

病史　女，67 岁。风湿性心脏病史 15 年。

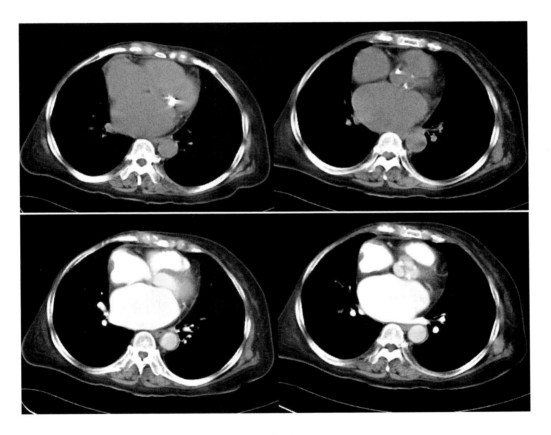

图 4 - 1

CT 表现　二尖瓣区可见多发条状、结节状钙化，主动脉瓣区亦可见多发斑点状钙化。心影增大，以左心房增大明显，肺动脉增宽（图 4 -1）。

CT 诊断　风湿性心脏病，二尖瓣、主动脉瓣钙化。

最后结果　风湿性心脏病，二尖瓣狭窄，主动脉瓣硬化。

分析　风湿热所致的心脏瓣膜病在我国常见，发病率约占成人心血管疾病的 50%，风湿性心脏瓣膜病以二尖瓣损害最为常见，主动脉瓣次之。可导致二尖瓣狭窄、二尖瓣关闭不全、主动脉瓣狭窄、主动脉瓣关闭不全、三尖瓣狭窄及关闭不全，也可以导致多个瓣膜联合损害。

CT 表现：可以显示二尖瓣增厚、钙化及房室增大情况，增强电影 CT 可见二尖瓣运动受限、瓣口异常情况及左房内血栓。

病例 2　风湿性心脏病，二尖瓣狭窄伴关闭不全，左心房血栓形成

病史　男，68 岁。风湿性心脏病史 20 年。

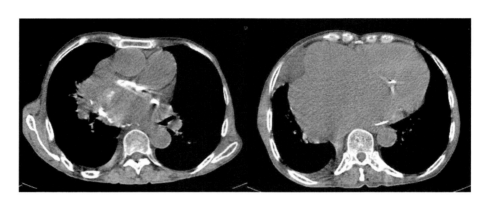

图 4－2

CT 表现　左房重度增大、左房底壁及房内钙化影；左室增大；二尖瓣膜、主动脉瓣膜钙化，右侧胸腔积液，心包少量积液，肺动脉干增粗（图 4－2）。

CT 诊断　风湿性心脏病，二尖瓣病变，左心房血栓形成伴钙化。

最后结果　风湿性心脏病，二尖瓣狭窄伴关闭不全，左心房血栓形成。

分析　左心房血栓是风湿性二尖瓣狭窄的重要并发症，多附着于左房后壁及心耳部，也可以漂浮于左心房内。

病例 3　冠心病，左前降支近中段狭窄

病史　女，65 岁。高血压病史 15 年，劳累后心前区疼痛 10 个月。

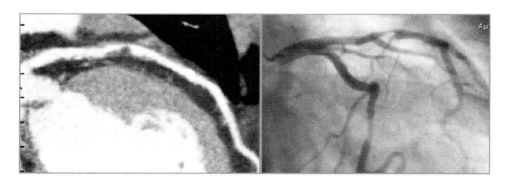

图 4－3

CT 表现　CT 冠状动脉血管成像显示左前降支近中段管腔内充盈缺损，狭窄程度约 75%（直径法测量），斑块 CT 值 45HU（图 4 - 3）。

CT 诊断　左前降支近中段狭窄，软斑块形成

最后结果　DSA 选择性左右冠状动脉造影显示左前降支近中段管腔狭窄，狭窄程度与 CT 一致。

分析　多层螺旋 CT（MSCT）冠状动脉 CTA 是近年兴起的冠状动脉疾病无创检查的新技术。此检查采用心电门控技术，快速扫描，三维重建可以对冠状动脉系统成像，明确冠状动脉粥样硬化斑块的存在，测量斑块造成冠状动脉狭窄或阻塞的程度，并且通过测量斑块的 CT 密度值初步确定斑块的性质。以往作为冠状动脉检查金标准的选择性冠状动脉造影仅能显示管腔狭窄，不能明确造成狭窄的原因。病理生理学研究显示斑块性质的确定比明确斑块引起冠状动脉狭窄更重要，因为软斑块容易引起急性冠状动脉综合征，导致了 85% 以上急性猝死。软斑块的特征是富含脂质，有软的脂质内核、薄的纤维帽，在血管造影时仅引起冠状动脉轻度到中度狭窄。MSCTA 检查是通过测量冠状动脉粥样硬化斑块的 CT 密度初步确定斑块的性质的，软斑块的 CT 值 ≤60HU，随着 CT 值降低，斑块的不稳定性增加。

病例 4　冠心病，冠状动脉多发钙化，右冠状动脉近段狭窄

病史　糖尿病 5 年，近 1 个月胸痛不适。

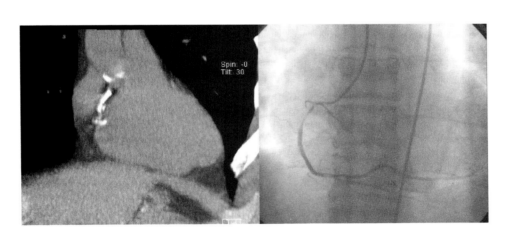

图 4 - 4

CT 表现　冠状动脉左主支、左前降支及右冠状动脉可见多发钙化斑块（20 块），钙化积分检查示钙化斑块的体积为 1084.9mm³，积分 1230.5（图 4 - 4）。

CT 诊断　冠状动脉硬化，多发钙化斑块形成，高冠心病风险，建议进一步检查。

最后结果　DSA 选择性左右冠状动脉造影显示右冠状动脉近段明显狭窄（狭窄程度为 75%），确诊冠心病。

分析　冠状动脉粥样硬化斑块的钙化成分是粥样硬化过程中形成，当探测到冠状动脉壁的钙化灶即表示冠状动脉粥样硬化的存在。患者冠状动脉钙化越广泛，钙化积分增高，其患冠心病的可能性越大。钙化斑块本身很少发生破裂，它的存在标志着其他不稳定的、富含脂质的斑块同时存在，而且易于破裂。因此通过计算冠状动脉钙化积分可以评价患者未来发生冠心病的风险，对冠心病的筛查、初步诊断及病变程度分析具有一定的意义。但是冠状动脉钙化斑块与冠状动脉狭窄不是相对应关系。

多层螺旋 CT 采用心电门控技术定量测量冠状动脉钙化斑块的体积、质量和 Agatston 积分预测患

者未来发生冠心病的风险。目前心脏 CT 检查确定的冠状动脉钙化水平分级为：Agatston 积分 0，冠状动脉无明显的粥样硬化；1～10 为冠状动脉存在少量的粥样硬化，11～99 为冠状动脉存在轻度的粥样硬化，100～400 为冠状动脉存在中度的粥样硬化，>400 为冠状动脉有广泛的粥样硬化。

病例 5   右冠状动脉近段支架前及支架内再狭窄

病史   男，63 岁。高血压病史 15 年，2 年前心肌梗死行冠状动脉支架植入术，近 3 个月来感心悸、气短。

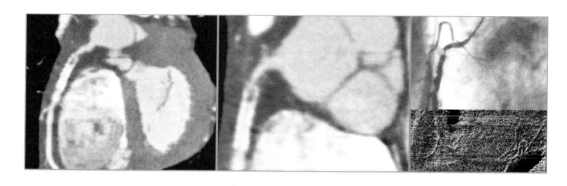

图 4 - 5

CT 表现   右冠状动脉近段可见支架植入，CTA 显示邻近支架的右冠状动脉近段及支架近段冠脉狭窄，见充盈缺损（图 4 - 5）。

CT 诊断   右冠状动脉近段支架前及支架内再狭窄。

最后结果   DSA 选择性左右冠状动脉造影证实右冠状动脉近段支架前及支架内再狭窄情况。

分析   冠状动脉 CT 血管造影（CTA）是一种无创检查，可重复进行，适合对冠状动脉支架植入术后的病人进行多次追踪复查。可以明确显示支架的位置、形态，支架植入后是否出现再狭窄。

病例 6   肺 动 脉 栓 塞

病史   女，38 岁。持续左胸部隐痛伴咳嗽消瘦 3 个月。

CT 表现   增强扫描肺动脉主干及左下肺动脉腔内可见多发充盈缺损，左下叶、舌叶实变（图 4 - 6）。

CT 诊断   肺动脉主干及左下肺动脉栓塞。

病理结果   肺动脉取栓术：肺动脉赘生物（白色菌栓），细菌性心内膜炎。

分析   肺动脉栓塞是一种发病率和死亡率较高的常见疾病，是指肺动脉主干及分支被栓子堵塞后引起的相应肺组织供血障碍。肺动脉栓塞公认的金标准是肺动脉造影。但由于其为有创性检查，死亡率约 0.2%，而未被用于常规检查。随着 CT 技术的进步，临床研究显示多层螺旋肺动脉成像可以无创检测肺动脉栓塞，是具有较高的灵敏度和特异度的检查，有望取代传统的肺动脉造影。

CT 表现：① 平扫肺门区肺动脉内可见高密度或低密度病灶，高密度病灶为新鲜血栓，低密度病灶为陈旧血栓，栓塞的肺动脉可有不同程度扩张。② 增强扫描受累的肺动脉内可见低密度的充盈缺损，较大肺动脉栓塞可见相应区域肺血管分布减少，可见肺组织实变、不张，多位于胸膜下。

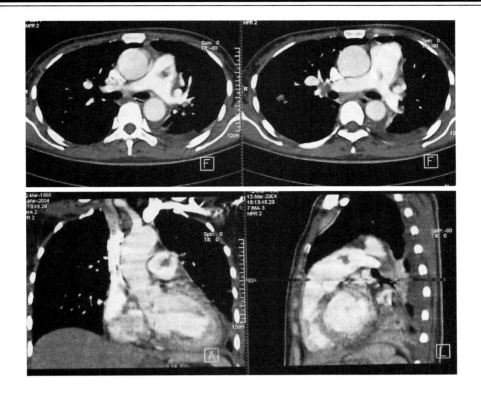

图 4 - 6

病 例 7　心 包 囊 肿

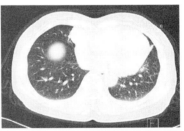

病史　女，60 岁。体检时胸部平片发现右肋膈角区阴影。

CT 表现　右心膈角区可见囊性稍低密度影，密度均匀，CT 值 25.5HU，边缘光整，境界清楚（图 4 -7）。

CT 诊断　右心膈角区心包囊肿。

病理结果　右心膈角区心包囊肿。

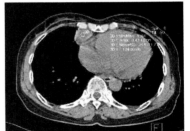

分析　在胚胎发育过程中，心包是由多个间质腔隙融合而成，如果其中一个腔隙没有与其他腔隙融合而单独存在、不与心包相通即为心包囊肿。囊肿壁菲薄，内含澄清或淡黄色液体。

CT 表现：① 多发生于右心膈角区，其次为左右心膈角区。② 单房、密度均匀囊性病灶，壁薄、光滑，偶见钙化。③ 增强扫描无强化。CT 表现具有特征性，易明确诊断。

病 例 8　动 脉 导 管 未 闭

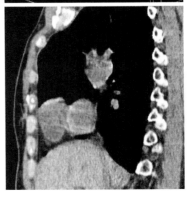

病史　女，29 岁。间断咯血 3 年，加重 4 天。既往有活动后紫绀病史。

图 4 -7

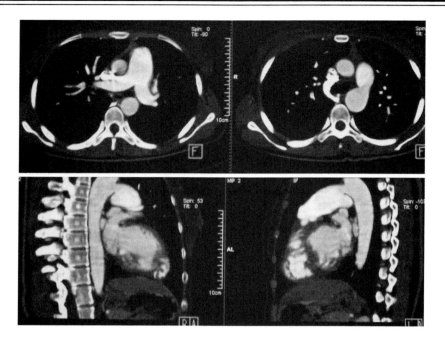

图 4 - 8

CT 表现   增强扫描可见主肺动脉近左肺动脉侧与降主动脉之间通连，呈管状，直径约 14mm（图 4 - 8）。

CT 诊断   动脉导管未闭伴肺动脉高压。

病理结果   DSA 左右心导管检查术：动脉导管未闭管型，PDA 内径较大，达 11.9 ~ 12mm，肺动脉压明显高于主动脉压，已发展到艾森曼格综合征。不宜封堵。

分析   动脉导管未闭是最常见的先天性心脏病之一，占先天性心脏病的 20% 左右，女性发病率多于男性。比例约为 3 : 1。

多层螺旋 CT 造影增强扫描可以清楚显示主动脉与肺动脉之间的通连管道，可观察未闭的动脉导管形态、位置，三维重建可以多角度、多方位展示病变及其与周围结构的关系和并发畸形情况。

病例 9   右位主动脉弓

病史   胸闷、胸痛、咳嗽 1 周。

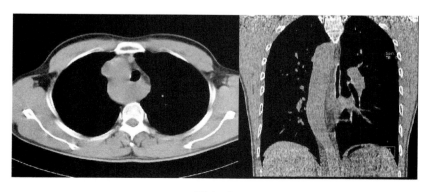

图 4 - 9

CT 表现　主动脉弓位于气管右侧，与位于脊柱右侧的降主动脉相连（图4-9）。

CT 诊断　右位主动脉弓。

最后结果　右位主动脉弓。

分析　右位主动脉弓是最常见的主动脉弓畸形，可单独存在，或合并于其他先天性心脏病。其原因是胚胎早期左侧第4号缩小或消失，右侧第4号继续发育所致。右位主动脉弓分为3种类型：Ⅰ型为镜面右弓，主动脉弓及其分支的位置正好与正常人的位置呈镜面型改变；Ⅱ型，右弓伴左迷走锁骨下动脉，为最常见的类型；Ⅲ型，右弓与左锁骨下动脉分离，即左锁骨下动脉分离不与胸主动脉及其头臂动脉相连，而是单独分离出来借左侧导管韧带与左肺动脉相连。

CT 表现：① 清楚显示主动脉升、弓、降部及头臂动脉、颈总动脉、锁骨下动脉开口位置及走行方向，进行右弓诊断及分型，明确右弓与食管、气管关系。② 右位主动脉弓的位置较高，在左头臂静脉水平。③ 主动脉降部位于脊柱右侧或左侧，常为右侧。

病例 10　左室憩室

病史　反复心悸3年余，加重伴晕厥1次。心尖部可闻及舒张期杂音。

CT 表现　主动脉瓣下方，左室流出道囊袋状突出病灶，推移左冠状动脉主干、左前降支、对角支。左室肥厚（图4-10）。

CT 诊断　左室憩室。

最后结果　DSA 心室造影证实为左室憩室。

分析　心脏憩室是极为罕见的心脏畸形，为心壁出现肌性或纤维性向外囊状突出的病变。肌性憩室较纤维性多见，一般为心壁的全层，通常具有收缩功能，不易破裂，多伴有中线胸腹缺损和其他心脏畸形。纤维性较薄，由纤维组织构成，无收缩功能，较易破裂，多位于瓣膜下或心尖区的单纯性心肌损害。根据部位心脏憩室可分为心房憩室和心室憩室。心室憩室多见于左室心尖部，呈囊状或半球形。憩室通过或宽或窄的交通口与心腔相通，憩室内可有血栓。多为单发，有的具有家族倾向。可合并其他心血管畸形或胸腹的心外畸形，也可合并二尖瓣关闭不全、心绞痛、心率失常、全身性栓塞、心肌梗死及心脏破裂等并发症。

CT 表现：① 增强扫描显示心室或心房外方囊状突出病灶，通过或宽或窄的交通口与心腔相通。② 可见邻近冠状动脉、心肌、大血管受压、移位改变。③ 憩室内若有血栓，表现为充盈

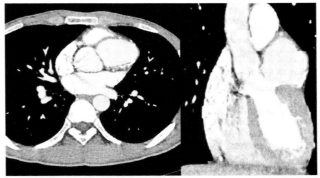
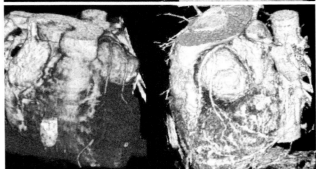
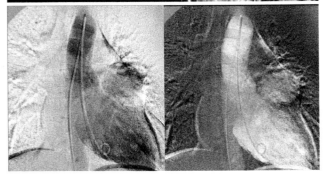

图 4-10

缺损。

　　鉴别诊断：主要与假性室壁瘤相鉴别。假性室壁瘤临床多有急性心肌梗死或心脏创伤、脓肿病史，心室与瘤体之间多呈瓶颈样，瘤体多明显大于破口，壁较薄。

病例 11　主动脉弓夹层，DeBakey Ⅱ 型

　　病史　男，56 岁。高血压病史 15 年。1 周前突发剧烈胸背痛，伴头晕、呕吐。

　　CT 表现　胸主动脉成像示主动脉弓左锁骨下动脉开口以下降主动脉至腹主动脉全程呈双腔影，破口在左锁骨下动脉远端（图 4 - 11）。

　　CT 诊断　主动脉夹层，DeBakey Ⅱ 型。

　　最后结果　DSA 主动脉造影也证实主动脉夹层，DeBakey Ⅱ 型。

　　分析　主动脉夹层为主动脉中膜血肿或出血所致。中层弹力纤维和平滑肌病损或发育缺欠及中层内薄壁血管扩张或出血为常见的组织学改变。90% 的主动脉夹层患者可见内膜破口，少数 10% 的主动脉夹层患者无内膜破口，为中膜内出血或破口为血栓闭塞所致。主动脉夹层 DeBakey 分型：Ⅰ 型，夹层起源于升主动脉，伸展到主动脉弓及降主动脉；Ⅱ 型，夹层起源自升主动脉，终止于无名动脉水平；Ⅲ 型，夹层起于主动脉峡部，左锁骨下动脉外或远端，伸展到腹主动脉。

　　CT 检查：需要平扫及增强扫描。平扫可以显示主动脉内膜钙化内移、纵隔血肿、心包、胸腔积液，增强扫描可见主动脉双腔改变，内膜片呈线状低密度影；假腔内的血栓为充盈缺损，夹层累及的主动脉主要分支情况也可以明确显示。MSCTA 对主动脉夹层治疗术前计划和术后随访的评价在很大程度上取代了 DSA 血管造影。

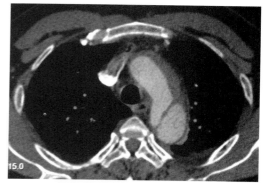

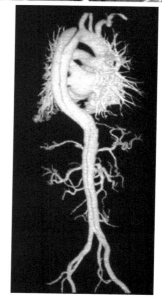

图 4 - 11

病例 12　腹主动脉假性动脉瘤

　　病史　男，75 岁。突发剧烈腹痛 3h。

　　CT 表现　腹主动脉肠系膜上动脉水平以下至距髂总动脉分支处约 6cm 囊样扩张并瘤体破裂，可见破口，腹膜后、脊柱旁血肿形成。瘤壁、腹主动脉、双肾动脉见多发钙化斑块。左肾动脉未见显影，右肾动脉开口处狭窄，双肾血供差，以左肾明显，左肾萎缩（图 4 - 12）。

　　CT 诊断　腹主动脉假性动脉瘤，累及双侧肾动脉。

　　最后结果　手术证实腹主动脉假性动脉瘤。

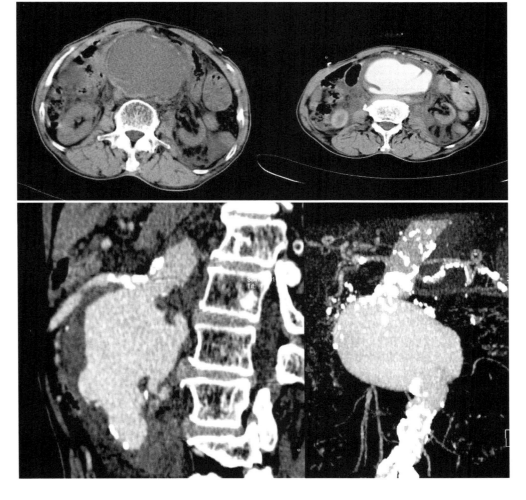

图 4 – 12

分析 见病例 13。

病例 13 腹主动脉瘤

病史 男，69 岁。发现血压升高 13 年，头晕 2 天入院。体检扪及腹部搏动性包块。

CT 表现 腹主动脉肾动脉下方 $L_2 \sim L_5$ 水平局部囊样扩张，瘤壁见多发钙化斑块（图 4 – 13）。

CT 诊断 腹主动脉瘤。

病理结果 手术确诊腹主动脉瘤，送检腹主动脉瘤壁组织，镜下示动脉壁中可见粥样硬化斑块病灶。

分析 主动脉瘤是因为动脉中层结构破坏，动脉壁不能承受血流冲击的压力而形成的局部或者广泛性的永久性扩张或膨出。按病理与组织结构分为真性与假性两类。真性动脉瘤由动脉壁的 3 层组织结构组成，假性动脉瘤为动脉壁破裂后血肿及包绕其周围的结缔组织构成。腹主动脉瘤按近端瘤径的长度（瘤体近端与最近一支肾动脉的距离）分为肾下型、近肾型和肾上型，肾下型最多见。目前多层螺旋 CT 的 CT 血管造影技术已成为评价主动脉病变最常用的方法之一。

CT 表现：① CT 血管造影可以显示主动脉瘤的大小、形态、部位及瘤体与周围结构的关系。

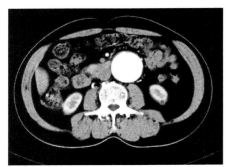

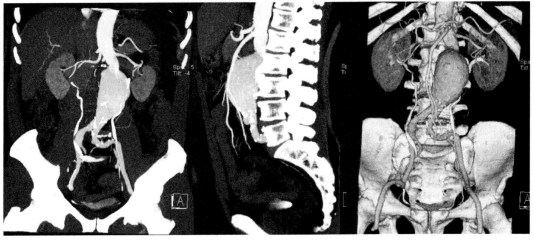

图 4 – 13

② 可见瘤壁的钙化，附壁血栓的形成。③ 主动脉瘤渗漏或破入周围组织、脏器，表现为造影剂外溢超出瘤壁。主动脉周围积液、胸腔积液也提示主动脉破裂的可能。

病例 14   缩窄性心包炎

病史   女，40 岁。心悸、气短、腹胀 5 年。

CT 表现   心包可见广泛蛋壳状钙化，包绕整个心脏。左房轻度增大（图 4 – 14）。

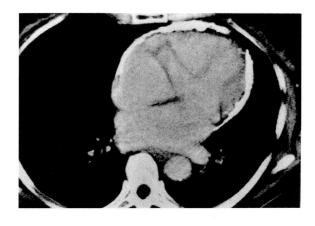

图 4 – 14

CT诊断 缩窄性心包炎。

病理诊断 手术病理证实心包钙化，未见特异性病理改变。

分析 缩窄性心包炎病理可见心包脏层、壁层粘连、增厚，增厚的心包限制心脏的舒张功能，使体、肺静脉压力升高，静脉回心血量下降，心排出量降低，引起心力衰竭。导致心包缩窄的因素有多种，常见的因素为：结核菌、化脓菌及病毒等感染，尿毒症、放射治疗和外科心包切开手术后、结缔组织病、外伤、恶性肿瘤浸润等。

CT表现：① 平扫示心包不规则增厚，脏壁层分界不清，若存在心包钙化，可以清楚显示心包区域钙化灶。② 增强扫描可见左右心室内径缩小，室间隔僵直。③ CT检查可以观察上腔静脉扩张，左右心房扩大，继发的肝脾肿大、腹水及胸腔积液等异常征象。

病例 15 右 心 衰 竭

病史 女，62岁。反复咳嗽气喘20余年，下肢水肿6个月，加重2周。

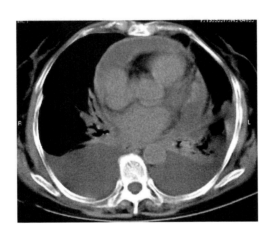

图 4 – 15

CT表现 心包积液，双侧胸腔积液压迫邻近肺组织呈实变改变，心脏增大，以右心为主（图4 – 15）。

CT诊断 右心衰竭，心包积液。双侧胸腔积液。

最后结果 右心衰竭。

分析 右心衰竭可单独发生，由影响右心的病变如急慢性肺原性心脏病、心房间隔缺损以及伴有肺动脉狭窄或肺动脉高压的先天性心脏病等引起，也可以继发于左心衰竭。右心衰竭主要血流动力学改变是右心室心肌收缩力减弱，不能将体循环回流的血液全部排入肺循环，而产生体循环静脉压力升高和淤血。

CT表现：① 清晰显示胸、腹腔积液、心脏房室增大改变及上腔静脉扩张等异常改变。② 若有肺部疾病，可以显示肺部疾病。

参 考 文 献

1. 刘玉清. 心血管病影像诊断学. 合肥：安徽科学技术出版社，2000

2. 吴恩惠，白人驹，刘望彭，等. 医学影像诊断学. 北京：人民卫生出版社，2001

3. 刘景旺，许美，赵振兴，等. 缩窄性心包炎的螺旋 CT 诊断. 实用放射学杂志，2007，13（7）：1003～1004

4. Becker CR，Ohnesorge BM，Schoepf UJ，et al. Current development of cardiac imaging with multidetector – row CT. Eur J Radiol，2000，36（2）：97～103

5. Ropers D，Baum U，Pohle K，et al. Detection of coronary artery stenoses with thin-slice multi-detector row spiral computed tomography and multiplanar reconstruction. Circulation，2003，107（5）：664～666

6. Kunimasa T，Sato Y，Sugi K，et al. Evaluation by multislice computed tomography of atherosclerotic coronary artery plaques in non-culprit，remote coronary arteries of patients with acute coronary syndrome. Circ J，2005 ，69（11）：1346～1351

7. Wexler L，Brundage B，Detrano R，et al. Coronary artery calcification：pathophysiology，epidemiology，imaging methods，and clinical implications. Circulation，1996，94：1175～1192

8. Haberl R，Becker A，Leber A，et al. Correlation of coronary calcification and angiographically documented stenoses in patients with suspected coronary artery disease：results of 1 764 patients. J Am Coll Cardiol，2001，37：451～457

9. Greenland P，LaBree L，Azen SP，et al. Coronary artery calcium score combined with Framingham score for risk prediction in asymptomatic individuals. JAMA，2004，291：210～215

（王颖　赵虹　刘金丰）

第五章　肝、胆、胰、脾、胃、腹膜腔疾病

病例 1　胃窦血管球瘤

病史　女，62 岁。消瘦、食欲减退 5 年余，恶心、呕吐 1 周。胃镜示胃窦后壁黏膜下肿物，疑间质瘤。

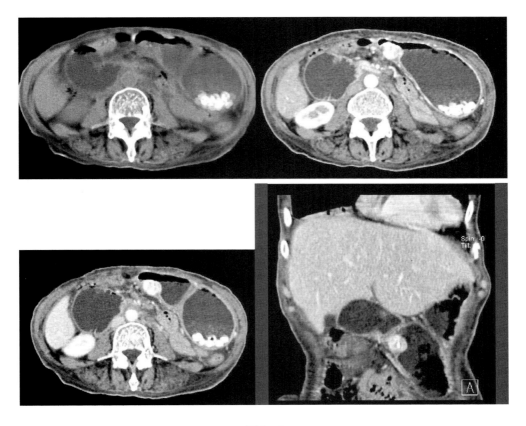

图 5 - 1

CT 表现　胃小弯侧胃壁局限性增厚，表面光滑，邻近胃壁未见明显异常增厚，增强后病灶明显强化，门脉期仍持续强化，腹膜后结构欠清晰，未见明确肿大淋巴结影（图 5 - 1）。

CT 诊断　胃小弯侧占位，考虑位于黏膜下，类癌可能。

病理诊断　胃窦部血管球瘤。

分析　发生于胃肠的血管球瘤中，胃相对多发，常位于胃窦部。女性多见，女男比例为 23∶9。肿瘤位于黏膜下，可继发溃疡及出血，均为单一肿块，病灶通常很小，直径很少超过 3 cm，偶尔肿块

伴有斑点状钙化。

在组织学上，血管球瘤含有血管球细胞及扩大的不规则形状的薄壁血管组成，因而血供丰富；胃血管球瘤常位于黏膜下层或固有肌层，其在常规胃镜下与其他黏膜下肿瘤无法鉴别；因常可发生黏液样变性，故内镜超声或经腹超声显示其内部回声不如间质瘤与平滑肌瘤均匀。肿瘤顶端时常伴有缺损，类似溃疡，这是引起上消化道出血的原因，也是本病的常见症状。

胃血管球瘤含有丰富的血管是 CT 增强扫描时病灶明显强化的病理基础，其强化程度显著高于其他良性肿瘤，若胃内出现单一黏膜下均质的较小肿物（直径 < 310 cm），中央有类似溃疡的凹陷，增强扫描早期明显均匀强化，延迟扫描持续强化，但强化程度降低，则应考虑到本病的可能性。发生于内脏的血管球瘤需与类癌、胃肠道间质肿瘤（GIST）和平滑肌肿瘤、神经鞘瘤鉴别。确诊仍需手术病理及免疫组织化学分析诊断。

病例 2   胃窦印戒细胞癌

病史   男，56 岁。上腹痛 5 个月。

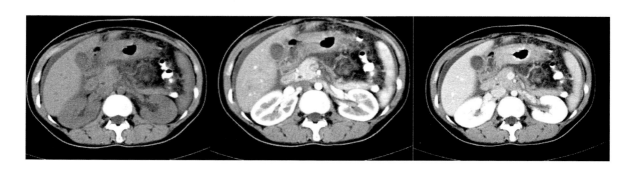

图 5 - 2

CT 表现   胃腔充盈欠佳，胃体近胃窦区胃壁环形增厚，厚度约 1.32cm，增强早期病灶及黏膜层强化明显，门脉期黏膜下层均匀明显强化，浆膜面毛糙，其前壁胃小弯侧可见多发淋巴结，周围脂肪间隙内可见点条样影；网膜和系膜增厚模糊，并见多发结节和点条状改变。腹腔内见液性密度影（图 5 - 2）。

CT 诊断   胃体癌（近胃窦区）伴胃小弯侧淋巴结肿大、网膜、系膜广泛转移，腹水。

病理诊断   胃窦印戒细胞癌。

分析   见病例 5。

病例 3   胃底黏液腺癌

病史   男，66 岁。消瘦 2 年，咽下哽噎感 40 天。体重减轻 4.5kg。既往 30 年前十二指肠球部溃疡出血行手术治疗。

CT 表现   胃底贲门可见巨大菜花状软组织肿块突向胃腔内，肿块增强扫描呈明显不均匀强化，胃腔缩小。肝脏、脾脏、胰腺无特殊，腹膜后、腹主动脉周围未见明显肿大的淋巴结（图 5 - 3）。

CT 诊断   胃底贲门巨大软组织肿块，结合病史考虑为胃底贲门癌

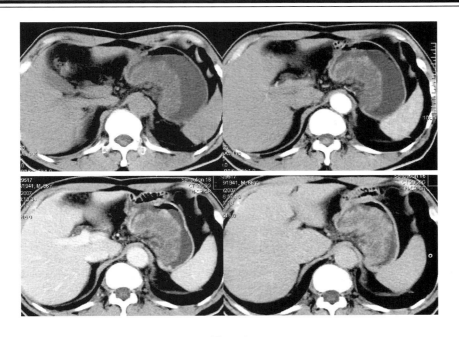

图 5 – 3

病理诊断　胃底黏液腺癌，浸润至全层。

分析　见病例 5。

病例 4　胃腺癌（1）

病史　反复左上腹胀痛 4 个月，发现腹部包块 3 个月。

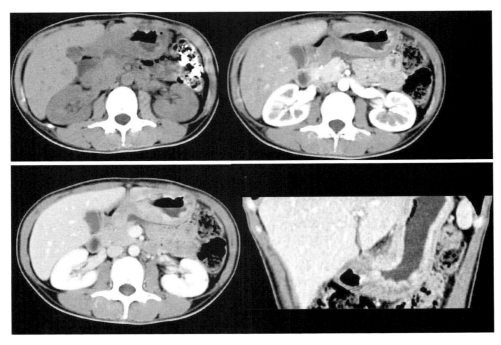

图 5 – 4

CT 表现　胃底、胃体部胃壁弥散性明显增厚，增强早期病灶及黏膜层强化明显，门脉期均匀明显强化，黏膜不规则，部分破坏中断，浆膜面毛糙，其前壁胃小弯侧可见多发淋巴结，小网膜囊、肝门部、腹膜后、腹主动脉旁可见多个肿大淋巴结影（图 5 -4）。

CT 诊断　胃壁改变，考虑胃淋巴瘤可能性大，建议结合临床进一步检查。

病理诊断　全胃弥散浸润性胃低分化腺癌（印戒细胞癌）。

分析　见病例 5。

病例 5　胃腺癌（2）

病史　女，73 岁。反复上腹痛、呕吐 10 余年，加重 1 天。

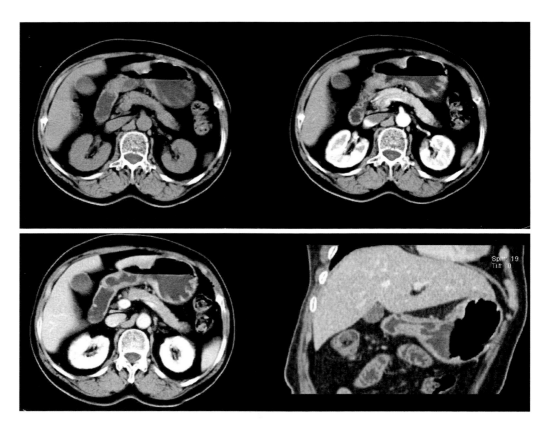

图 5 -5

CT 表现　胃窦部胃壁结节样增厚，胃腔狭窄，增强后病灶早期强化，胃外壁光滑，与邻近组织关系分界清，小弯侧及系膜处多个小结节，腹膜后未见明显增大淋巴结影（图 5 -5）。

CT 诊断　胃窦小弯侧病变胃癌可能，建议胃镜明确，小弯侧及系膜处多发小结节淋巴结。

病理诊断　胃低分化腺癌，胃癌进展期（Borrmann Ⅲ）。

分析　胃癌是我国最常见的恶性肿瘤之一，占我国恶性肿瘤死亡率的第一位。胃癌发病率和病死率均较高，其诊断主要依靠钡餐检查或内窥镜检查，对判断有无其他脏器或局部淋巴系统转移多依靠 CT 检查，CT 是上述检查方法的重要补充。

国际上采用 Borrmann 分型：Ⅰ 型，胃癌向腔内突起，形成肿块或蕈伞，但胃壁浸润不明显，表面菜花状，可有溃疡或小糜烂，生长慢，转移晚；Ⅱ型，胃癌向壁内生长，中心形成大溃疡，呈环堤状，与周围胃壁分界清；Ⅲ型与Ⅱ型类似，有较大溃疡，形状不整，宽窄不一，与周围胃壁分界不清；Ⅳ型，胃癌在壁内浸润性生长，胃壁弥散性增厚，但不形成腔内肿块，壁僵硬，腔狭窄，称"皮革胃"。

CT能客观地反映出胃壁的真实情况，病变部位、形态、大小以及胃壁受浸润的情况等。能清楚地显示出病灶与周围组织器官的关系及邻近组织结构受侵情况，对判定肿瘤的分期和预测手术适应性方面有独特的价值。

CT表现为胃壁增厚，可局限性或弥散性，浆膜面根据浸润程度的不同表现可以光滑或不光滑，黏膜面呈结节状，凹凸不平是其特点；如果肿块向腔内生长，表面可形成溃疡，可利用三维重建较好的显示病灶及其中心溃疡和腔内狭窄的程度，增强后病灶部分明显强化，并且较正常胃壁明显且强化时间延长。胃周围脂肪线或与邻近脏器间脂肪线消失提示肿瘤向外侵润，小于1cm的淋巴结一般视为正常，但淋巴结表现为密度较高、串珠状排列，有强化要考虑转移的存在。

鉴别诊断：胃淋巴瘤，一般为胃壁弥散性增厚，胃壁伸展性好，不引起梗阻，病变广泛，而临床一般情况好，常有其他部位淋巴瘤的表现。胃平滑肌肉瘤常呈球形肿块，边界清，增强后明显强化是其特点，局部淋巴结转移少见，主要向肝、肺转移。

病例6 胃窦部慢性胃溃疡病

病史 女，64岁。右上腹痛1周，加重1天。

CT表现 胃窦部胃壁增厚，小弯侧为著，胃腔略狭窄，黏膜表面不光滑，增强后动脉期病灶略强化，门脉期病灶强化不明显，小弯侧黏膜面强化不均，表面不规整，邻近结构未见浸润征象，未见明显增大淋巴结影（图5-6）。

CT诊断 胃窦部占位，建议消化道造影。

病理诊断 胃窦部慢性胃溃疡病。溃疡穿破肌层，深达浆膜，与网膜广泛粘连，形成巨大炎性纤维性肉芽肿。网膜组织弥散性增生。

分析 胃溃疡是指发生于贲门与幽门之间的炎性坏死性病变。机体的应激状态、物理和化学因素的刺激、某些病原菌的感染都可引起胃溃疡病。胃溃疡可发生于任何年龄，以45～55岁最多见，胃溃疡急性穿孔、胃溃疡出血、胃幽门梗阻等是胃溃疡的常见并发症。

诊断主要依靠钡餐检查或内窥镜检查，胃镜加活检准确性和灵敏性都比较好，确诊率高，可准确了解胃溃疡的大小、部位、有无出血、穿透、活动期还是静止期，根据溃疡的病理形态可以大致了解其良恶性，加上病理活检可以明确是良性还是恶性。

CT检查不作为本病的首选和常规检查。胃溃疡的CT表现是溃疡、胃壁水肿和瘢痕性改变。溃疡形成的胃壁缺损依胃壁水肿的不同在CT表现上有较大差异。当不伴有胃壁水肿和瘢痕时，

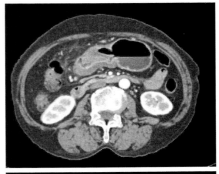

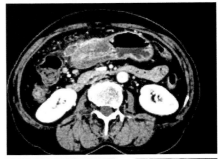

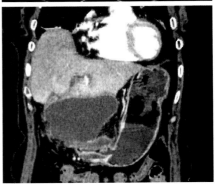

图5-6

在横断面图上溃疡仅表现为胃壁的碟形凹陷，周边胃壁增厚不明显，如不仔细观察容易遗漏病灶。当胃壁水肿和瘢痕改变明显时，CT 较容易发现病灶。在水肿和增厚胃壁的衬托下，溃疡表面为凹向胃壁内的较深缺损，依所选用的胃腔内对比剂的不同，可见位于胃壁内的低密度或高密度造影剂影，其外周有不增厚的胃壁；黏膜下层水肿明显时，表现为中止于溃疡边缘的低密度带。增强扫描，显示与周围正常胃壁黏膜强度一致的黏膜层中断于溃疡边缘，周围胃壁显示分层现象，这一特点在与胃癌鉴别时有重要价值。

病例 7   胃非霍奇金恶性淋巴瘤

病史   扁桃体淋巴瘤化疗后 11 个月余，腹部淋巴瘤浸润。

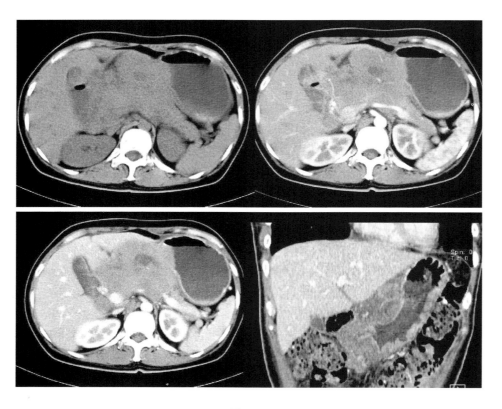

图 5 - 7

CT 表现   胃窦变形，胃腔变窄，僵硬，见较大软组织影与邻近结构分界不清，增强后病灶均匀强化，黏膜线部分存在，小弯侧增大的淋巴结与病灶融合分界不清，邻近血管被包绕（图 5 - 7）。

CT 诊断   胃窦部淋巴瘤，肝脾淋巴瘤浸润。

病理诊断   胃非霍奇金恶性淋巴瘤伴坏死，弥散性，B 细胞型。

分析   胃是原发性胃肠道淋巴瘤的好发部位，占消化道肿瘤的 1% ~ 4%，胃淋巴瘤约占原发性胃肠道淋巴瘤的 40% ~ 50%。胃原发性淋巴瘤几乎均为非霍奇金淋巴瘤（NHL）。胃淋巴瘤是胃少见的一种恶性肿瘤，由于其临床表现缺乏特征性，最常见的表现包括上腹痛、体重下降、呕血及黑便等。发病年龄比胃癌相对早。

胃淋巴瘤早期在黏膜下生长，改变轻微，晚期可分为浸润型、溃疡型、肿块型和多发结节型。CT

表现为胃壁增厚，可局限性或弥散性，厚度通常大于 1cm，增厚的胃壁与正常的胃壁逐渐移行，多数密度均匀，呈轻中度均匀强化，或黏膜线完整或不完整。

鉴别诊断：胃癌与胃淋巴瘤患者发病年龄、临床、影像表现均无特殊性，病变外侵和（或）有腹腔淋巴结肿大时，胃癌可能性较淋巴瘤大；而当病变厚度 > 4cm，侵犯周径较大时，淋巴瘤的可能性较胃癌大。有腹膜后淋巴结肿大不是胃淋巴瘤的诊断指征，应参考其他阳性征象进行诊断。以下特征有助于鉴别：病变广泛，但胃蠕动与收缩仍然存在，胃部病灶明显但临床一般情况较好，胃黏膜较广泛增粗，形态比较固定，胃内多发或广泛肿块伴有溃疡及其他部位的淋巴瘤表现。

病例 8　高度恶性胃肠间质瘤

病史　男，45 岁。饭后不适、自觉消化不良 20 余天，黄疸 1 周余，右上腹剧痛 1 天。B 超示：右上腹实性占位。

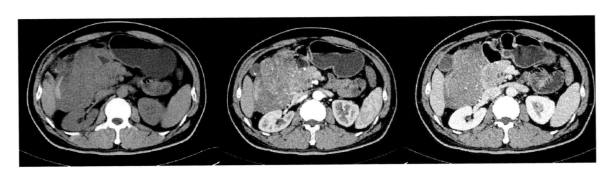

图 5-8

CT 表现　右上中腹部较大团状软组织块，增强后病灶不均匀强化明显，门脉期病灶持续有强化，病灶与邻近胃窦、十二指肠胰腺关系不清，与肝脏和胆囊分界欠清，胆囊内见点状高密度影。腹腔内未见积液影，腹膜后未见明显增大的淋巴结影（图 5-8）。

CT 诊断　右腹腔占位，恶性间质瘤可能，累及十二指肠、胆囊、胰腺、门脉。

病理诊断　高度恶性胃肠间质瘤（GIST）。

分析　见病例 10。

病例 9　十二指肠恶性间质瘤（GIST）

病史　女，68 岁。上腹痛、伴黑便、头晕、乏力 9 天。B 超示：右肾下极实质性占位性病变。

CT 表现　右下腹较大软组织块影，形态不规则，边界不规整，增强后动脉期病灶不均匀强化，门脉期不均匀持续强化，中心不规则低密度区无强化，病灶与右肾下极、胰头、下腔静脉、肠系膜血管、腹主动脉等分界清楚。肝门部及腹膜后未见明确肿大淋巴结（图 5-9）。

CT 诊断　右腹部包块考虑十二指肠降段及水平段来源可能，侵及右肾恶性肿瘤。

病理诊断　十二指肠恶性间质瘤（GIST）。

分析　见病例 10。

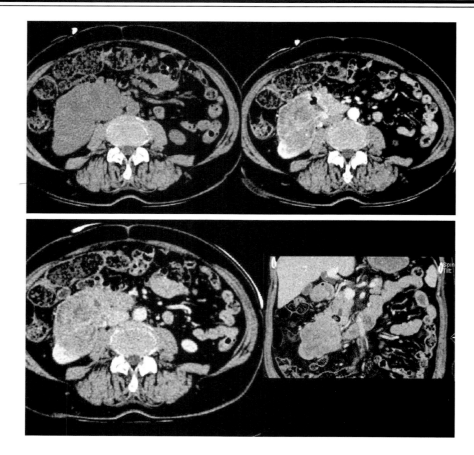

图 5 – 9

病例 10　食管下段、胃底部（低度）恶性胃肠间质瘤

病史　女，23 岁。发热 3 天。X 线：心影左后方阴影，考虑膈下占位或膈疝可能。B 超示：肝左叶及腹主动脉间肠管。

CT 表现　食道下端形态不规则软组织块影，密度均匀，边界不规整，增强后病灶轻度强化，门脉期病灶仍持续强化，中心条状低密度区无强化。未见明确淋巴结转移（图 5 – 10）。

CT 诊断　后下纵隔食管下段贲门区占位性病变，考虑食管源性肿瘤可能性大。淋巴瘤可能。

病理诊断　食管下段及胃底部（低度）恶性胃肠间质瘤（GIST）。

分析　胃肠道间质瘤是消化道最常见的原发性间叶源性肿瘤，在 20 世纪 80 年代以前，由于技术手段缺乏及认识不足，大部分消化道及非消化道间质瘤被误诊为平滑肌源性肿瘤或神经源性肿瘤。1983 年 Mazur 等首先提出了胃肠间质瘤（GIST）的概念。

GIST 良、恶判断标准，胃肠道间质瘤分为良性、潜在恶性及恶性。

恶性指标：① 肿瘤具有浸润性，有局部黏膜及肌层浸润和邻近器官的侵犯；② 出现远处器官的转移。

潜在恶性指标：① 胃部肿瘤直径 > 5cm，肠道肿瘤直径 > 4cm；② 核分裂象，胃部肿瘤 > 5/50HPF，肠道肿瘤 ≥ 1/50HPF；③ 肿瘤有坏死；④ 细胞异型性明显；⑤ 细胞生长活跃，排列密集。

当肿瘤具备一项恶性指标或两项潜在恶性指标时则为恶性；仅有一项潜在恶性指标时，则为潜在

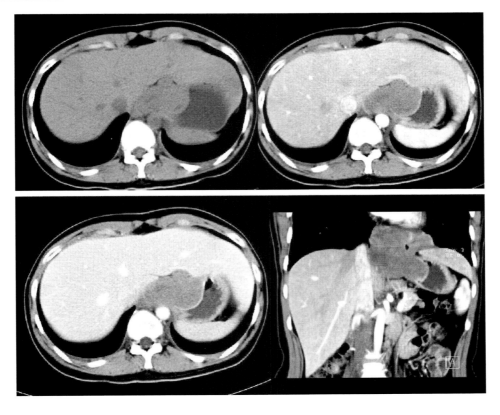

图 5 – 10

恶性；没有上述指标时为良性。免疫组化具有很高的特异性，CD_{117} 和 CD_{34} 呈强阳性是诊断 GIST 的金标准，也是 GIST 与其他胃肠道间叶性肿瘤的主要鉴别点。GIST 通过血行转移，与肿瘤血供丰富，与肿瘤血行转移且不侵袭淋巴管有关。肝脏和腹膜是常见的转移部位。

间质瘤可发生于任何年龄，多见于 50 岁以上的中老年人，男女无差别。GIST 可发生在从食管到直肠的消化道的任何部位，少数也可发生在消化道外的网膜、肠系膜和后腹膜等。临床症状以腹部包块、腹部不适及消化道出血多见。肿瘤以单发为主，也可多发，大小相差悬殊。

CT 是诊断的最佳方法，直接显示肿瘤的形态、大小，部位、生长方式、密度、边界及与胃肠道的关系，邻近结构是否受侵犯、周围淋巴结转移和其他脏器的转移。表现为胃肠道肿块，腔内狭窄，密度可均匀或不均匀，易合并囊变、坏死或出血，一般无钙化，增强后呈中度不均匀强化，门脉期持续强化，坏死囊变区无强化。

鉴别诊断主要与胃肠道癌鉴别，GIST 以腔外生长多见，壁柔软，且无淋巴结转移。与淋巴瘤鉴别，两者影像学表现相似，但后者病变范围更大，瘤内见巨大溃疡和空洞，当出现淋巴结转移时更支持淋巴瘤的诊断。

病例 11 十二指肠壶腹部乳头状 – 管状腺癌

病史 男，49 岁。发现肝功异常半年余，无黄疸。胃镜活检：十二指肠符合绒毛状管状腺瘤，伴中度至重度非典型增生。

CT 表现 肝内胆管扩张，胆囊增大，其内密度不均，肝外胆管扩张达壶腹部，胰管明显扩张，十二指肠壶腹部见结节样软组织密度影，平扫等密度，增强后动脉期明显强化，门脉期持续强化，胆总管呈明显的截断，腹膜后未见肿大淋巴结。胆囊不大，内见略高密度液平（图 5 - 11）。

CT 诊断　① 肝内外胆管扩张，十二指肠壶腹部软组织肿块，考虑壶腹部肿瘤；② 胆囊泥沙样结石。

病理诊断　十二指肠 Vater 壶腹部高分化乳头状 – 管状腺癌。胆囊结石症、慢性胆囊炎。

分析　见病例 13。

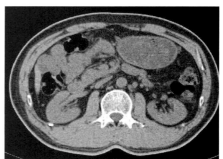

病例 12　十二指肠壶腹部管状腺癌

病史　女，63 岁。右下腹痛 2 年，加重伴呕吐 1 天。

CT 表现　肝内胆管扩张，胆囊增大，肝外胆管扩张达壶腹部，胰管明显扩张十二指肠壶腹部似见异常软组织密度影，平扫等密度，增强后动脉期明显强化，与不扩张的十二指肠壁分界不清，门脉期持续强化。腹膜后未见肿大淋巴结（图 5 - 12）。

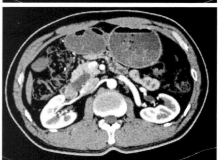

CT 诊断　胆管梗阻，梗阻部位在十二指肠壶腹部，该部位疑似结节影，考虑肿瘤可能性大，建议进一步检查。

病理诊断　壶腹部中分化管状腺癌，浸润十二指肠黏膜；胆总管及胰腺组织未见癌浸润。

分析　见病例 13。

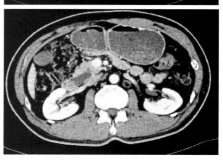

图 5 - 11

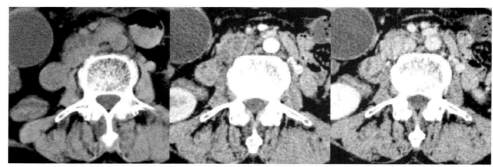

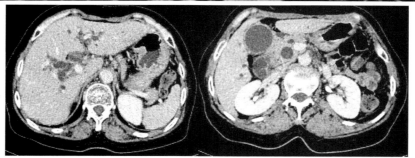

图 5 - 12

病例 13　十二指肠壶腹部腺癌

病史　女，60 岁。剑突下疼痛 5 天，呈阵发性疼痛。B 超示：肝内胆管扩张，胆总管扩张，胆囊肿大，胰头旁占位性病变。

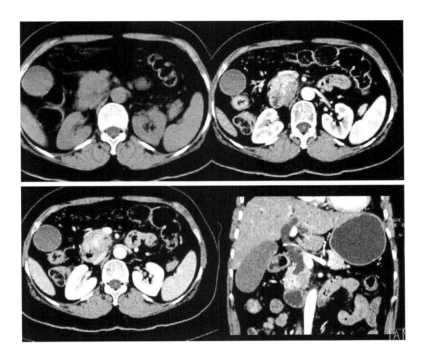

图 5 – 13

CT 表现　肝内胆管轻度扩张，胆囊明显增大，其内密度均匀，肝外胆管扩张达胰头部，胰管轻度扩张，十二指肠壶腹部见异常软组织密度影与胰头关系密切，平扫等密度，增强后动脉期病灶强化，门脉期仍见持续强化，胆总管管壁增厚呈明显狭窄、截断，与胰头分界不清，腹腔及腹膜后未见肿大淋巴结（图 5 – 13）。

CT 诊断　胆总管下段实性占位性病变（大小约 3.08cm × 2.00cm），考虑胆管癌可能。肝内外胆管扩张，胆囊肿大。

病理诊断　① 十二指肠壶腹部高分化性腺癌，癌细胞累及胰腺。②（十二指肠）肠系膜淋巴结转移癌（1/1）。

分析　十二指肠乳头癌也称乏特壶腹癌，又称壶腹部癌，指的是来源于十二指肠乳头区黏膜、壶腹内黏膜、胆总管下端和主胰管共同开口部的壁间黏膜上皮类恶性肿瘤。病理组织学可分为腺癌、乳头状腺癌、黏液腺癌与未分化癌。

CT 所见的直接征象壶腹区肿块和（或）胆总管下端腔内结节呈圆形或类圆形，密度均匀，增强后明显强化，边缘可光滑或轻度不规则；胆总管下端管壁呈不规则增厚；肝内外胆管、胆总管扩张及"双管征"是壶腹部癌的重要 CT 间接征象。肝门淋巴结增大，可提示肿瘤有转移。

鉴别诊断：

（1）混合性胆管结石：密度与软组织相似，需与壶腹癌鉴别，增强后结石无强化，后者强化明显。

（2）十二指肠乳头水肿：可表现为十二指肠内充盈缺损，与壶腹癌很难鉴别，但临床黄疸时轻时重，治疗后复查肿块可明显缩小或消失。

（3）胰头癌：在薄层扫描病灶主体位于胰头部，整个胰头增大，增强后强化密度不高，可伴有坏死，于重建图上可清晰观察到肿瘤向壶腹区侵犯，胆总管梗阻位置也较高。

病例 14　十二指肠乳头及胆总管壶腹部慢性炎症

病史　男，72 岁。腹胀腹痛 2 个月余，进行性身目黄染 1 个月。B 超示：胆总管上段实性小病灶并肝内外胆管扩张。胆囊结石并胆囊炎。脾包膜下局限积液，胰腺正常。

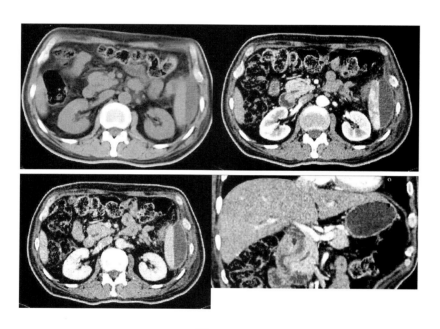

图 5 - 14

CT 表现　肝内胆管轻度扩张，胆囊不大，内见结石影，肝外胆管扩张达壶腹部，胰管轻度扩张，十二指肠壶腹部见异常软组织密度影，平扫等密度，增强后动脉期略强化，门脉期病灶密度相对减低，胆总管管壁增厚范围略长，管腔呈明显狭窄，无截断，腹腔及腹膜后未见肿大淋巴结。脾脏不大，密度均匀，包膜下见积液影（图 5 - 14）。

CT 诊断　梗阻性黄疸，梗阻部位在胰头钩突，考虑慢性胆管炎并十二指肠乳头水肿可能性大，壶腹癌未除外；慢性胆囊炎，胆囊结石。

病理诊断　十二指肠乳头及胆总管壶腹部慢性炎症。

分析　胆管梗阻是由于胆管管腔狭窄，或梗阻所致胆汁通过障碍，临床出现以梗阻性黄疸为主要临床表现的胆汁代谢障碍综合征，梗阻可发生在任何部位的胆管。病因常见为胆管或胰头肿瘤、胆管结石和炎性狭窄。

早期可无症状，梗阻进一步发展，出现黄疸，并逐渐加深。结石或炎性梗阻多伴发腹痛和发热，并有反复发作史。

日本学者 Kubota 等研究发现，伴有 IgG_4 阳性浆细胞和 T 细胞浸润的十二指肠乳头肿胀是自身免疫性胰腺炎（AIP）的特征性表现。

　　肝内胆管一般不能显示，当肝内胆管扩张直径达 5mm，则认为肝内胆管扩张。良性梗阻时间长，管内压升高轻度波动，导致慢性胆管炎，CT 表现肝内外胆管扩张不成比例，肝外胆管扩张明显，肝内胆管扩张不明显，分支少是良恶性梗阻的一个鉴别点；一般梗阻部位低，肝内胆管扩张轻度，肝外胆管扩张由大变小逐渐过渡，范围在 3cm 以上，多为炎性狭窄。

　　鉴别诊断：与壶腹癌鉴别，恶性梗阻表现胆总管下端壁增厚，局限性偏心增厚，管腔内充盈缺损，管腔内结节样软组织影，增强后明显强化，伴发肝内外胆管扩张，肝内呈软藤样，肝外胆管扩张呈突然截断征。

病例 15　空 肠 腺 癌

　　病史　女，58 岁。下腹部痛反复黑便 2 个月余。

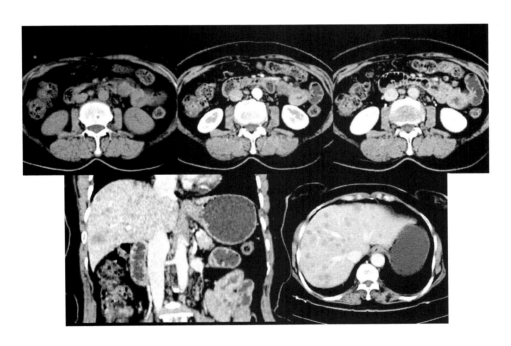

图 5 – 15

　　CT 表现　平扫见左中腹上段空肠壁局限性非均匀性明显增厚形成软组织肿块影，肠腔狭窄，肿块近端肠管扩张，增强后肿块呈均匀明显强化。肝内可见弥散分布的大小不等的类圆形低密度影，增强后动脉期部分病灶边缘环形强化，强化程度高于肝实质，门脉期肝内病灶强化程度减轻，部分病灶中心见更低密度影，呈"牛眼征"，腹膜后见增大淋巴结影（图 5 – 15）。

　　CT 诊断　上段空肠肿块，考虑空肠恶性肿瘤，并肝内多发转移，腹腔淋巴结转移可能。

　　病理诊断　空肠低分化腺癌，浸润全层，伴有溃疡。

　　分析　小肠腺癌好发于十二指肠、空肠近端和回肠远端，大多数为单发，少数可多发，多为浸润性生长，呈环状侵犯肠管，致肠管狭窄，常见症状为腹痛、出血、贫血、梗阻及腹部肿块。

　　CT 表现：肠壁不规则或环形增厚，黏膜面不光整，肠腔狭窄，也可见局限性突入肠腔的软组织肿块，增强后肿块或增厚的肠壁呈轻到中度强化，继发肠梗阻时可见近端肠管扩张，内有液气平；同时可了解肿瘤浸润的深度，周围淋巴结转移情况，CT 术前分期对制定治疗计划、判断预后有重要的意义。

鉴别诊断：小肠淋巴瘤，好发于远段回肠，病变范围较长，有时为多段肠管受累，肠壁增厚明显，但肠腔多无明显狭窄，常呈动脉瘤样扩张，梗阻少见。小肠良性病变中以间质瘤、腺瘤多见，但表现为病灶局限，边缘光整，相邻肠壁无增厚，增强后病灶明显强化，未见淋巴结转移征象。

病例 16   十二指肠异位胰腺

病史   男，44 岁。体检发现十二指肠肿物 10 余天。胃镜：十二指肠球前壁固有层实性病灶，间质瘤不除外。

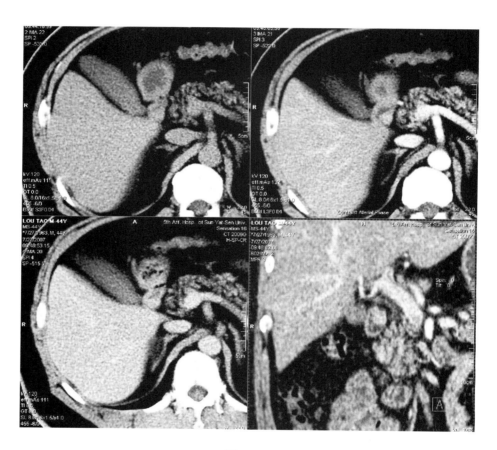

图 5 - 16

CT 表现   十二指肠起始部见左后壁局部管壁增厚，腔狭窄，增强后病灶明显强化，门脉期仍见轻度强化，管腔外壁光整，邻近肝门、腹膜后未见明显增大淋巴结影，肝脏未见异常强化密度灶，胰腺形态可，密度减低稀疏。脾脏无特殊（图 5 - 16）。

CT 诊断   十二指肠球左侧壁结节，性质待定。

病理诊断   十二指肠异位胰腺。

分析   异位胰腺又称迷走胰腺或副胰腺，是正常胰腺组织解剖部位以外的孤立胰腺组织，为胚胎发育过程中，胰芽衍生而来，属于一种先天性畸形。

异位胰腺在不同年龄段均有检出，以 40～50 岁多见，男女比例为 3∶1。最多见于胃和十二指肠，约占 80%，其次为空肠，较少发生在食管、回肠、胆囊、胆管、肝脏、脾脏、肠系膜、大网膜、结肠、阑尾等处。发生在胃者一般在胃窦的幽门前区大弯侧；在十二指肠者，主要位于 Vater 乳头以上，尤以十二指肠球部较多见；75% 位于黏膜下层，少数可位于肌层或浆膜下，没有包膜。具备正常胰腺组织特点，并具有一个或多个通向肠腔的导管开口，开口一般位于顶端，并形成脐样凹陷及放射状皱襞。临床多无症状，但也可引发胰腺炎。

根据病变发生部位和引起的临床症状，将消化道异位胰腺 CT 表现分为：① 黏膜下型，异位胰腺位于黏膜下层，黏膜局部隆起、胃肠壁增厚。② 梗阻型，异位胰腺体积较大，位于幽门部位，造成幽门梗阻；位于壶腹周围区，引起胆管梗阻；位于小肠可堵塞肠腔或继发肠套叠。③ 憩室型，异位胰腺生长在憩室内，有憩室炎的症状。④ 溃疡型，位于幽门或十二指肠球部，可消化胃肠黏膜发生溃疡。

异位胰腺 CT 表现密度可均匀或不均匀；多为黏膜下型和梗阻型，少数呈溃疡型。黏膜下型病灶常较小，口服水对比剂 CT 可见胃部异位胰腺呈边界清楚圆形或卵圆形结节，位于黏膜下层，病灶与胃壁呈广基底，胃壁增厚，类似其他黏膜下肿瘤。梗阻型异位胰腺体积较大，位于幽门部位或发生异位胰腺炎、充血或水肿造成幽门梗阻。CT 口服水对比剂呈软组织影，很难与胃息肉、平滑肌瘤等鉴别。CT 增强能提高异位胰腺检测率，其中门脉期能较好显示黏膜下型的异位胰腺，覆盖有完整黏膜。

病例 17　小肠脂肪瘤、肠套叠并肠绞窄

病史　女，31 岁。上腹痛 20 天，再发 5h。持续性绞痛，呈阵发性加重，呕吐 5 次，为黄色水样物。肛门停止排便排气。

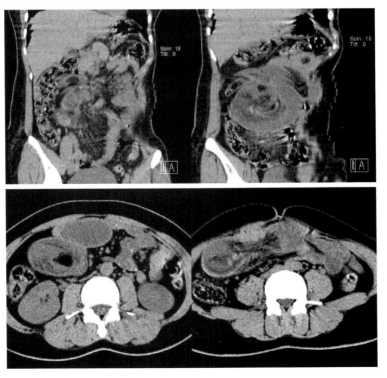

图 5－17

CT 表现　中腹部小肠肠管呈卷曲腊肠状，管腔明显扩张、积液，直径约 5.2cm，肠壁增厚呈同心圆状，其内可见肠系膜结构，并见一脂肪密度的椭圆形肿块影，大小约 2.5cm×2.5cm×4.2cm，边界清晰锐利。邻近左中腹小肠肠管内少量积液，并见散在点状高密度影（图 5－17）。

CT 诊断　中腹部小肠脂肪瘤、肠套叠并绞窄梗阻可能性大，建议进一步检查。

病理诊断　小肠脂肪瘤并肠粘膜充血、水肿，坏死。

分析　肠套叠是一段肠管套入邻近肠腔内所致，属于绞窄性肠梗阻。最常见的是回结肠型和回盲结肠型，临床占 80% 以上。肠套叠按病因分为 4 种类型：① 与肿瘤有关的，占 90% 以上，在单独累及结肠的肠套叠中恶性肿瘤的发生率极高。在小肠套叠中，良性肿瘤占 40%，以脂肪瘤最多见，多发生在回肠末端。② 手术后引起。③ 其他，如美克耳憩室等。④ 特发性肠套叠，罕见。临床表现四大典型症状，即肠绞痛、呕吐、黏液血便及腹部包块。

成人肠套叠的特征性 CT 表现形成基础是肠套叠由 3 层肠壁（外壁、最内壁、返折壁）组成，即外壁为鞘部，套入部为最内壁和返折壁及卷入的肠系膜、血管组成，套入部前端称为头部。卷入的肠系膜、血管形成新月形或半月形的脂肪密度透亮区，是肠套叠的重要征象之一，最具有诊断特征。

CT 显示套叠的肠管呈多层靶形征，或肿块呈椭圆形或圆柱形附以线状的血管影，称之为彗星尾征或肾形征。肠套叠的间接征象：① 肠壁增厚，增厚的肠壁边缘模糊，提示血运障碍或肿瘤浸润；套入部的肠壁增厚明显伴肠壁内出现小气泡影，提示肠管缺血坏死。② 近侧肠腔扩张。③ 肠梗阻，梗阻平面以上肠腔扩张、积液明显，而梗阻平面以下肠腔完全空虚、萎陷。④ 腹水。⑤ 近肠系膜或筋膜浸润表现为邻近肠系膜或筋膜增厚，边缘模糊。

病例 18　直肠腺癌（1）

病史　女，60 岁。大便习惯改变伴黏液血便半年。半年前 3～5 天解大便一次，便内可见黏液及鲜红色血液，近段时间大便变细及大便量明显减少、难解。

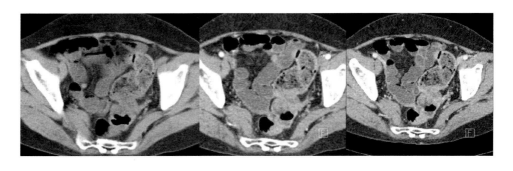

图 5－18

CT 表现　乙状结肠距肛门约 10cm 处肠壁呈不规则环形增厚，最厚约 1.5cm，累及肠壁长约 4cm，增强后肠壁中等程度强化，密度不均匀，病变段肠管右侧壁及上壁周围脂肪间隙清晰，左侧壁及下壁与子宫、左侧附件之间脂肪间隙消失，分界不清，子宫后倾，形态、大小正常，密度均匀，病变段以上肠管扩张明显，结肠脾曲及降结肠内大量积粪。双侧髂血管旁未见明确肿大淋巴结影（图 5－18）。

CT 诊断　乙状结肠局限性不规则增厚，结肠癌可能性大，与子宫、左侧附件分界不清。

病理诊断 直肠腺癌，癌组织浸润肠壁全层。

分析 见病例20。

病例 19 直肠腺癌（2）

病史 男，68岁。2年多前无明显诱因出现大便变细，时有里急后重感，有残便感，每天大便至少7~8次。近10天出现大便带暗红色血凝块，每次量少，为10~20ml，每天大便次数10余次。

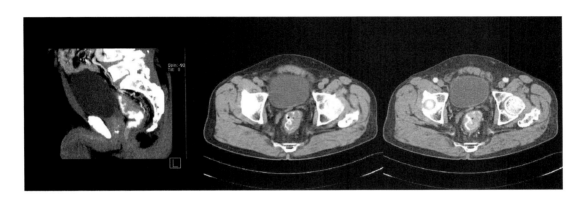

图 5 – 19

CT 表现 直肠管壁不均匀增厚，管腔不对称性狭窄，最厚处约2.8cm，位于上段后壁，密度较均匀，增强后明显较均匀强化，直肠周围脂肪间隙尚清晰，邻近膀胱、前列腺、精囊腺与直肠分界尚清，所见髂血管、腹股沟血管周围未见异常肿大淋巴结（图5 – 19）。

CT 诊断 直肠癌（CT分期Ⅱ期）。

病理诊断 直肠乳头状腺癌，癌组织浸润至肠壁浅肌层。

分析 见病例20。

病例 20 结肠腺癌

病史 男，43岁。发热10天，上腹胀痛1周。

CT 表现 左侧中下腹团状软组织块影，密度不均，与肠管沟通，肠管结构不清，增强后肠壁不规则增厚，部分黏膜面强化明显，肠腔外壁毛糙，与周围肠管分界不清，未见明显肠梗阻征象。肝脏未见明确异常病灶，肠系膜略增厚，见多发细小结节影，左肾小囊肿（图5 – 20）。

CT 诊断 左中腹包块，考虑结肠、横结肠炎症合并空肠炎。

病理诊断 结肠高分化管状腺癌。

分析 结肠直肠癌是常见的消化道恶性肿瘤之一，发病率仅低于胃癌和食管癌，发病部位多见于直肠和乙状结肠，直肠占50%以上，乙状结肠占25%，以下依次为升结肠、盲肠、横结肠，降结肠和阑尾。发病年龄多见于50岁以上，高峰年龄为60~70岁，男性病人多见。本病病因不详，但与高脂低纤维饮食因素及某些息肉病、血吸虫病、溃疡性结肠炎有关。

结肠、直肠癌通常有数年的潜伏期，最常见的症状是大便带血，腹部肿块，腹泻或顽固性便秘，

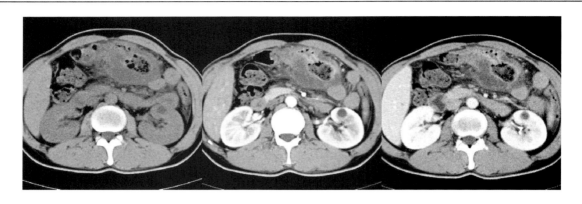

图 5－20

也有脓血便与黏液样便。大多数病理上为腺癌，其次为黏液癌、胶样癌、乳头状癌及类癌等。进展期结直肠癌大体形态分类，国际上采用 Borrmann 分型：Ⅰ蕈伞型，Ⅱ局限溃疡型，Ⅲ浸润溃疡型，Ⅳ浸润型。

CT 的基本表现为肠壁增厚，腔内肿块，肠腔狭窄，增强后肠壁强化，但其主要的作用在于显示肿瘤与其周围组织的关系，局部有无淋巴结的增大，其他脏器有无浸润破坏或转移，对结肠、直肠癌进行分期。

鉴别诊断：良性肿瘤及息肉形成的充盈缺损光滑整齐，黏膜规则，蠕动正常。增殖型回盲部结核往往回肠末端与盲肠同时受累，盲肠有挛缩向上征象。溃疡性结肠炎好发于直肠，乙状结肠及降结肠，病变范围较结、直肠癌广泛，病变呈连续性分布，广泛多发小溃疡和假息肉，但其癌变率较高。

病例 21   慢性阑尾炎及阑尾周围组织炎

病史   男，45 岁。反复右下腹疼痛 5 年，再发 20 天。WBC 1.7 万。

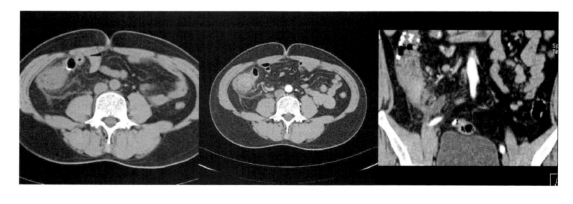

图 5－21

CT 表现   升结肠起始部、盲肠、阑尾管肠壁明显弥散增厚，盲肠及升结肠病变形成肿块并突入肠腔，增强后呈明显强化，内部强化不均，病变累及回肠末端及回盲瓣，致其管壁增厚。病灶周围脂肪间隙可见条索状密度增高影及小结节状淋巴结影，所见近端小肠未见扩张积液（图 5－21）。

CT 诊断   升结肠起始部、盲肠、阑尾管壁弥散性增厚并软组织肿块形成、周围脂肪间隙渗出，考虑炎性病变。建议钡剂灌肠或肠镜进一步检查。

病理诊断　慢性阑尾炎及阑尾周围组织炎。

分析　急性阑尾炎是临床常见急腹症之一，有约20%的急性阑尾炎临床症状不典型，对疑为急性阑尾炎的患者常规采用CT检查，其特异度为95%，敏感度为100%，且与患者的肠道准备情况有关，也不能广泛使用。

阑尾炎的CT表现：① 直接征象，阑尾增粗（阑尾横径大于6 mm）、阑尾壁增厚、阑尾腔扩大、阑尾结石、增强扫描阑尾壁可强化；② 间接征象，阑尾周围炎性改变、阑尾脓肿，表现为盲肠周围或盆腔内低密度积液区，或表现为软组织密度灶，腔内或周围混有小气泡影，回盲部局部淋巴结肿大，盲肠末端的局部肠壁增厚。螺旋CT的MPR重建可从不同的角度观察病变及其周围组织的情况，有利于判断病灶的中心和起源，观察子宫和邻近脂肪间隙、肠道的情况，为不典型阑尾炎的诊断和鉴别诊断提供帮助。

鉴别诊断：

（1）肠道肿瘤：肠肿瘤往往表现为肠壁不对称性增厚，不均匀性强化，强化不如炎性肠壁明显。如果发现邻近组织直接受侵、腹膜种植或远处转移则可以肯定诊断。

（2）盆腔炎：盆腔炎病变位于右下腹时，可有与阑尾炎相似的CT表现，应与之鉴别。

（3）附件脓肿：附件脓肿位置较低，一般会与子宫角毗邻，且常伴有盆腔积液。

病例 22　肝右叶肝细胞癌

病史　女，51岁。反复腰腹痛1年，加剧1个月。AFP升高。小三阳。B超示：肝癌。

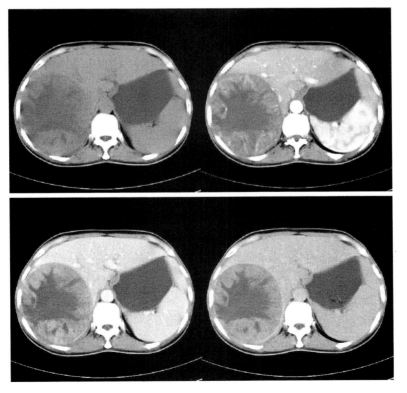

图 5－22

CT 表现   肝脏右后叶类圆形巨大低密度灶，中心密度较低，增强后病灶边缘不均匀强化，门脉期呈相对低密度，延迟期密度明显减低，中心低密度区无强化，病灶周边包膜呈环状强化，余肝脏实质未见异常密度病灶。脾脏增大，密度均匀（图 5 - 22）。

CT 诊断   考虑肝右叶肝癌可能性大，请结合化验室检查；脾大。

病理诊断   ① 肝右叶巨块型肝细胞肝癌（梁状型），分化程度 Ⅱ 级；② 肝被膜可见癌组织浸润，肝脏手术切缘未见癌浸润。

分析   见病例 23。

病例 23   肝右叶肝细胞癌

病史   男，41 岁。上腹部不适 1 个月余。

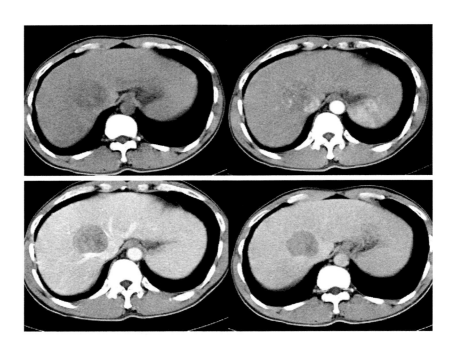

图 5 - 23

CT 表现   肝叶比例失调，左叶增大。平扫肝右前叶近肝门处见一大小约 5.2cm×4.0cm 类圆形病灶，平扫边界欠清晰，内部密度不均匀，CT 值约 40HU，增强后动脉期可见迂曲不规则供血动脉，病灶不均匀轻度强化，门脉期病灶内部密度不均匀，呈小结节样不规则强化并见环状低密度包膜，强化 CT 值达 58HU，延迟后病灶强化下降并见包膜强化，肝中及肝右静脉弧形受压，未见明显受侵；肝内外胆管未见扩张；中心斑点状低密度区无强化（图 5 - 23）。

CT 诊断   肝硬化，肝癌。

病理诊断   肝细胞癌。

分析   肝癌的发生大多数有肝硬化背景，高发地区的肝癌和肝硬化的并发率达 70%～90%，是一种常见病，多发病。20 世纪 80 年代以来，大多以生长方式及周围肝病背景进行分类，Okuda 等（1984 年）的分类具有代表性：① 膨胀型，肿瘤边界清楚，有纤维包膜形成，常伴有肝硬化。② 浸润型，肿瘤边界不清，多不伴有肝硬化。③ 混合型，亚型有单结节型，多结节型。④ 弥散型。⑤ 特殊型，如外生型等。

以膨胀生长为主的生长缓慢，压迫周围组织或引起周围组织纤维化反应，形成假包膜，这种类型的病灶边界十分清楚，光滑。如果假包膜厚的，平扫可见低密度带，但 CT 上不一定都能显示出来，增强后有几种表现：仍为低密度环影；环影消失，表现呈等密度改变；少数表现为高密度环影；也有分内外两层恶，外高密度，内低密度影。病理研究表明，无强化的透亮带，由受压的肝细胞和（或）纤维组织组成，强化带由纤维肉芽组成，内含丰富的血管。大的包膜型肿瘤，坏死和分隔夹杂，分隔代表存活的组织，有明显的强化，坏死区域无强化显示。

鉴别诊断：FNH 无肝炎、肝硬化病史，动脉期病灶明显强化，中心瘢痕区延迟强化，病灶无包膜。腺瘤以年轻女性多见，和口服避孕药有关，动脉期病灶明显强化，与肝脏界限清，门脉期呈等密度或略低密度。肝脓肿有典型的感染病史，病灶周边见密度不同的低密度环影，单环、双环或三环，动脉期脓肿壁即可见强化，门脉期和延迟期仍可见强化，其内分隔可见强化表现，中心坏死区无强化。

病例 24　弥散性肝癌

病史　男，50 岁。肝硬化病史。B 超示：肝内稍强回声结节。

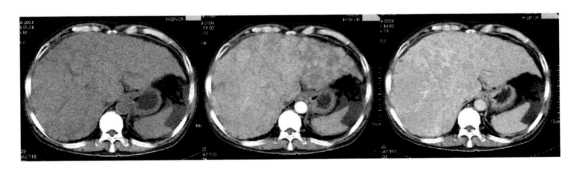

图 5 - 24

CT 表现　肝脏弥散性增大，密度不均，增强后动脉期见大小不等弥散分布结节样强化，门脉期成低密度结节改变，门脉各分支较细，显示不佳。腹腔少量积液影（图 5 - 24）。

CT 诊断　① 弥漫性肝癌；② 肝硬化结节。

最后诊断　弥散性肝癌。

分析　见病例 26。

病例 25　肝脏弥散性肝细胞癌

病史　腹胀 1 个月。B 超提示原发性肝癌，腹水。

CT 表现　平扫显示肝左叶增大，肝内密度不均，以右前叶相对密度更低，形态不规则，边界不清，增强后动脉期肝内不均强化，低密度区无强化，肝内门脉分支未显示，门脉主干及其分支呈低密度改变，其周围见细小明显强化的侧支血管。脾脏增大，达肝下缘，密度均匀；腹腔内见积液影（图

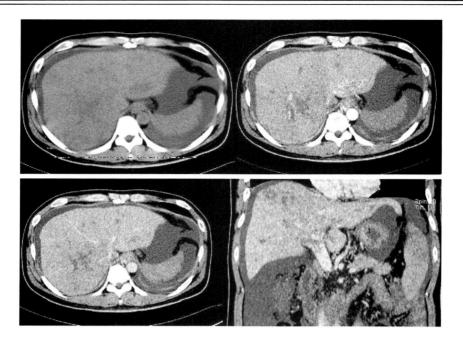

图 5 - 25

5 - 25)。

CT 诊断   肝脏弥散性病变，考虑肝癌，门脉癌栓形成，腹腔积液。脾大。

病理诊断   ① 肝细结节性肝细胞肝癌，肝组织血管内癌栓形成；② 肝门静脉断端见癌栓。

分析   见病例 26。

病例 26   肝癌门脉癌栓

病史   男，52 岁。腹胀，肝区痛，消瘦，黄疸，便血，AFP 升高。

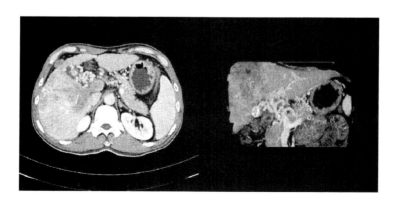

图 5 - 26

CT 表现   肝脏右后叶大片低密度，形态不规则，密度不均匀，边界不清，增强后病灶区不均匀强化，门脉期呈不均匀低密度区，门静脉主干及其分支增宽，呈低密度充盈缺损，周围显示细小血管分支及胆囊周围扩张迂曲血管影。MIP 显示胆囊及其周围静脉丛、胰十二指肠后上静脉和胃左静脉、脐旁静脉均开放（图 5 - 26）。

CT诊断　肝右后叶肝癌门脉癌栓形成，门静脉海绵样变。

最后诊断　肝右后叶肝癌门脉癌栓形成。

分析　肝癌累积门静脉系统和门静脉内癌栓形成是肝癌肝内扩散的最主要形式，发生的机会和病灶的大小或病理关系密切，也与病理类型和肿瘤的生长方式、病灶的大小及病程长短密切相关。弥散型肝癌是最多见的一种，达90%以上；其次是巨块型，结节型最少见，肿块越大，门脉受侵和癌栓形成的概率越高。门静脉受侵犯，主要见于分支血管，血栓形成见于左右分支或主干，少数扩散到肝外门静脉，有的可延伸至肠系膜上静脉和脾静脉内。

门脉海绵样变性：门脉癌栓等因素致门静脉主干和它的分支发生完全或部分阻塞后，其周边形成大量侧支静脉或栓塞后再通，导致门静脉变形、充血、局部循环停滞使之形成海绵样变性。

门静脉癌栓的CT表现：门静脉血管内充盈缺损，形态多样，结节样、条状、分支状及半月形，受累的门静脉增宽，与主干和分支比例失调，主干及分支血管旁细小血管形成，受累静脉增强后因滋养血管代偿扩张可见管壁强化，门静脉内低密度结节不强化，周围侧支开放。当门静脉海绵样变形成，CT横断位图像上表现门静脉扩张或增粗；正常结构模糊紊乱，增强后管腔内癌栓可轻度强化，门静脉、胆囊周围可见多发点状、结节状或网状异常强化的血管影，走行迂曲、呈门静脉海绵样变。

应与其他原因引起的门静脉血栓形成鉴别，门静脉血栓少见，多与腹腔感染性疾病如急性胰腺炎、高凝状态等有关，其表现多局限于门静脉主干为主，门静脉管腔扩张不及癌栓致门静脉扩张明显，增强后血栓局部的管壁强化不明显，同时结合无肝癌病史加以鉴别。

病例 27　肝细胞癌致动脉门静脉瘘

病史　男，53岁。乙肝8年，上腹胀痛1个月余。

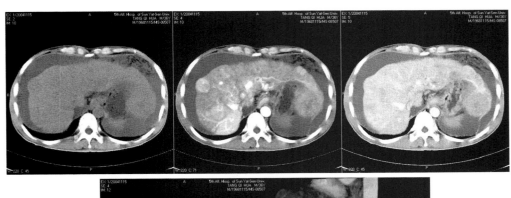

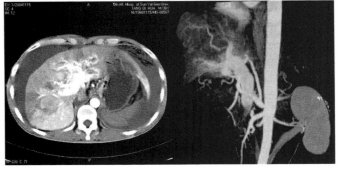

图 5-27

CT 表现 肝脏左右叶比例失调，肝表面结节状，增强后动脉期肝内多发类圆形结节呈轻度强化，近肝门区见粗大欠规则的门脉呈团状明显强化，门脉期肝内多发病灶呈相对低密度不规则影，腹腔内见大量液性密度影（图 5 – 27）。

CT 诊断 肝硬化，腹腔积液，肝脏多中心结节型肝细胞癌，左叶外生型肝细胞癌，动门脉瘘形成。

最后诊断 肝细胞癌，动门脉瘘。

分析 肝脏动门脉瘘的病因可分为肿瘤性和非肿瘤性两大类。肿瘤性病因包括肝细胞癌、转移瘤、胆管细胞癌、血管瘤等；非肿瘤性病因包括肝脏损伤、介入性治疗（活检、射频消融、脓肿引流、胆汁引流）、肝硬化、动脉瘤破裂以及先天性畸形等。

肝细胞癌引起的动门脉瘘可经肿瘤途径、血管途径或肝窦途径，在肝静脉阻塞时，也可能发生经毛细血管途径。肝细胞癌的门静脉早期侵犯较常见，可以沿着门静脉发展甚至到达门静脉主支。因肿瘤栓子是富血管性的，血液来自门静脉壁的滋养血管，肝动脉内血液可通过肿瘤栓子而进入门静脉腔内。

动门脉瘘的 CT 征象：① 受累区门静脉的早期强化。② 门静脉周围分支和门静脉主支显影，而肠系膜上静脉和脾静脉尚未显示强化，多发生于较大的动门脉瘘。③ 当分流量较大时，可引起门静脉高压及离肝性血流，引起门静脉近段或肠系膜动脉的强化，而门静脉远段分支未显影。④ 肝实质强化表现：动门脉瘘的肝脏实质强化是指动脉期短暂的、周边的、楔形的肝实质强化，并且边界平直，是由于动脉血代偿性增加，对比剂从高压的肝动脉进入低压的门静脉从而使肝实质区域性强化。而在门静脉期这一区域变成正常或接近正常肝脏的密度，且可以有正常的血管通过这一区域。

病例 28 硬化型肝细胞癌

病史 女，55 岁。腹胀、纳差 2 周。肝肋下 5cm，压痛（＋）。

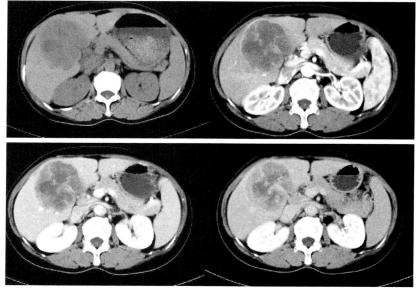

图 5 – 28

CT 表现 肝右叶较大低密度灶，边界清，增强后病灶内见分隔强化及周边环状强化影，门脉期和延迟期病灶内分隔持续强化，边缘见低密度环影，肝门结构清，肝门区及腹腔、腹膜后未见明显增大淋巴结（图 5－28）。

CT 诊断 肝右叶肿块，考虑胆管细胞癌可能。

病理诊断 肝右叶巨块型肝细胞，硬化性肝细胞癌，细胞分化程度 Ⅱ 级。

分析 硬化型肝细胞癌是指癌细胞束被大量的纤维结缔组织隔离并包绕的一种特殊类型的肝细胞癌。有人提出是肝细胞癌组织学分类的一个亚型，以男性多见，有慢性肝炎史，部分合并肝硬化，AFP 多阳性。病变多位于肝包膜下方的末梢肝组织，部分可突向肝外。组织病理学，肉眼观肿瘤多呈结节型，有时可表现为多个结节相互融合的融合型或单个结节增生型，肿瘤的切面呈白色或淡黄色。肿瘤细胞束被纤维结缔组织所包绕，内部为血窦样增生结构，周边可见呈放射状纤维疤痕束向肿瘤中心延伸。肿瘤很少有包膜形成，多有淋巴细胞浸润和广泛的玻璃样变性。

CT 平扫肿瘤呈等、稍低密度，多数内部存在更低密度区，增强后动脉期多数肿瘤可见不均匀强化，内部存在无强化的低密度区域，有些病灶完全不强化或仅轻微的强化，而静脉期肿瘤内部表现为轻度延迟强化，部分病例静脉期肿瘤内可见明显斑片状延迟强化，组织学证实为明显增生的纤维结缔组织和疤痕样纤维化组织。

鉴别诊断：硬化型肝细胞癌应与纤维成分丰富的肿瘤如肝细胞癌、肝内胆管细胞癌和消化道腺癌肝转移以及混合型肝细胞癌等相鉴别。肝内胆管细胞癌或腺细胞癌肝转移以及所谓纤维成分丰富的肿瘤，虽然根据肿瘤在动脉期的强化特点及程度，如肝内胆管细胞癌动脉早期边缘部强化，随时间延长强化从边缘渐渐向中心延伸，这是肝内胆管细胞癌 CT 增强的征性表现，消化道腺癌肝转移有时 也可见这种类似强化特征，但是胆管细胞癌所不同的是常合并肝内末梢胆管和血管的侵犯，且两者均无肝硬化病史，AFP 无增高可鉴别。此时应密切结合患者的病史及临床等作综合分析。

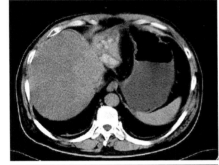

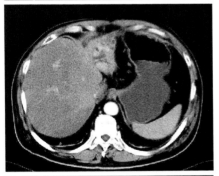

病例 29 肝内胆管细胞癌 （1）

病史 男，55 岁。全身皮肤中度黄染 10 天。

CT 表现 平扫见肝左叶明显萎缩，内部密度不均，其内可见多个小结节状、条片状高密影，肝门部左肝管内亦可见条块状高密影与之相连，肝右叶饱满，密度不均匀降低，明显低于脾脏密度。增强后肝左叶强化不均，可见斑片状及条管状轻度强化区，门脉期肝左叶内病灶强化较明显，肝外胆管未见扩张，腹腔未见积液，腹膜后未见肿大淋巴结（图 5－29）。

CT 诊断 肝左叶肝内胆管结石、肝左叶萎缩，并肝内胆管细胞癌。

病理诊断 肝内胆管癌，高分化，肝内胆管切缘见癌灶。肝内胆管结石。

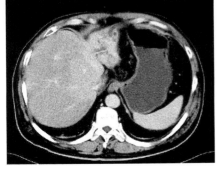

图 5－29

分析   见病例 30。

病例 30   肝内胆管细胞癌（2）

病史   男，78 岁。反复咳嗽、咯痰 10 余年，加重伴发热 10 天，入院后体温反复升高。B 超示：左肝管结石，左肝管扩张，肝右后叶混合性占位。

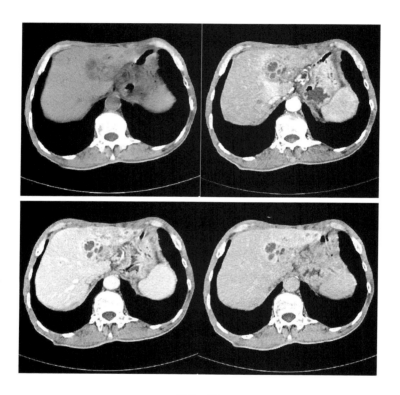

图 5 - 30

CT 表现   平扫见肝左叶片状形态不规则低密度灶，其内密度不均匀，见斑点状略高密度影及较低密度区和点状气体影，增强后动脉期病灶轻度不均匀强化，周围呈高密度高灌注区，较低密度区呈蜂窝状强化，门脉期及延迟期病灶区强化明显，蜂窝状间隔及其壁明显强化，内部低密度无强化。病灶周围肝实质内见点状细小胆管扩张，肝外胆管未见扩张，腹腔未见积液，腹膜后未见肿大淋巴结（图 5 - 30）。

CT 诊断   肝脏左叶肝内胆管结石并胆管扩张、炎症。肝源性肝脓肿形成可能。建议治疗后复查。

病理诊断   ① 肝左叶胆管细胞癌，中度分化；② 肝左叶肝内胆管结石，肝内脓肿形成。

分析   肝内胆管细胞癌，是发生在肝内胆管上皮的恶性肿瘤，居肝脏原发肿瘤的第二位，多发生在 30～50 岁，男女发病率相近，多数无急性肝炎感染和肝硬化病史，多以腹痛，上腹包块就诊，AFP 阴性。

胆管细胞癌具有腺癌的一般特征，癌细胞内无胆汁，含有黏液成分，特点为癌细胞中纤维结缔组织丰富，部分病例可见到钙化成分。手术证实病灶内点状高密度灶并非肝内胆管结石，其特点为钙化位于病灶内，数目多而小，密度较高，形态不规则。

CT 表现平扫为轮廓欠清的低密度病灶，部分病灶内有钙化，增强后根据其病理成分的不同，其强化方式有所不同。少数病例含细胞成分较多，增强早期可有明显强化；而多数病例含纤维成分较多，则早期强化不明显，增强中晚期可见病灶有不均匀强化，其中坏死区无强化，病灶边界不清。有时病灶内或病灶周围可见胆管扩张，并以延迟期见到为其典型表现。

　　鉴别诊断：肝细胞肝癌，大多数有乙肝、肝硬化病史，并多有 AFP 增高，病灶内钙化少见，增强后病灶早期明显强化，门脉期呈低密度改变，门脉系统受侵犯形成门脉癌栓多见。肝脏转移癌，临床常有原发癌病史，病灶呈多发，少数病灶内见钙化，但钙化密度较低，范围较大，位于病灶的中央，增强扫描大多数病灶呈周边强化，如能见到"牛眼征"则支持转移癌的诊断。有的单发转移癌与肝内胆管细胞癌在影像学上难以鉴别。

病例 31　肝内胆管细胞癌（3）

病史　男，59 岁。右上腹痛伴身目黄染 20 余天。

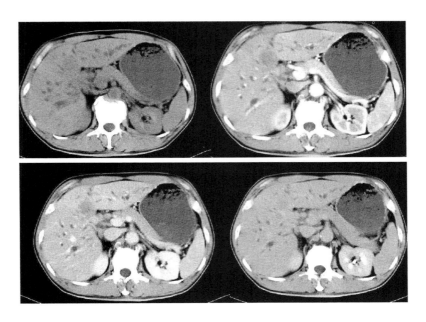

图 5-31

　　CT 表现　平扫肝内胆管扩张，近肝门见类圆形低密度灶，边界清，增强后病灶强化不明显，门脉期病灶较前强化，延迟期病灶有缩小，边界欠清，肝门部见多个增大淋巴结影。肝外胆管无扩张（图 5-31）。

　　CT 诊断　肝门胆管癌，肝内胆管扩张。

　　病理诊断　肝内胆管细胞癌（黏液性），侵犯肝被膜。

　　分析　见病例 32。

病例 32　肝内胆管细胞癌（4）

病史　男，56 岁。病史发现肝肿痛半年余，高热 40°C。曾晕倒，有喝酒史。查体：肝大，肋下

5cm，剑突下 10cm。

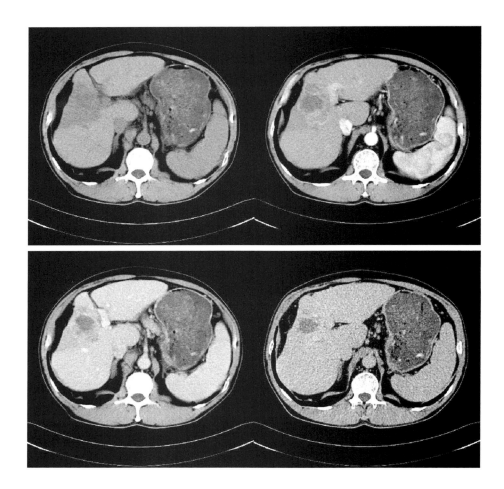

图 5－32

CT 表现　肝脏形态不规则，表面欠光整，各叶比例失调，平扫见肝脏右前叶较大形态不规则低密度区，边界尚清，增强后动脉期病灶边缘轻度不均匀强化，中心较低密度区无强化，门脉期病灶较前强化，延迟期病灶持续较前强化，病灶边界不清，相对较前缩小。邻近门脉未见侵犯，肝内胆管未见明显扩张征象；肝门结构清，未见增大淋巴结影（图 5－32）。

CT 诊断　肝右前叶占位性病变，考虑为：肝脏胆管细胞癌并局限供血不足。

病理诊断　肝右叶结节状肝胆管细胞癌，中分化。

分析　肝内胆管细胞癌来源于肝内末梢胆管到肝门部胆管上皮细胞的恶性肿瘤，又称肝内胆管癌或末梢胆管癌。本病少见，远低于肝细胞癌的发生率。

病因不明，有人提出与肝内寄生虫病、胆管结石症、肝内原发硬化性胆管炎、肝内胆管囊肿和Caroli 病等有关。胆管癌根据发病部位分为肝内型胆管癌和肝外型胆管癌。肝内型胆管细胞癌依肿瘤生长形态可分为肿瘤型、胆管浸润型和腔内生长型，其中以肿瘤型最常见。

肝内胆管细胞癌肉眼见同 HCC，可分为肿块型、结节型和弥散浸润型。癌组织质硬、呈灰白色，很少有坏死和出血，近肝缘包膜下病变可见肿瘤脐样凹陷。

肝内胆管细胞癌肿块型 CT 平扫多呈低密度肿块，边缘不规则，注入对比剂后动脉期肿瘤的边缘可见轻度强化。门脉期肿瘤内可出现不规则形斑片状明显强化，延迟期整个病灶呈均匀明显强化，并可持续一段时间，但边界多不清楚，边缘不光整，常见局限性包膜下积液及局部的包膜增厚强化。浸润型和腔内型肝内胆管细胞癌多发生在近肝门部比较粗大分支胆管的上皮细胞，浸润型肿瘤主要沿门脉浸润性生长，CT 平扫主要表现为肝内胆管的扩张、增粗，增强 CT 可见胆管壁增厚强化、不规则狭窄、阻塞，末梢胆管扩张增粗；腔内型主要表现为近肝门部的局限性肿块，胆管的扩张增粗及狭窄，其程度往往比浸润型严重。

肝内胆管癌的特点：境界清楚的肿块，不均匀的进行性强化，明显的肝内胆管扩张，肝叶萎缩，段的门脉分支闭塞。

鉴别诊断：肝内小胆管细胞癌动脉期整个病灶明显强化时，也很难与血供丰富的小肝癌相鉴别，此时应结合肿瘤抗原的检测。一般原发性肝细胞癌的 AFP 可明显升高，而肝内胆管细胞癌常合并肝内末梢胆管和血管的侵犯。另外肝内胆管细胞癌具有从边缘渐向中心强化的特点，这点极易与肝血管瘤相混淆，但血管瘤的动脉期边缘结节性强化和明显均匀延迟强化特点均与肝内胆管细胞癌不同。

病例 33　神经内分泌瘤，类癌

病史　女，23 岁。上腹部不适隐痛 1 个月余。

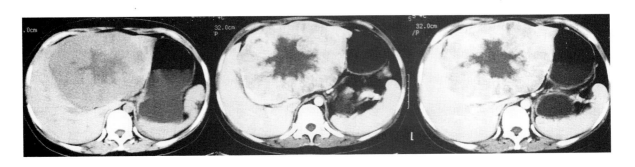

图 5 – 33

CT 表现　肝左叶较大低密度灶，边界清，中心见不规则更低密度区，增强后病灶实质部分明显强化，中心囊性低密度区呈星芒状无强化。门脉受压变细，未见侵及，脾脏不大，腹膜腔及腹膜后未见增大淋巴结影（图 5 – 33）。

CT 诊断　肝脏恶性肿瘤，肉瘤可能大。

病理诊断　神经内分泌瘤，类癌。

分析　肝脏类癌是一种极为罕见的、生长缓慢的上皮细胞肿瘤，属于神经内分泌系统，即 APUD 系细胞肿瘤，具有恶变倾向。由于肿瘤起源于嗜银细胞，又称嗜银细胞瘤。

该病起病隐匿，早期因肿瘤小可无任何症状和体征。当类癌长大到一定程度，可引起右上腹隐痛及消化道症状，晚期可出现乏力、消瘦。

CT 表现为低密度肿块，中央有不规则更低密度区，增强后肿瘤表现为富血供，实质强化明显，而中央液化坏死及囊变区无强化。肿瘤周围异常增粗扩张的引流静脉在增强扫描中显示清晰，大多数的类癌有真包膜。

该病诊断较为困难，很难与原发性肝癌区分，后者多在肝硬化基础上发生，大部分甲胎蛋白增高，增强后表现快进快出的特点，而本病由于含纤维间隔，对比剂在病灶内清除较慢。本类肿瘤多无肝硬化病史，甲胎蛋白为阴性，多数有分泌功能，部分表现为类癌综合征。肝叶切除术是目前肝脏类癌最有效的治疗办法，肝脏类癌预后较肝癌好，生存期多在 4 年以上。

病例 34　幼年性黄色肉芽肿

病史　女，23 岁。1994 年 6 月，双肺多发结节影，当时拟诊粟粒样肺结核；肺穿刺病理结果：纤维素及较多中性粒细胞，未见结核及肿瘤细胞。1998 年 8 月，腹壁皮肤穿刺活检确诊，诊断幼年型黄色肉芽肿，治疗中复查。腹部皮肤结节病理：幼年型黄色肉芽肿。

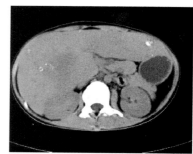

CT 表现　肝叶比例失调，散布大小不等低密度灶，并散在钙化灶，增强后肝内病灶轻度不均匀强化，病灶周围异常高灌注明显，门脉期病灶边界更清。腹腔内未见增大淋巴结影（图 5 - 34）

CT 诊断　肝脏恶性肿瘤，肉瘤可能，转移不除外。

病理诊断　幼年性黄色肉芽肿。

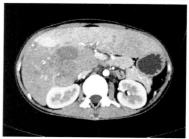

分析　首例幼年性黄色肉芽肿系 Adamson 于 1905 年描述，命名为先天性多发性黄瘤。1912 年，McDonagh 认为是一种先天性内皮瘤伴脂肪变，故命名为痣样黄瘤内皮瘤。1954 年 Helwig 和 Hackney 命名为幼年性黄色肉芽肿，认为本病不是一种痣，不由内皮细胞组成，而是一种充满脂质的组织细胞和巨细胞的增生。

现认为幼年性黄色肉芽肿的发病是一种反应性增生过程，而不是肿瘤，但组织细胞增生的刺激物不清。长期以来讨论的病毒性病因仍未证实。

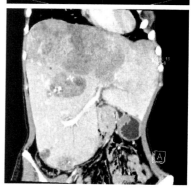

病理学特征为致密性泡沫状组织和 Touton 巨细胞浸润，分为单纯皮肤型和全身型 2 种亚型。单纯皮肤型表现特有的黄褐色丘疹结节样皮疹，全身型则累及皮肤以外的多个组织和器官，最常见的部位除皮下组织外，还有中枢神经系统、肝脏、脾脏、肺、肾、眼等，表现为多发性弥散性的颅内损伤或局限性孤立性肿块，可伴发神经纤维瘤和血液系统的恶性肿瘤。

图 5 - 34

幼年性黄色肉芽肿为非朗格罕细胞增生性疾病，本病为良性增生性疾病，有自限性倾向。内脏黄色肉芽肿大多表现为结节或肿块性病变，一般无临床症状和功能障碍，多数病变长期保持稳定状态，部分病变可自行消退。本病少见，好发于儿童和青少年，也可见于成人，约 45% 发生在 1 岁以内的婴幼儿。临床表现主要为皮肤黄色丘疹或结节样改变，有皮肤以外损害时称为系统性幼年性黄色肉芽肿，也可表现为肌肉或内脏孤立性病变。

鉴别诊断：主要与朗格罕细胞组织细胞增生症（LCH）鉴别，LCH 与幼年性黄色肉芽肿一样除皮肤病变外，也可累及肺、肝、脾等内脏器官；但 LCH 常累及骨骼，与本病不同，确诊需行病理检查。组织细胞增多症分为朗格罕细胞组织细胞增多症（LCH）和非 LCH 二种。在非 LCH 中，幼年性黄色肉芽是儿童中最常见疾病。

病例 35 肝硬化再生结节，肝硬化

病史 女，54岁。肝硬化，B超提示肝脏占位。

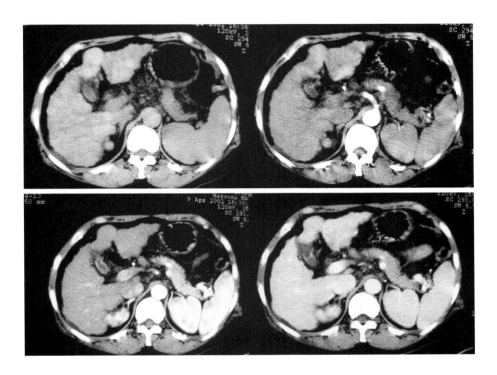

图 5 - 35

CT表现 肝脏形态失常，左右叶比例失调，肝脏体积缩小，肝缘不光滑，密度不均匀，平扫见肝实质内大小不等略高密度结节，肝左内叶可见一类圆形结节突出肝脏表面，增强扫描后动脉期病灶强化不明显，门脉期病灶与肝实质呈等密度改变。余肝实质密度均匀，脾脏体积增大均匀强化，食管胃底、脾门静脉呈蚯蚓状增粗、迂曲，门静脉增宽。肝内外胆管未见扩张，胆囊不大，胆囊壁水肿增厚有强化。腹腔内未见积液征（图5-35）。

CT诊断

（1）肝硬化并门静脉高压：脾肿大，胆囊壁水肿。

（2）肝左内叶再生结节可能。

病理诊断 肝硬化再生结节，结节性肝硬化。

分析 肝硬化再生结节是肝细胞大量坏死，广泛增生的纤维组织分隔和变性、坏死、增生的肝细胞形成的再生结节，正常肝小叶结构被破坏，致肝脏收缩、体积缩小及肝脏表面高低不平。纤维化，结节再生，肝细胞变性坏死和脂肪变性等病理改变常致肝脏密度的高低不均。

肝硬化结节常可分为小结节型和大结节型。小结节型肝硬化常称门脉性肝硬化，在我国主要由酒精、肝炎病毒、营养不良、药物等所致，大体标本上表现见颗粒状突起。大结节型肝硬化又称坏死后肝硬化，其结节大小不等，大的直径可在5cm以上，系由肝实质广泛坏死塌陷后纤维组织增生和肝细胞再生所致。有人报道亚急性重症肝炎大面积肝坏死后可形成大结节型再生结节。

肝硬化再生结节CT平扫一般为等密度或高密度，注射造影剂后动脉期强化不明显，在门脉期及

延迟期呈等密度改变，肝硬化再生结节与肝实质密度趋向一致，这是诊断肝硬化结节的主要征象；增生结节与正常肝组织相似，都是门静脉供血占优势，增强扫描结节与正常肝组织一般不易区分。

肝硬化再生结节是发生在肝硬化基础上的良性增生结节，需与肝癌鉴别，肝癌平扫绝大多数呈低密度，少数呈等密度或高密度，肝癌瘤灶内的密度更低区有其多数性、多形性及多层面显示的特征；动脉期强化一般是不均匀的，极少数是均匀的；增强过程癌结节造影剂的充盈呈快进快出的表现。值得注意的是肝癌与肝硬化结节共存时，容易漏诊。

鉴别诊断：

（1）肝血管瘤：肝血管瘤造影剂的充盈呈快进慢出的表现，血管瘤平扫呈均匀的低密度，增强扫描动脉期为边缘或中心明显强化，强化持续时间较长，延迟 3 分钟或更长呈等密度。

（2）孤立性肝坏死结节：该病变 CT 平扫时均为边缘较规则的低密度结节影，增强后因肝脏密度增高而病灶增强不明显，因此病变边缘显示更为清晰。

病例 36　肝右叶纤维包裹性炎性坏死结节

病史　男，42 岁。体检发现肝脏占位。

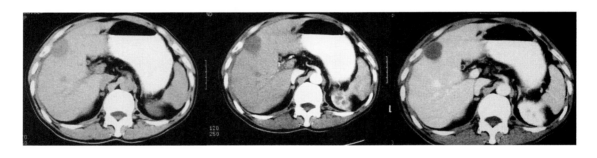

图 5 - 36

CT 表现　肝脏右前叶见类圆形稍低密度灶，边缘尚清，增强扫描后动脉期及门脉期病灶均无明显强化，门脉期病灶边界更清，邻近肝包膜未见明显增厚、毛糙及突起等改变，脾脏实质均匀强化。肝内外胆管未见扩张（图 5 - 36）。

CT 诊断　肝右前叶囊性病灶，上段（Ⅶ段）小肝癌或再生结节可能。

病理诊断　肝右叶纤维包裹性炎性坏死结节。

分析　见病例 37。

病例 37　肝硬化再生结节凝固性坏死

病史　男，62 岁。反复肝区不适 15 年，黑便 1 个月。小三阳，肝功能异常，肝区叩痛，移动浊音阳性。便潜血阳性。AFP884.93。

CT 表现　肝脏左右叶比例失调，肝脏体积缩小，肝缘不光滑，肝周、脾周见液性低密度带，平扫肝实质密度不均匀，于肝右后叶上段（Ⅶ段）可见一大小约 1.0cm×1.0cm 类圆形稍低密度灶，边缘模糊，增强扫描后动脉期及门脉期病灶均无明显强化。肝左内叶、左外叶见点状类圆形液性低密度

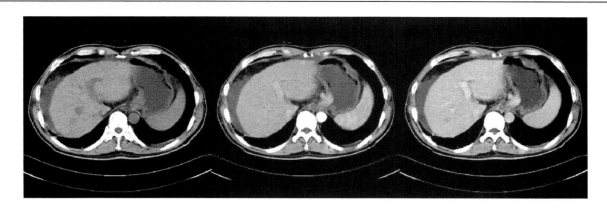

图 5-37

灶，边缘清晰，增强后无强化。脾脏实质均匀强化；食管胃底、脾门静脉呈蚯蚓状增粗、迂曲；门静脉增宽；肝内外胆管未见扩张（图 5-37）。

CT 诊断 ① 肝硬化并门静脉高压：食管胃底、脾门静脉曲张，腹水（少量）；② 肝右后叶上段（Ⅶ段）小肝癌或再生结节可能。

病理诊断 细结节性肝硬化，肝硬化再生结节凝固性坏死。

分析 肝脏凝固性坏死结节的病理特点为纤维层包裹的结节状凝固坏死灶。有关本病的原因及发病机制不明，推测为血管病变、感染或免疫反应等原因造成肝组织凝固坏死团块，继而出现机体防御反应，纤维包裹凝固坏死团块并使之局限化。

肝脏凝固性坏死结节与周围正常肝组织界面清楚，多数病灶 <3 cm，呈类圆形、椭圆形、葫芦形等，相对较大的病灶内可出现片状液化坏死区。

CT 平扫肝脏凝固性坏死结节呈相对肝实质的低密度病灶，增强后在动脉、门静脉期均无强化，病灶的形态特点显示更好，边界清楚，约 1/3 病灶延迟像显示边缘有轻度强化。

鉴别诊断：原发性胆管细胞癌，病灶较大，邻近胆管扩张，动态增强 CT 显示病灶边缘部界面模糊，逐渐轻度强化，可排除肝脏凝固性坏死结节。原发性或转移性肝癌在注射酒精后，内部凝固坏死的信号改变及增强后表现酷似肝脏凝固性坏死结节。了解明确的病史是鉴别诊断的关键，酒精在癌灶内弥散不完全、凝固坏死不彻底，边缘部残存的活化肿瘤组织增强后有"快进快出"或不规则的强化。炎性假瘤一般体积较大，CT 上为等或等低密度，内部均匀或混杂，边界可辨，增强后延迟扫描见病灶大部均匀或边缘部相对明显的强化，是相对特异的影像表现。

病例 38 血吸虫性肝硬化，肝脏转移性鳞癌

病史 女，71 岁。右上腹痛 2 周，B 超发现肝占位。

CT 表现 肝脏各叶比例失调，近肝门见类圆形低密度灶，并见点状及条状钙化影，肝脏汇管区见条状及不规则状较低密度影，增强后病灶环状强化，门脉期相对密度减低，肝内条状低密度区内见血管影（图 5-38）。

CT 诊断 肝硬化，肝门部病灶考虑胆管细胞癌可能。

最后诊断 血吸虫性肝硬化，肝脏转移性鳞癌。

分析 血吸虫性肝硬化的主要病因是虫卵在肝脏的汇管区刺激结缔组织增生而引起门脉高压，是

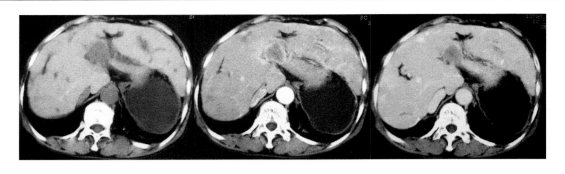

图 5 - 38

肝组织发生纤维化，最终导致肝硬化。虫卵沿门静脉进入肝脏的过程中，沿途沉积于血管壁，久之也形成钙化。

血吸虫病急性感染期症状主要为发热、咳嗽、肝脾增大、腹痛、腹泻等。慢性晚期症状可出现肝硬化、门脉高压、肝脾增大、腹水和恶液质等改变。

CT 表现为肝脏各叶比例失调，左叶增大，右叶及尾叶萎缩，门脉高压，肝内不同形态的钙化影，呈线状、蟹足状、地图状及团块状，汇管区增宽，增强后其内见血管影，门脉系统钙化影，沿肠壁分布的线状或弧形钙化影，约 25% 的病例可合并肝癌。

鉴别诊断：主要与肝炎后肝硬化、胆源性肝硬化、心源性肝硬化等进行鉴别，各种肝硬化表现均为肝叶比例失调，门脉高压的表现，而实质内钙化是血吸虫性肝硬化所特有，左右叶萎缩，尾叶增大为肝炎后肝硬化的表现。各种肝硬化的诊断要密切结合病史。

病例 39　肝　肉　瘤

病史　男，56 岁。右上腹痛 2 天。大三阳，肝功能正常，AFP 正常，CEA 正常。B 超：肝右叶占位性病变。

CT 表现　肝脏右后叶类椭圆形低密度灶，边界清，增强后动脉期病灶边缘轻度强化，门脉期其内软组织部分强化，病灶边界清，延迟后病灶持续强化。邻近包膜受侵，局部增厚模糊不清；腹膜后未见明显增大淋巴结影（图 5 - 39）。

CT 诊断　肝右叶占位性病变，慢性炎症病变可能性大。

病理诊断　肝右叶肝肉瘤。

分析　原发性肝肉瘤（简称肝肉瘤）较少见，约占肝脏恶性肿瘤的 11%。肝肉瘤种类较多，临床多缺乏特征性表现，多见于 10 岁以下的儿童和 60 ~ 70 岁的老年人，男性占多数。

肝肉瘤可发生于肝内血管、淋巴管、胆管周围的结缔组织及囊肿、囊肿壁和肝硬变的再生结节等。临床较常见的有血管肉瘤、平滑肌肉瘤、纤维肉瘤、脂肪肉瘤等，其中血管肉瘤多见，约占 40%。

肝肉瘤的 CT 表现为实性肿块型和囊性肿块型两型。

实性肿块型为肝肉瘤最常见类型，按其病理特征可进一步分为以下 4 型：

（1）脉管性肝肉瘤：主要有血管内皮细胞肉瘤和血管外皮细胞肉瘤，属高度恶性肿瘤，男性多见，可有长期二氧化钍、氯乙烯等致癌物质接触史。脉管性肝肉瘤的 CT 表现为平扫呈低密度灶，增强扫描可见病灶明显强化且常出现边缘结节状强化，延迟扫描可见病灶明显缩小，呈等密度强化，可

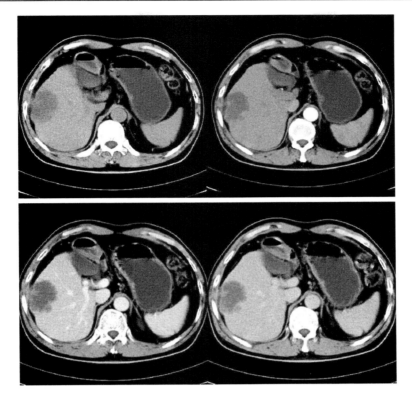

图 5 - 39

有钙化或肿瘤破裂出血。

（2）含脂肪成分肝肉瘤：主要有脂肪肉瘤和由多种成分组成的间叶源性肉瘤。脂肪肉瘤按其病理特征可分为分化良好型、黏液样型、圆细胞型和多形性型，以黏液样型多见。含脂肪成分肝肉瘤的 CT 表现密度不均病灶，平扫见病灶含脂肪密度和软组织密度成分，或伴较多纤维条索影，增强扫描显示软组织密度成分或条索影明显强化。

（3）恶性淋巴瘤：原发性肝恶性淋巴瘤罕见，发病者男性居多，该病可能与免疫功能紊乱有关，常伴有乙型、丙型肝炎病毒感染史，甚至伴有肝硬化。肝恶性淋巴瘤的 CT 表现多为肝内单发低密度灶，病灶多呈类圆形，边界清楚，病灶内密度多均匀，增强扫描见整个病灶呈轻度均匀强化或呈边缘强化。在肝肉瘤中，病灶边缘强化是恶性淋巴瘤和血管肉瘤共有的 CT 特点，但前者无结节状强化，延迟扫描病灶无明显缩小。

（4）其他实性肝肉瘤：包括纤维肉瘤、癌肉瘤、间皮肉瘤及部分平滑肌肉瘤、恶性纤维组织细胞瘤、未分化肉瘤等，多为高度恶性肿瘤。这类肝肉瘤的 CT 表现与肝癌十分相似，常难以鉴别。

囊性肿块型肝肉瘤较少见，其主要病理基础为肿块内广泛彻底的液化坏死，因此可能为较小的实质性肝肉瘤增大后演变而来。肝肉瘤中最容易表现为囊性肿块型的是未分化肝肉瘤，未分化肝肉瘤 CT 多表现为单房或多房囊性肿块且囊壁有强化。

病例 40　肝转移癌（1）

病史　女，52 岁。体检发现肝内可疑占位。

CT 表现　肝脏左右叶见大小不等低密度灶两处，边界光整，增强后病灶轻度不均匀强化，边缘

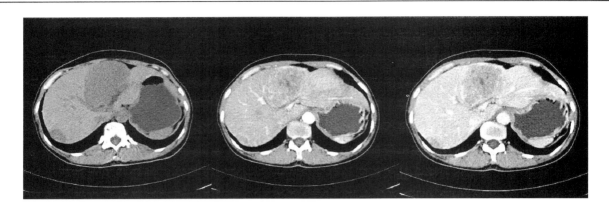

图 5 – 40

见环状强化影，门脉期病灶密度相对减低，腹膜后未见明显增大的淋巴结影（图 5 – 40）。

CT 诊断   肝脏多发占位性病变，肝转移瘤可能性大，不除外原发性肝癌可能。

病理诊断   块状型中 – 低分化腺癌，结合免疫组化结果及临床资料考虑为肝转移性腺癌。

分析   见病例 41。

病例 41   肝转移癌（2）

病史   女，45 岁。左乳癌术后 1 年复查。

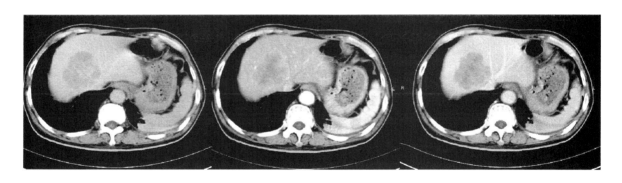

图 5 – 41

CT 表现   肝右叶较大低密度灶，分叶状边界清，增强后病灶轻度不均匀强化，边缘环状强化影，门脉期病灶密度减低，余肝脏未见异常密度灶。左侧胸膜肥厚（图 5 – 41）。

CT 诊断   肝右叶病灶，考虑转移可能大。

病理诊断   乳腺癌肝转移。

分析   见病例 42。

病例 42   肝转移癌（3）

病史   女，52 岁。胃癌术后 9 月化疗后复查。

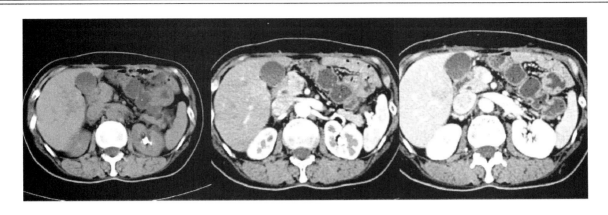

图 5 – 42

CT 表现　胃区可见手术后吻合夹影，吻合口周围未见明确异常肿块影。肝脏形态大小未见异常，平扫示肝右前叶下段有一形态不规则低密度灶，其内尚可见点状高密度影，增强后动脉期病灶轻度强化，门脉期密度有所减低，边界欠清。肝内外胆管未见扩张；胆囊不大，壁不厚，周围脂肪间隙清晰，腹腔未见积液，所扫层面腹膜后未见肿大淋巴结（图 5 – 42）。

CT 诊断　肝右前叶下段新发低密度灶，考虑原发性肝癌可能性大，转移待排。

病理诊断　右肝转移性透明细胞腺癌。

分析　肝脏转移瘤又名继发性肝癌，为肝脏常见的恶性肿瘤，人体各部位的恶性肿瘤均可经门静脉、肝动脉及淋巴途径转移到肝脏，或直接侵犯之。以多个结节较普遍，也有单发的和形成巨块的，以肝脏表面分布为主，其组织学特点与原发癌相似，转移灶可发生坏死、囊性变、病灶内出血以及钙化等。病灶多数为少血供，少数血供丰富，病灶周围一般无假包膜。

转移癌早期无明显症状和体征，主要为原发癌的表现，通常是在检查原发癌的同时或进行手术时发现肝脏转移，或在原发肿瘤的治疗过程中出现转移。少数以肝转移为首先发现，进一步查找原发灶，但仍有部分病例无法找到原发癌。

肝脏转移癌 CT 表现病灶小而多发，平扫为圆形或类圆形低密度，增强扫描时边缘强化明显，整个病灶强化较少，且多数明显低于肝实质的特点，诊断一般不难。但当肝脏转移癌为单发且体积较大时，与原发性肝癌及未液化的肝脓肿鉴别困难。

鉴别诊断：肝脏单发转移癌的强化特点与肝脓肿的强化特点极其相似，但肝脓肿病灶周围强化主要是由于病灶周围炎性渗出水肿所致，出现相对较晚，持续时间明显延长。且由于肝脓肿炎性渗出范围较大，与周围肝组织界限不清，所以强化的范围较大，边缘不清，有"晕圈征"，增强后病灶有缩小趋势，这与转移癌的强化特点不同。原发性肝癌患者常有肝炎病史、肝硬化表现、AFP 阳性、肝内占位多为单发、常见门脉癌栓，增强扫描时造影剂有"快进快出"特点。

病例 43　肝囊肿并出血

病史　男，46 岁。上腹不适 2 个月。B 超提示肝脏囊性占位。

CT 表现　肝脏形态大小未见异常，平扫见肝脏 VIII 段内较大等密度病灶，似有包膜，增强后病灶无强化，边界锐利，病灶向膈顶局限性突出，表面光整，向内挤压下腔静脉，分界欠清，余肝脏未见异常病灶，肝内外胆管未见扩张；胆囊不大，壁不厚，周围脂肪间隙清晰；胰腺、脾脏、形态大小

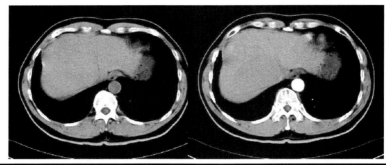

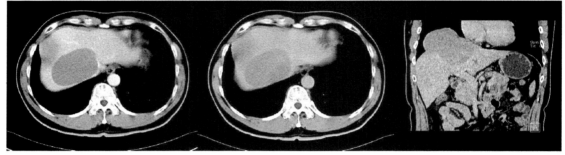

图 5 - 43

及内部密度未见异常；右肾后下极见囊性无强化病灶，腹膜脂肪间隙清晰，腹腔未见积液，腹膜后未见肿大淋巴结（图 5 - 43）。

CT 诊断　肝脏Ⅷ段囊性占位性病灶，压迫第二肝门，考虑：① 复杂性囊肿；② 血肿可能。

病理诊断　肝囊肿之囊壁，镜下见为纤维性囊壁，出血，内衬单层扁平上皮。

分析　肝脏囊肿是常见的肝脏疾病，通常所说的肝囊肿为先天性肝囊肿，不包括创伤性、炎症性、寄生虫性和肿瘤性肝囊肿。先天性肝囊肿病因不明，可能是胆管在胚胎期发育异常形成小胆管丛，出生后逐渐扩大、融合而形成囊性病变。临床上分单纯性肝囊肿和多囊肝，前者可单发或多发，后者为常染色体显性遗传性病变，常合并多囊肾。

单纯性肝囊肿是一种退行性疾病，起源于错构性组织，发病率占人群的 2.5%，可以单发或多发，多见于 30 ~ 50 岁。囊壁被覆分泌液体的上皮细胞，与胆管不相通，周围有一层薄的纤维基质。小的囊肿无症状，较大的压迫周围器官产生症状。

单纯性肝囊肿数目、大小不等，从单个、数个到相当多，CT 上表现为边缘光滑，分界清，呈水样密度的球形灶，无强化，囊壁薄而不能显示，除非有肝包膜衬托。

不典型囊肿包括囊内出血、感染，要与囊样转移瘤、囊腺瘤、脓肿及肝包虫病鉴别。这些病变常有较厚的囊壁，且厚薄不均，边缘不整。

病例 44　肝脏局灶性结节增生（FNH）

病史　男，42 岁。体检发现肝占位。

CT 表现　肝脏形态大小未见异常，左右叶比例大致正常，平扫见左外叶内侧低密度结节影，边界清，增强后病灶明显均匀强化，门脉期仍见密度较高，延迟期病灶呈等高密度灶，肝内外胆管未见扩张，右后叶见点状无强化灶。胆囊不大，壁不厚，周围脂肪间隙清晰；胰腺、脾脏、双肾形态大小及内部密度未见异常；腹膜脂肪间隙清晰，腹腔未见积液，腹膜后未见肿大淋巴结（图 5 - 44）。

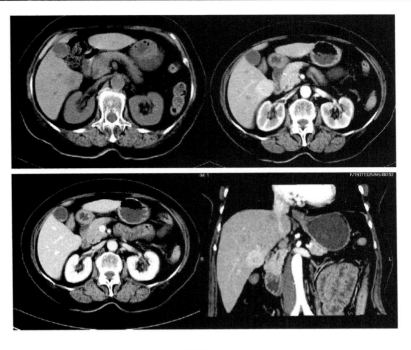

图 5－44

CT 诊断　肝脏右后叶病灶考虑局灶性结节增生（FNH）。

病理诊断　肝脏局灶性结节增生（FNH）。

分析　肝脏局灶性结节增生于 1958 年由 Edmondson 病理报告，为少见的肝脏良性肿瘤，自然病史不清，少数学者认为口服避孕药可作为肝脏局灶性结节增生的刺激因素，导致血管畸形和增生，一般没有典型的临床症状，多于体检偶然发现，主要见于 20～50 岁女性，一般无明显症状。

肝脏局灶性结节增生病灶常位于肝包膜下，单发，圆形，边界清，多无纤维包膜，以中央放射状纤维组织瘢痕为特点，组织学检查发现肝细胞形态正常，并围绕富于胆管和血管的纤维间隔生长，间隔内有单核细胞浸润和 kupffer 细胞，失去正常肝小叶结构，胆管往往失去正常形态。

CT 表现为平扫低密度或等密度肿块，密度均匀，中心瘢痕结构呈低密度，增强后动脉期病灶明显均匀强化，有的病灶可显示供血动脉，位于病灶中心或周围，粗大而扭曲，病灶中心纤维瘢痕无强化，病灶边界不清，门脉期和延迟期病灶强化程度下降，中心瘢痕有延迟强化特点。

肝脏局灶性结节增生与 HCC、腺瘤及血管瘤鉴别。这几种病变有交叉重叠，但是 HCC 的强化方式多有"快进快出"的特点，腺瘤和肝脏局灶性结节增生的 CT 表现相似，不易鉴别，如果发现包膜或病灶内出血则支持腺瘤的诊断。血管瘤动脉期周边结节样强化，持续时间较肝脏局灶性结节增生长。

病例 45　慢性胆囊炎急性发作，肝脓肿

病史　女，45 岁。上腹痛伴发热 6 天。全身皮肤、巩膜黄染。体温 38.5℃；白细胞：$3 \times 10^9/L$；B 超：肝右后叶混合性包块，胆囊增大，巨大胆囊炎。

CT 表现　肝脏右后叶较大低密度病灶，内见分隔及斑点状略高密度影，增强后病灶呈囊状、蜂窝状改变，病灶内间隔明显强化，病灶与肝组织间见低密度带状影，左叶内平扫见细小结节高密影结

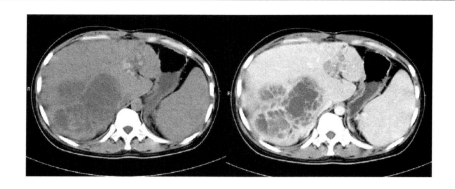

图 5-45

石，增强后见结石以远胆管轻度扩张。胆囊增大，囊壁明显强化，脾脏增大，密度均匀，肝门及腹膜后未见增大淋巴结影，肝缘见少量液性密度影（图 5-45）。

CT 诊断 肝右叶巨大团块灶，结合临床考虑为肝脓肿，肝左右叶多发肝内胆管结石，肝左叶肝内胆管扩张、胆囊炎、胆囊肿大。脾脏增大。少量腹水。

病理诊断 慢性胆囊炎急性发作，肝脓肿。

分析 肝脓肿是肝组织的局限性化脓性炎症，根据致病微生物的不同分为细菌性肝脓肿、阿米巴性肝脓肿、结核性肝脓肿等。全身各部位化脓性感染，尤其腹腔内感染，均可导致细菌性肝脓肿，细菌性肝脓肿以大肠杆菌和金黄色葡萄球菌为多，感染途径为：① 胆管炎症，包括胆囊炎、胆管炎和胆管蛔虫病；② 门静脉，所有腹腔内、胃肠道感染均可经门静脉系统进入肝脏，常见为急性化脓性阑尾炎；③ 邻近器官如胆囊等的化脓性炎症的直接蔓延；④ 经肝动脉，全身各部位的化脓性炎症经血行到达肝脏。

肝脓肿可以单发或多发，肝脏右叶多于左叶，临床有典型的急性感染表现；高热、寒战，白细胞升高，肝脏增大，肝区叩痛。

CT 表现均具有特征性，易于诊断，为平扫低密度病灶，中央为脓腔，密度均匀或不均匀，20% 的脓腔内出现小气体影，有时可见液气平，增强后表现为典型的"环征"，一般多见双环征，有的呈三环征。

早期肝脓肿未出现液化需要与肝癌鉴别，要密切结合临床，是否有炎症的表现，或短期治疗后复查，脓肿有吸收可以鉴别；多发脓肿需要与囊性转移瘤鉴别，后者常为多发，肿瘤小，壁厚薄不均，周围常无水肿带；肝囊肿壁薄，无强化，周围无水肿等，易于鉴别。

病例 46　肝脏淋巴瘤（1）

病史 女，64 岁。左侧腹股沟肿块就诊，穿刺活检提示 T 细胞淋巴瘤；7 个月后骨髓穿刺示淋巴瘤骨髓浸润。

CT 表现 肝脏增大左叶为著，平扫肝内多发类圆形低密度结节，边界略模糊，增强后动脉期结节无或略轻度强化，门脉期结节边界更为清楚，无包膜。腹膜后未见明显增大淋巴结影（图 5-46）。

CT 诊断 肝脏淋巴瘤浸润。

临床诊断 肝脏淋巴瘤浸润。

分析 见病例 47。

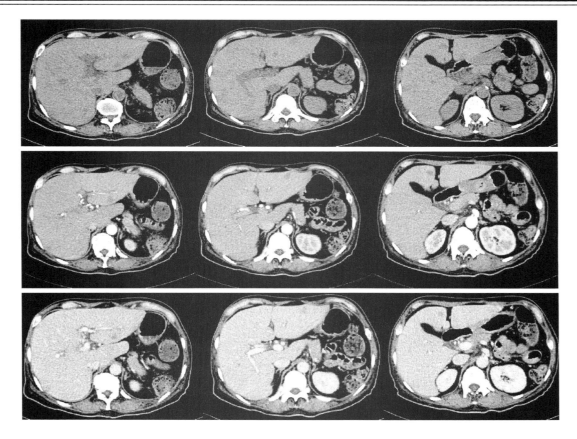

图 5-46

病例 47　肝脏淋巴瘤（2）

病史　男，41 岁。腹胀 1 年余，加重 1 个月，伴低热、盗汗 1 周。

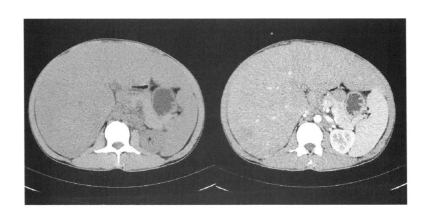

图 5-47

CT 表现　肝脏弥散增大，肝下缘达第 5 腰椎体水平，肝缘可见液性低密度带。平扫实质密度减低，密度欠均匀，低于脾脏密度，增强扫描后见肝右后叶下段类圆形低密度灶，其内密度不均，边缘模糊不清，病灶未见明显强化。肝门区、腹主动脉旁见多个类圆形结节影，增强后未见明显强化，胰头受推移向左后方。肝内外胆管未见扩张，胆总管未见扩张，脾脏前后径约5.0cm，实质密度未见异常（图5-47）。

CT 诊断

（1）肝脏弥散增大并肝右后叶低密度灶，脾肿大，腹腔、腹膜后、左膈上淋巴结肿大，考虑：① 淋巴瘤可能性大；② 全身代谢性疾病待排。

（2）腹腔少量积液。

病理诊断　肝脏浸润性弥散性大 B 细胞淋巴瘤。

分析　继发性肝脏淋巴瘤即淋巴瘤浸润肝脏，原发于肝的淋巴瘤很少，只占所有结外淋巴瘤的不到1%。继发性淋巴瘤的形态表现有：① 孤立的肝脏肿块；② 肝脏多发局灶性结节；③ 肝脏弥漫性浸润。

CT 表现：① 单发肝脏肿块平扫通常为低密度灶，边界清或不清，密度大多数均匀，合并出血、坏死等较少见。增强后通常表现为无明显强化或轻度、均匀强化，少数可表现为边缘强化。② 肝脏多发局灶性结节平扫为低密度，边界清楚或略模糊，增强后无明显强化或轻度均匀强化，可边缘强化使边界更为清楚，无包膜。③ 弥散性淋巴瘤肝脏浸润引起肝脏密度改变，有的仅表现为肝脏肿大而无密度改变。

鉴别诊断：

（1）原发性肝细胞癌：增强早期有明显强化，延迟扫描病灶呈低密度，病灶显示包膜时可明确诊断；HCC 通常伴有门静脉侵犯，肝淋巴瘤通常没有这种改变。

（2）胆管细胞癌：增强早期病灶通常无明显强化，病灶中心可有延迟强化，这有别于肝淋巴瘤。另外，胆管细胞癌常伴有邻近肝脏的萎缩，肝内胆管扩张，这些特点均有助于肝淋巴瘤的鉴别诊断。

（3）肝转移瘤：常有原发肿瘤病史，病灶常常为多发，大小不一，分布散在，有时病灶可以观察到"靶征"或"牛眼征"。增强后转移性肝癌也可以表现为边缘强化，与肝淋巴瘤有重叠表现，鉴别有一定难度，结合病史非常重要。

病例 48　肝脏血色素沉着症

病史　男，36岁。贫血10余年，反复多次输血史。

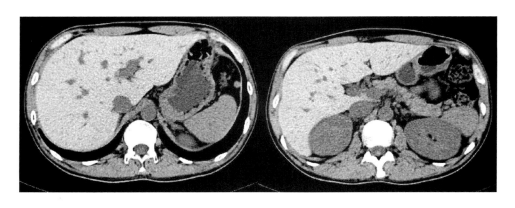

图 5-48

CT 表现　肝脏密度明显增高，未见明显异常密度灶，肝内血管影显示清晰，呈低密度影；脾脏不大，密度均匀，双肾、胰腺密度均匀，未见明显密度增高（图 5 - 48）。

CT 诊断　肝脏血色素沉着症。

最后诊断　肝脏血色素沉着症。

分析　肝脏血色素沉着症以铁质在体内长期过量蓄积为特征，肝脏硬化、皮肤青铜样色素沉着和糖尿病为本症的三大临床特征。肝脏血色素沉着症分原发性和继发性两种类型。原发性为一种罕见的常染色体隐性遗传病，小肠吸收铁过多，可以为正常人的 4 倍；继发性与慢性贫血、反复溶血、输血和慢性酒精中毒有关，这些疾病使血液内铁负荷过多。长期血色素沉着可继发肝硬化，肝癌的发生率也增加。

肝脏血色素沉着症的 CT 表现颇具有特征性，平扫全肝密度增高；CT 值在 86 ~ 132HU 以上，CT值的高低大致反映肝内铁浓度的含量，原发性和继发性的血红蛋白沉着症 CT 表现有所区别，前者只表现肝脏密度增高，也可有胰腺、肾上腺密度增高，而后者同时表现肝脏和脾脏的密度增高，无胰腺密度增高。肝硬化、门脉高压或并发肝癌的其他表现也是本病的重要征象，临床诊断以生化检查中转铁蛋白饱和度和肝组织活检最准确。

病例 49　肝结核，腹腔淋巴结结核

病史　男，42 岁。反复左上腹不适 3 个月余，伴乏力、多汗。

CT 表现　肝脏平扫密度欠均匀，右前叶见透明胆囊、后叶见结节样略低密度灶，增强后低密度灶边缘轻度强化，脾脏增大，密度上均匀，肝门、小网膜囊胰腺周围较多增大淋巴结影，增强后环状明显强化。胆囊显示不佳，腹腔内未见明显积液影（图 5 - 49）。

CT 诊断　肝结核伴腹腔动脉周围淋巴结结核可能性大，建议肝穿刺活检排除肝肿瘤伴淋巴结转移可能。脾大。

病理诊断　肝结核病，淋巴结结核病。

分析　肝结核多继发于其他脏器结核的播散，结核菌通过淋巴管、血液等途径进入肝脏，但肝脏免疫功能强大，只有在机体免疫功能低下时才会发病。从病理形态看，肝结核可分为粟粒型肝结核、局限型肝结核和结核性胆管炎 3 种，以前二者多见，而结核性胆管炎少见。

CT 表现：① 粟粒型肝结核，平扫时肝脏呈弥散性肿大；肝内多发粟粒状低密度灶；肝肿大伴肝实质密度减低；增强扫描病灶无强化。② 局限型肝结核，肝内单发或多发圆形或类圆形病灶，直径多为 2 ~ 5cm；病灶多呈低密度或混合密度，亦可中心呈等密度或高密度，病灶边缘可有一厚度均匀的低密度环；病灶内可见钙化，"粉末状"钙化是其特征；增强扫描整个病灶可呈轻至中度强化，亦可为病灶边缘或中心强化。③ 结核性胆管炎，沿胆管走行的钙化或肝门区钙化。④ 几种类型的肝结核可以同时存在，且并发腹部其他部位结核，如腹腔淋巴结结核，结核性腹膜炎等。

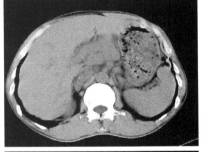
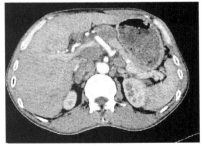
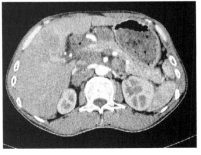

图 5 - 49

鉴别诊断：

（1）肝结核干酪性坏死形成结核性脓肿时需与肝脓肿鉴别。肝脓肿常有成簇征或集合征，多个小脓肿趋于形成单一的大脓肿，结核性脓肿无此表现。此外，化脓性脓肿壁的强化更明显。

（2）肝炎性假瘤：与局限型肝结核的 CT 表现特别是增强扫描的表现很相似，但肝炎性假瘤病灶中缺少钙化，要结合临床肝外有无结核特别是肺结核对诊断有帮助。

（3）肝癌：平扫时钙化较少见，增强扫描肝动脉期病灶明显强化，门脉期变为等密度或低密度，且密度多不均匀。

（4）肝转移瘤：病灶常为多发性且相对较大，可大小不等，平扫呈低密度，其边缘较模糊，常为"牛眼征"。原发肿瘤病史，有助于肝转移瘤的诊断。

病例 50　肝脏硬化性胆管炎并胆汁性肝硬化

病史　女，50 岁。1 年前无明显诱因上腹痛，持续胀痛，无时间规律，不放射，无恶心呕吐，3 个月前疼痛加重。

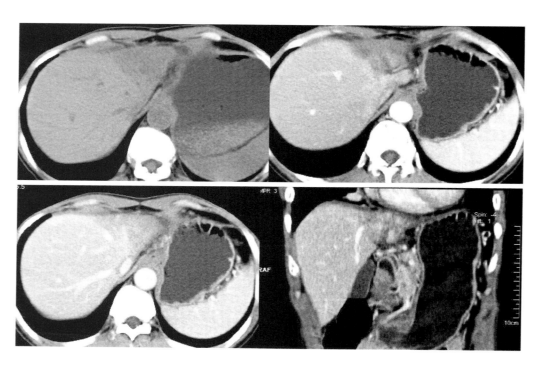

图 5 - 50

CT 表现　肝脏左叶体积缩小，呈片状低密度影，边界欠清，增强后病变区见斑点状、条状强化影，门脉期持续强化，肝内外胆管未见明显扩张；右膈上见肿大淋巴结。胆囊不大，壁不厚，其内未见明确阳性结石影，腹腔未见积液，肝门及腹膜后未见肿大淋巴结（图 5 - 50）。

CT 诊断　肝左外叶改变，不除外肿瘤性病变（胆管细胞癌），建议穿刺活检；右膈上淋巴结肿大。

病例诊断　①（肝左外叶）硬化性胆管炎，合并胆汁性肝硬化。② 慢性胆囊炎，部分胆囊黏膜自溶。

分析　硬化性胆管炎分为原发性和继发性两种。继发性胆管炎往往是胆管损伤的结果，可见于胆管手术、胆管结石、感染、肝动脉内化疗等；原发性硬化性胆管炎又称狭窄性胆管炎，病因不明，往往合并溃疡性结肠炎，以肝内外胆管的慢性纤维化狭窄和闭塞为特征的慢性淤胆性肝病，受累的胆管壁增厚，管腔狭窄，外径变化不大，内径明显狭小或闭塞。后期发生胆汁性肝硬化或门脉高压。

临床主要表现为慢性进行性梗阻性黄疸，一般无上腹绞痛史，男女发病比率约为 2：1，40 岁左右的男性好发。80% 的病变发生在包括胆囊在内的胆管系统，20% 仅局限在肝内。目前对原发性硬化性胆管炎的诊断是在结合临床表现、生化检验、组织学检查和影像学检查的基础上进行的，多数学者认为 ERCP 和 PTC 是诊断该病的金标准。

CT 表现　硬化性胆管炎病变局限在肝外者，呈典型的低位胆管梗阻，狭窄处远端的胆总管仍然可见，管壁增厚，管腔不规则狭窄，增强后管壁强化明显，病变广泛者肝内胆管呈跳跃性扩张、不规则状或串珠征。本病引起肝内胆管扩张程度较轻，如有肝内胆管明显扩张者要考虑到恶性可能。肝实质萎缩是由慢性胆管阻塞所致的肝实质坏死和纤维化继发产生的。

鉴别诊断：与胆管癌鉴别，胆管癌通常见胆管扩张较为严重，管壁增厚常 > 5 mm，有时可见肿块，最具特征性改变是胆总管突然中断，形态不规则。

病例 51　慢性胆囊炎并急性炎症

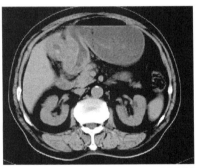

病史　男，67 岁。反复右上腹疼痛 2 年余。

CT 表现　肝脏未见异常密度影，胆囊不大，壁明显增厚，内见点状高密影，增强后囊壁黏膜面及囊壁轻度强化，胆囊与肝脏分界尚清，与胃窦分界不清，相邻胃窦壁增厚，有强化，肝内外胆管无明显扩张。余脏器未见异常，腹膜后未见明显增大淋巴结影，腹腔无积液（图 5 - 51）。

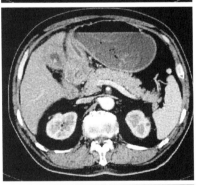

CT 诊断　胆囊炎，胆囊结石，累及胃窦部，不除外壁厚型胆囊癌。

病理诊断　慢性胆囊炎伴急性炎症，黏膜糜烂。

分析　慢性胆囊炎是常见的胆囊疾病，可以为急性胆囊炎反复发作的结果，也可以开始即为慢性，往往与结石共存。一般认为是细菌感染或代谢异常，其次是胆管阻塞，发病年龄在 30 ~ 50 岁，女性多见。

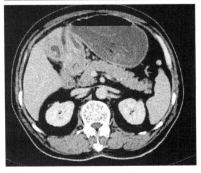

主要病理表现为胆囊壁的增厚和瘢痕收缩，胆囊不大，但周围有粘连。CT 诊断慢性胆囊炎是有限的，胆囊壁厚是主要表现之一，胆囊壁厚与胆囊充盈程度有关，充盈良好的情况下壁厚大于 3mm，有一定的意义；胆囊壁的钙化是典型表现，但看到的甚少，有的胆囊增大是胆囊积液的表现；如果胆囊壁厚同时有结石存在才有意义，增强后增厚的胆囊壁轻度强化。

图 5 - 51

病例 52   肝内胆管细胞癌侵犯胆囊

病史   女，56 岁。无明显诱因出现身目黄染，伴皮肤瘙痒 1 个月。

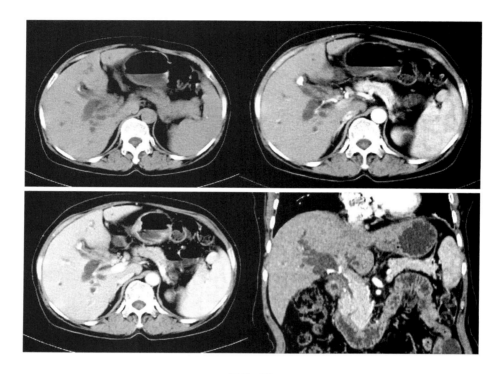

图 5-52

CT 表现   平扫见肝内胆管软藤样扩张达肝门部，肝外胆管未见明显扩张，增强后动脉期肝门部左右胆管汇合处见强化影，以门脉期明显强化。胆囊缩小，囊壁不均匀增厚，增强后动脉期囊壁轻度强化，不规则增厚，门脉期囊壁强化明显，呈结节状，内见阳性结石影。胰腺未见异常密度影，胰管无扩张；脾脏略增大，密度均匀；腹腔未见积液，腹膜后未见肿大淋巴结（图 5-52）。

CT 诊断   梗阻性肝内胆管扩张，梗阻平面在肝门，考虑胆管恶性肿瘤可能。胆囊炎，胆囊结石。

病理诊断   肝门高分化胆管细胞癌侵犯胆囊，胆囊结石。

分析   见病例 53。

病例 53   肝门胆管癌

病史   男，52 岁。皮肤瘙痒 3 个月，尿黄、纳差、乏力半月余。皮肤巩膜轻至中度黄染，见肝掌，肝区叩痛。CA199 升高。

CT 表现   肝脏体积外形如常，肝内见胆管轻度扩张达肝门部，肝外胆管无扩张，增强后动脉期肝门部胆管环状强化，管壁增厚，管腔窄，冠状位重建后见肝外胆管局限性增厚，管腔狭窄。门脉期持续强化，轮廓变清，中心密度略低，腹膜后未见淋巴结肿大，腹腔内未见积液（图 5-53）。

CT 诊断   胆管梗阻，梗阻平面在肝门部胆管，考虑胆管癌可能性大。

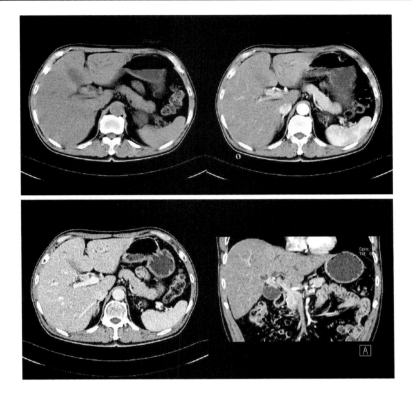

图 5 – 53

病理诊断　肝门部胆管中度分化腺癌，浸润全层。

分析　胆管癌发病原因不明，可能与结石的慢性刺激有关，胆管癌在病理上分 3 型：乳头型、结节型、浸润型，以浸润型生长常见，沿胆管壁而向上下方扩散性生长。根据发生的部位分为 4 型：① 周围型：肿瘤位于肝内较细小的胆管，又称胆管细胞型肝癌；② 肝门型：肿瘤位于肝门附近较大的胆管；③ 肝外胆管型：即胆总管型；④ 壶腹型：肿瘤位于胆总管下端壶腹区。

肝门部胆管癌是指发生在左右肝管及其汇合部和肝总管上段 2cm 内的癌肿，肝门部胆管癌占胆管癌发生率的 40% ~75%。肝门部胆管癌因其生长方式的不同而有相应的 CT 表现，浸润性生长的肿瘤一般体积较小，平扫仅表现肝门部结构不清，明显扩张的肝内胆管或左右肝管突然中断，增强后扩张的肝内胆管更清楚，少数可见密度不均减低的肿块影，有时在增强后可见阻塞近端肝外胆管或左右肝管壁增厚，此种表现有利于胆管癌的诊断。胆管癌所致壁的增厚，多呈偏心增厚，最厚可达 5mm。鉴别方面要与胆管炎、转移性胆管癌和胆管癌栓鉴别。

病例 54　胆囊癌（1）

病史　男，56 岁。反复剑突下痛 7 年余，加重 20 天，黄疸 10 天。

CT 表现　肝内胆管明显扩张，肝实质未见异常密度影。胆囊增大，壁厚，胆囊底部可见一类圆形高密度结节，近颈部见等密度结节，增强后动脉期胆囊内结节增大有强化，门脉期胆囊内多结节强化影，延迟期更明显，胆囊壁有强化，与邻近脏器分界不清，肝门区肝外胆管明显扩张，胆总管下段管腔正常。胰腺、脾脏、双肾形态大小及内部密度未见异常；腹腔未见积液，腹膜后未见肿大淋巴结（图 5 – 54）。

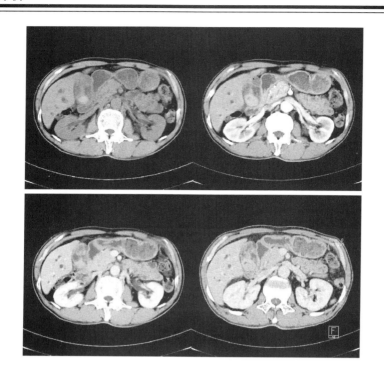

图 5 - 54

CT 诊断　① 胆囊癌可能大，并肝内外胆管扩张；② 胆囊结石并慢性胆囊炎。

病理诊断　胆囊中分化管状腺癌，并肝及胆总管中下段浸润转移，侵及胰头。

分析　见病例 55。

病例 55　胆囊癌（2）

病史　男，63 岁。反复腹痛 3 个月，加重半个月。查体：剑突下及右上腹压痛，Murphy（＋）。

CT 表现　肝脏左内叶可见一低密度团块影，其边界模糊，形状欠规则，大小约 7cm×7.7cm。平扫呈等低密度，增强后动脉期强化不明显，门脉期病灶较前强化，呈环状强化，病灶边界不清。胆囊显示不佳，胰腺、脾脏、双肾形态大小及内部密度未见异常；腹腔未见积液，腹膜后未见肿大淋巴结（图 5 - 55）。

CT 诊断　肝左内叶病灶，考虑：① 胆管癌；② 胆囊癌。

病理诊断　胆囊低分化腺癌，浸润肝脏。

分析　胆囊癌是胆系恶性程度最高的肿瘤之一，其病因不明，一般认为可能与胆囊炎、胆结石的慢性长期刺激导致胆囊黏膜增生不良有关。

胆囊癌的组织类型很多，80%～90% 为腺癌，其次为鳞癌和其他类型。其生长方式可分为浸润型、乳头状型、黏液型。浸润型占 70%，乳头状型占 20%，黏液性较少见。直接浸润肝脏最为常见，也可淋巴结转移和血行播散。

根据不同的病理类型 CT 表现不同，可分 4 种：① 浸润型，胆囊壁局限性或不均匀性弥散增厚，边缘毛糙，凹凸不平，囊壁消失，与肝脏分界不清。② 结节型，囊壁向腔内突起的乳头状或菜花状肿物，增强后动脉期明显强化，门脉期持续强化，伴有囊壁增厚。③ 肿块型，胆囊窝内实质性不均匀密度肿块，胆囊腔显示不清或消失。④ 梗阻型，较多见于胆囊颈肿瘤，早期引起胆囊管阻塞，胆管扩

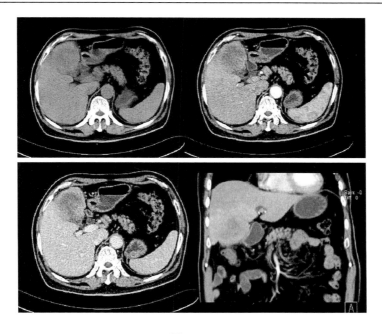

图 5 - 55

张，可是胆囊积液增大或萎缩变小，增强后胆囊颈或胆囊管处结节影，胆囊壁不均匀性明显增厚，囊腔显示不清。

鉴别诊断：胆囊癌累及肝脏需与原发性肝癌侵犯胆囊鉴别，前者伴有胆管扩张的概率高于肝癌；胆囊癌强化明显，持续时间长，软组织内可见结石影，胆囊癌侵犯门脉形成癌栓的概率明显低于肝癌。与胆囊炎鉴别：胆囊癌壁不均匀增厚，结节状，增强后囊壁明显持续强化，常直接侵犯肝脏，肝内出现结节状转移灶。

病例 56 胰腺、双肾多发囊肿

病史 男，70 岁。确诊肝癌，入院治疗。

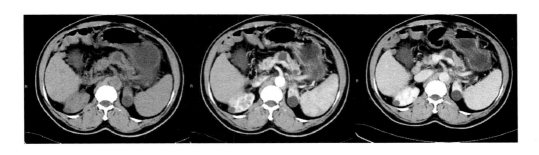

图 5 - 56

CT 表现 平扫胰腺体部见囊状低密度灶，双肾上极见囊状病灶，增强后见上述囊性病灶无强化，同时见胰尾部一无强化的较小囊性病灶；上述各囊肿未见明确囊壁，边界光滑锐利（图 5 - 56）。

CT 诊断 胰腺多发囊肿，双肾多发囊肿。肝癌（本病例未给出肝癌层面的图）。

最后诊断 胰腺，双肾多发囊肿。

分析 胰腺囊性病变依据囊壁有无上皮组织将其分为假性囊肿、真性囊肿和囊性肿瘤，另外还有良性、恶性肿瘤囊性变及脓肿。本组资料以假性囊肿最多，囊性肿瘤次之，真性囊肿最少。

胰腺真性囊肿十分罕见，内衬单层立方上皮。一类为先天性，由胚胎管道残基发展而来，与胰管不相通，常伴随多囊肾、肝或 VHL 综合征，CT 表现为单发或多发囊性病灶，胰腺本身常无胰腺损伤或胰腺炎征象，确诊主要依赖组织病理学检查和特殊临床资料。另一类为潴留性囊肿，继发于胰腺占位性病变致使胰管被堵塞，胰腺可见原发性病变。

鉴别诊断：胰腺假囊肿，CT 表现为胰腺或胰周囊性病灶，常为单房液性密度，部分可有分隔和钙化，也可因含血性物质或蛋白质坏死碎片等而密度较高，增强后无增强，CT 对胰腺假囊肿的诊断准确率达 98.1%。胰腺损伤后不仅有严重出血，而且含有高浓度胰淀粉酶胰液、渗出液、血液和坏死物积聚于胰周围并与胰管相通，使体积逐渐增大，被周围组织包裹，在胰腺内外形成具有纤维包膜的胰腺假囊肿，囊壁内衬无完整上皮，也无分泌功能，故称假性囊肿。

病例 57　胰体实性假乳头状瘤

病史　男，33 岁。体检发现胰腺占位病变 3 天。

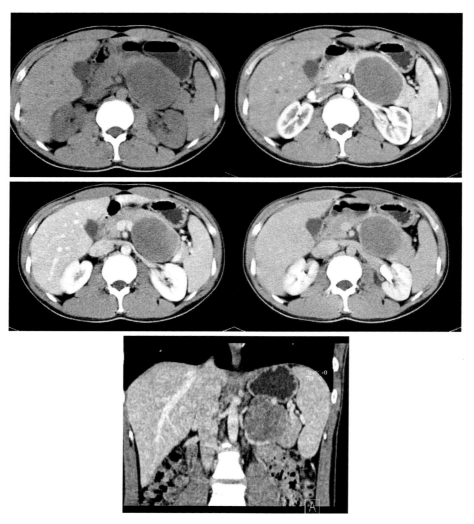

图 5-57

CT 表现　胰腺体尾部可见一类圆形囊性病灶，大小约 5.1cm×6.8cm×5.9cm，壁菲薄光滑，其内密度均匀，CT 值约 34HU，增强后动脉期病灶强化不明显，门脉期囊壁见轻度强化，病灶边界光整，周围脾静脉及左侧肾静脉受压改变，肝脏、胆囊、脾脏、双侧肾脏未见明显异常（图 5 - 57）。

CT 诊断　胰体尾部囊性病灶考虑为良性病变，囊腺瘤可能性大。

病理诊断　胰体尾部实性假乳头状瘤。

分析　见病例 58。

病例 58　胰腺实性假乳头状瘤

病史　女，34 岁。反复上腹痛 4 年，再发伴左上腹肿物 7 天。外院 B 超诊断为"左上腹实质性包块"。

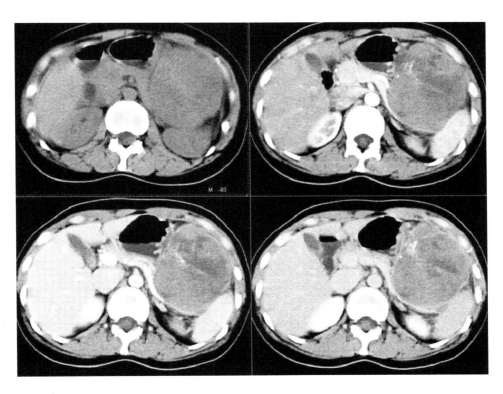

图 5 - 58

CT 表现　胃脾间隙内见一大小约 13.6cm×8.3cm×9.7cm 巨大软组织包块，密度不均匀，内见散在多发大片更低密度区，增强后动脉期实质部分中度均匀强化，其内更低密度影未见强化，门脉期及延迟期持续强化，包块边界较清楚似有包膜，邻近胃、脾脏、胰腺及左肾受压推移（图 5 - 58）。

CT 诊断　胃脾间隙巨大软组织包块，考虑胃肠道来源间质瘤可能。

病理诊断　胰腺实性 - 假乳头状瘤。

分析　胰腺实性假乳头状瘤（solid - pseudopapillary neoplasm）又名胰腺乳头状囊性肿瘤、胰腺实性乳头状上皮性肿瘤、胰腺囊实性腺泡细胞瘤、胰腺假乳头状囊性及实性瘤等。多数学者认为本病为良性肿瘤，但具有潜在的恶性倾向，或属于低度恶性肿瘤。

胰腺实性假乳头状瘤好发于女性，且以年轻女性多见，发生于男性及老年女性者其恶性程度高于年轻女性患者，肿瘤可发生于胰腺任何部位，胰体及胰尾多见。胰腺实性假乳头状瘤瘤体较大，常呈圆形、椭圆形或结节状，93.2%有完整包膜且边界清楚，肿瘤借纤维性包膜与正常胰腺组织相分隔。组织学上肿瘤由实性区、乳头区和囊性区混合组成。

　　CT表现为境界清楚的胰腺囊实性肿块，瘤体较大，内无分隔，增强后动脉期囊内乳头状实性结构和壁结节呈中高强化，门静脉期肿瘤强化略高于动脉期，但强化程度均低于正常胰腺组织。少数囊壁可钙化，可有瘤内出血及坏死灶，或表现为完全实性。

　　鉴别诊断：

　　（1）无功能性胰岛细胞瘤：无功能性胰岛细胞瘤增强后强化程度明显高于前者，也常见囊性变、出血和钙化，其囊实性部分区分布，不同于胰腺实性假乳头状瘤的混合分布，无壁结节等。部分病例很难鉴别。

　　（2）囊腺瘤或癌：多个增强的分隔和内部实性结节是其典型影像表现，分隔和实性部分边界清楚。囊壁厚薄不均，一般厚度>3mm，可有钙化或无钙化，增强扫描囊壁、间隔、壁结节可强化。如肿瘤较大，形态不规则，囊壁或分隔较厚，肿瘤内出现实性的乳头状结构等均应考虑为癌。

　　（3）胰腺假性囊肿：常有胰腺炎病史，病灶多呈圆形、类圆形，囊壁薄而均匀，没有壁结节，无分叶状改变。囊内无分隔和乳头状软组织影，增强后囊壁可强化，但囊内无絮状或乳头状突起强化。当假性囊肿内有出血、感染、坏死组织时或囊壁增厚时鉴别困难，必须依靠活检确定诊断。

病例59　胰尾内分泌肿瘤——VIP瘤

　　病史　女，48岁。因"子宫内膜异位"住院治疗期间行腹部B超发现胰腺肿物。CA199正常。

　　CT表现　胰腺尾部可见巨大肿块，大小9.5cm×7.3cm，平扫混杂密度，增强动脉期可见多量杂乱血管团影，供血动脉主要为脾动脉和肠系膜上动脉的粗大分支；门脉期可见多个团状显著增强结节，强化程度接近血管，延迟3min呈混杂密度下降；肿块与邻近结构分界尚清，肿块左侧腹膜下胃周多见静脉迂曲增粗，引流进入胃网膜右静脉。脾静脉近段截断。左侧肾前筋膜增厚。腹膜后未见明显增大淋巴结影（图5-59）。

　　CT诊断　胰尾部富血供肿瘤性病变，考虑：① 实性假乳头状瘤；② 血管肉瘤；③ 不排除血管畸形并血管瘤。

　　病理诊断　胰尾内分泌肿瘤——VIP瘤。

　　分析　胰腺内分泌肿瘤（pancreatic endocrine tumor，PET）是一组源于胰岛细胞的疾病，占胰腺肿瘤发病率的0.1%~0.3%，通常分为功能性和无功能性两大类。功能性胰内分泌肿瘤主要包括胰岛素瘤、胃泌素瘤、舒血管肠肽瘤（VIP）、高血糖瘤、生长抑肽瘤、胰多肽瘤、生长激素释放因子瘤和神经降压肽瘤等。国外文献报道中以胰岛素瘤40%，胰多肽瘤30%，胃泌素瘤20%较多见，胰高血糖素瘤1%少见，VIP瘤与胰腺类癌更为罕见。

　　血管活性肠肽瘤（VIP瘤）于1958年Verner—Morrison首先报道，是起源于胰岛的D_1细胞的内分泌肿瘤，90%VIP瘤发生在胰腺，其中一半为恶性，并可发生转移，多数肿瘤直径大于3cm，约80%的肿瘤发生在胰尾部。发病年龄以中年居多，女性多于男性，临床以低钾、低氯、水样便为特征，监测血清VIP值升高，结合典型的综合征表现，一般不难诊断，但也有些病例临床表现不典型。VIP瘤除起于胰岛外，还可见于神经节、神经母细胞瘤及嗜铬细胞瘤等。

　　胰腺功能性肿瘤CT平扫密度常呈等低密度，增强后动脉期肿瘤呈明显均匀强化，结合典型临床表现和实验室检查，诊断比较容易。

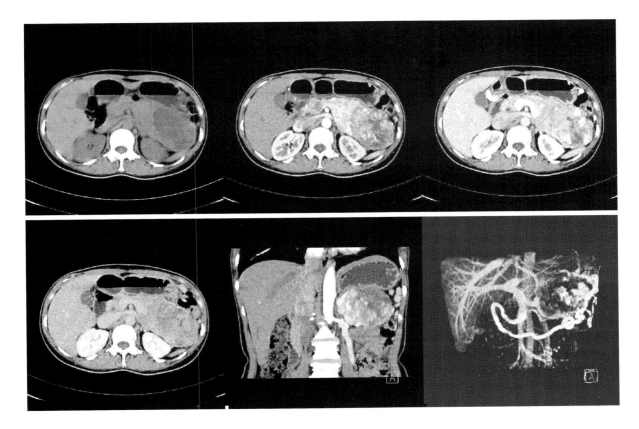

图 5 - 59

病例 60　胰尾部无功能性内分泌肿瘤

病史　女，33 岁。无症状，体检 B 超发现左上腹胰体尾部混合性包块。去年体检未见异常。

CT 表现　胰尾部见 10.4cm×8.9cm 大小囊实性肿块，增强后动脉期病灶实性部分明显强化，门脉期持续强化，病灶包膜有强化，边界清（图 5 - 60）。

CT 诊断　左上腹肿块，考虑来源于胰腺，胰尾囊腺瘤可能性大。

病理诊断　胰尾部无功能性胰腺内分泌肿瘤（潜在恶性，请临床密切随访观察）。

分析　无功能性胰岛细胞瘤由于不具有特异性的生物学功能，临床上无明显内分泌功能紊乱的症状，无功能性胰岛细胞瘤虽无功能，但并不代表其不分泌激素，只是分泌激素量过少、分泌物质无功能或肿瘤细胞功能缺陷，只合成但不能释放激素。因此，早期常无症状，须待肿瘤生长至一定大小、压迫周围邻近脏器和结构，方可产生相应的临床症状。所以，当临床发现时，肿瘤常较大。

胰腺非功能性内分泌肿瘤平扫肿瘤常呈低密度或混合性低密度改变，并且在肿瘤中心部分可见更低密度的坏死和囊变区，增强后实质部分呈明显均匀的强化，坏死、囊变区无强化，非功能性胰内分泌肿瘤发生钙化，有助于胰腺非功能性内分泌肿瘤的诊断。

鉴别诊断；胰腺癌常呈围管性浸润和嗜神经生长的特征，因此，常常向胰腺后方生长。而非功能性胰内分泌肿瘤无明显的围管性浸润和嗜神经生长的特性，虽然肿瘤生长至很大，但常常无明显的胰腺管和胆总管的受累而扩张，无功能性胰内分泌肿瘤生长方式呈膨胀与外生性生长，常压迫或推移周围邻近的组织和血管，而非直接侵犯。还需要与胃肠道（如平滑肌肿瘤）、腹腔和后腹膜来源的肿瘤侵犯胰腺进行鉴别。

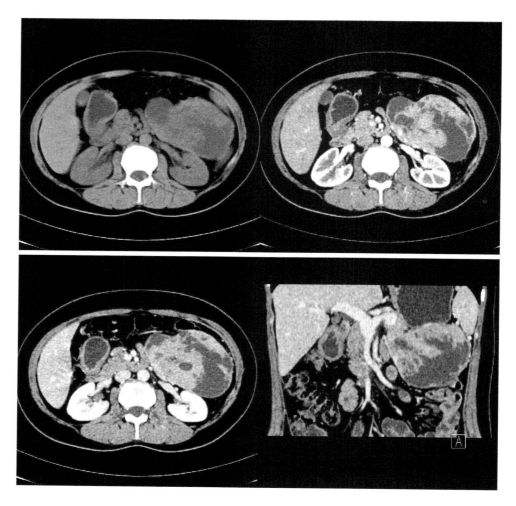

图 5 – 60

病例 61 胰 体 尾 癌

病史 男，66 岁。上腹疼痛 1 个月余，隐痛伴饱胀、纳差、泛酸等。

CT 表现 胰腺尾部较头颈部增大，密度减低，增强后病灶区无明显强化，病灶与脾静脉分界不清，病灶边界清，胰周未见异常密度影，腹腔无积液，腹膜后未见明显增大的淋巴结影，肝脏、脾脏及双肾未见异常密度灶（图 5 – 61）。

CT 诊断 胰体癌。

病理诊断 胰体、胰尾导管腺癌，中度分化，浸出胰腺包膜。

分析 见病例 62。

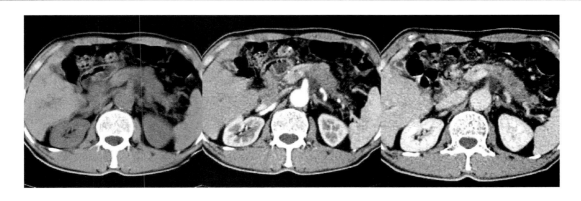

图 5 - 61

病例 62　胰腺体尾腺癌，侵及脾脏、结肠

病史　男，74 岁。上腹隐痛伴黑便呕血 9 个月，加重 2 天。无发热，无食欲减退。外院 CT 示"胰脾间肿物与肠管鉴别"。实验室检查：CA125 稍高 46.97U/mL，CA199 升高 394.65U/mL。

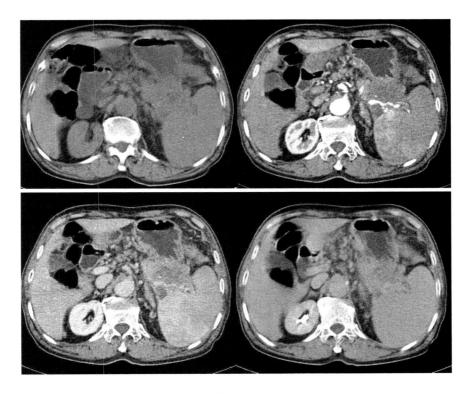

图 5 - 62

CT 表现　肝叶比例失常，右叶体积稍小，肝缘轮廓光整，平扫未见异常密度灶，增强动脉期肝实质密度不均，门脉期为等密度。胰腺体积萎缩，胰尾显示不清，胰尾脾门区可见不规则软组织肿块影，大小约 5cm×4.5cm×4.2cm，密度不均，其内可见多发囊性低密度区，浸润性生长，与胃体后壁及脾门实质均分界不清，脾实质被侵犯。增强后肿块实质部分不均匀轻度强化，门脉强化较前增加，囊性部分无明显强化。肿块包绕脾动脉、静脉，动脉扭曲、僵硬、变细，未见截断，脾静脉闭塞。脾

脏增大，脾脏前分可见楔形低密度。食管下端、贲门区小网膜囊区见较多迂曲血管影（图 5 - 62）。

CT 诊断

（1）胰尾脾门区恶性肿瘤，考虑来源于胰腺可能性大，肿瘤侵犯脾实质及脾门血管致脾动脉扭曲、变细，脾静脉闭塞。

（2）脾脏淤血肿大，脾前分梗死。

（3）肝叶比例失常、食管胃底静脉曲张，提示肝硬化，请结合临床。

病理诊断　胰腺体尾部中分化腺癌，侵及脾脏（脾门处）、结肠组织。

分析　胰腺管上皮细胞癌简称胰腺癌，占胰腺恶性肿瘤的 95%。好发年龄段 40~80 岁，男女比例 1.5∶1。胰腺癌具有围管性浸润和嗜神经生长的生物学特性，在胰头癌较早引起胰腺管和（或）胆总管的扩张、胰腺的萎缩，继而造成胰液和胆汁分泌障碍，导致黄疸是病人较早就诊的原因，所以胰头癌发现时常较胰体尾癌小。

胰腺癌 CT 表现为胰腺肿块，平扫为等密度，增强后动脉期为均匀或不均匀低密度，门脉期仍为低密度，周边部分呈等密度。胰尾癌尚可侵犯脾门及其静脉，引起肝外性门脉高压，即脾静脉分支与胃底和食管下端的静脉相吻合，而致食管胃底静脉曲张。胰腺癌常见的转移器官为肝脏转移；可直接侵犯门脉系统的血管，可发生胰腺周围淋巴结转移，发生腹膜种植也比较常见，但常常并发腹水。

鉴别诊断：慢性胰腺炎可出现胰腺局部增大，但增强后动脉期和门脉期较均匀一致，无明显低密度区，出现胰腺实质钙化，肾周筋膜增厚、假囊肿形成。胰腺囊腺瘤为囊实性肿块，增强后囊壁结节明显强化。胰腺功能性肿块，在动脉期和门脉期均表现为明显强化改变，且持续时间长。对于胰腺无功能腺瘤，早期无症状，肿瘤常常较大，其内或中央常有较大坏死区，与胰尾癌鉴别有时困难，确诊依靠病理诊断。

病例 63　胰头腺癌

病史　女，60 岁。皮肤黄染，B 超示：胆总管扩张。CA19 9：109.48（0~37U/mL）。外院电子十二指肠镜：乳头部梗阻，肿瘤不排除。B 超示：肝内外胆管扩张，胆总管下段低回声光团。

CT 表现　肝内胆管轻度扩张，肝外胆管扩张向下达胰头水平，胰头增大不明显，增强后动脉期见胰头内后方低密度结节，门脉期仍无强化，胰腺管扩张，胰腺体尾部萎缩。胆囊增大，壁不厚。腹膜后未见明显增大淋巴结影（图 5 - 63）。

CT 诊断　梗阻性黄疸，梗阻平面在壶腹部，未见明确结石或肿瘤征象，考虑炎性病变所致可能性大，建议进一步行 ERCP 检查。

病理诊断　胰头中分化腺癌，浸润十二指肠黏膜，黏膜肌层。胰头部肿物 3.5cm × 2.5cm × 2.0cm，质脆，与十二指肠壁紧密粘着，壶腹部结构破坏。

分析　小胰腺癌，是指肿瘤直径小于或等于 2.0cm，平扫往往呈等密度，难以鉴别，但其引起的间接征象十分重要，表现为肿瘤远端胰腺萎缩，胰腺管可有不同程度的扩张，同时还可见胆总管和肝内胆管扩张以及胆囊增大等。增强后动脉期和门脉期由于强化的胰腺十分明显，而无强化的胰腺管显示更加清楚。

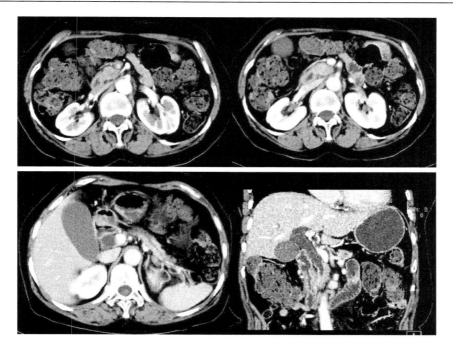

图 5 - 63

病例 64　　胰头黏液性囊腺癌

病史　男，65 岁。上腹部不适伴皮肤黄染、尿黄 1 个月余。外院 CT 检查示：胰头占位，梗阻性黄疸。

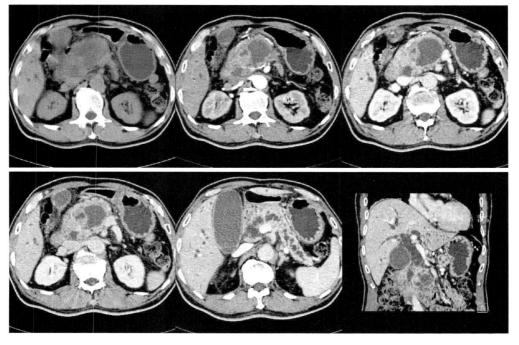

图 5 - 64

CT 表现 胰腺头颈部较大肿块，中心密度较低，边界清，增强后动脉期病灶实质部分及囊壁明显强化并见部分细小血管明显强化与肿瘤分界不清，门脉期和延迟期病灶持续强化，肝内胆管扩张，肝外胆管扩张达胰腺水平，胰管扩张，胆囊增大，腹膜后未见明显增大淋巴结影，腹腔内无积液影（图 5 – 64）。

CT 诊断 胰头占位，梗阻性黄疸。

病理诊断 胰头高分化黏液性囊腺癌，十二指肠壶腹部与肿物交界处肌层见癌浸润。

分析 胰腺囊性肿瘤较少见，约占全部胰腺肿瘤的10%，包括浆液性囊腺瘤、黏液性囊腺瘤、导管内黏液乳头状瘤、实质性乳头状上皮瘤等。

黏液性囊腺瘤也称大囊腺瘤，肿瘤内含有黏液，是一种良性但具有高度潜在恶性的肿瘤，瘤体较大，癌的可能性也越大。发病年龄以中年女性多见，临床上早期多无症状，随着肿瘤增大，可出现上腹部疼痛、腹部包块等症状。有认为囊腺瘤和囊腺癌为病变发展的两个阶段。

黏液性囊腺肿瘤 CT 表现为边界清楚的圆形或卵圆形囊实性肿块，多分叶状，囊壁较厚，平扫呈低密度，增强后肿瘤壁、纤维间隔和实性部分均较明显强化。如果出现以下征象要考虑囊腺癌：肿块边界不清，对周围组织器官有侵犯；囊性病变内出现较多软组织肿块明显强化；囊壁厚度大于1cm或厚薄不均；囊内间隔不规则；肿瘤直径大于8cm；出现周围血管浸润包埋或远处转移。

病例 65 脾 脏 结 核

病史 男，26 岁。肺结核病史。

CT 表现 平扫肝脏未见异常密度灶，肝包膜下、胃周、脾周多发淋巴结肿大，腹膜增厚，凹凸不平，增强后上述结节环状强化，脾脏不大，其内见类圆形低密度灶，增强后低密度灶无强化，边界显示更清（图 5 – 65）。

CT 诊断 结合病史考虑弥散性腹膜结核、腹腔淋巴结结核，脾脏低密度灶，考虑脾结核，建议抗结核治疗后复查。

病理诊断 脾结核。

分析 脾结核主要是结核分支杆菌经血液播散的结果，在脾脏内形成结核肉芽肿，几个结核结节融合成较大结节，病变进一步发展可发生干酪坏死，部分干酪病灶发生软化或液化，形成半流体或液体物质。脾脏结核常合并多脏器结核，如肺结核、结核性腹膜炎、肝脏结核、单纯脾脏结核几乎没有。

脾脏结核的 CT 特点：脾脏结核主要表现为大小不等的低密度结节，平扫显示不清楚。小于1.0cm的病灶显示欠清楚，较大病灶可显示，但边缘模糊不清，增强薄层扫描显示病灶无强化，境界显示清晰，但病灶边缘明显不规则。另外结核病灶的簇状是脾脏结核的一个特点。

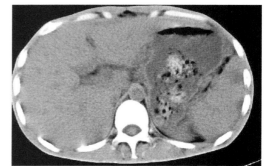
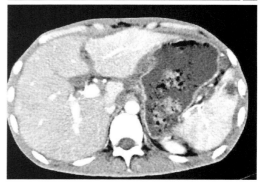
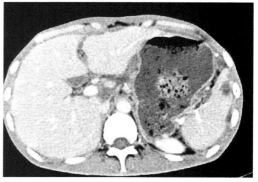

图 5 – 65

如果脾脏内大小不等的低密度结节灶，增强后无强化，境界显示清晰，但病灶边缘明显不规则的表现，同时合并有多脏器结核特点，特别是合并粟粒性肺结核或（和）结核性腹膜炎时，对脾脏结核的诊断很有帮助。

鉴别诊断：脾脏结核主要与脾脏囊肿和其他良恶性脾脏病灶鉴别，脾脏囊肿虽然也表现为囊性且无强化，但脾脏囊肿病灶边缘光滑整齐，与脾脏结核病灶边缘规则不同，同时后者易合并多脏器结核可以帮助诊断。其他良性或恶性病灶平扫及增强以实性为主，增强扫描病灶有程度不等强化，结合临床不难与脾脏结核鉴别。

病例 66　脾脏肌纤维母细胞瘤

病史　男，36 岁。左上腹胀痛 3 个月，体检发现脾肿块 1 天，患者肥胖，长期脂质高，尿酸高。

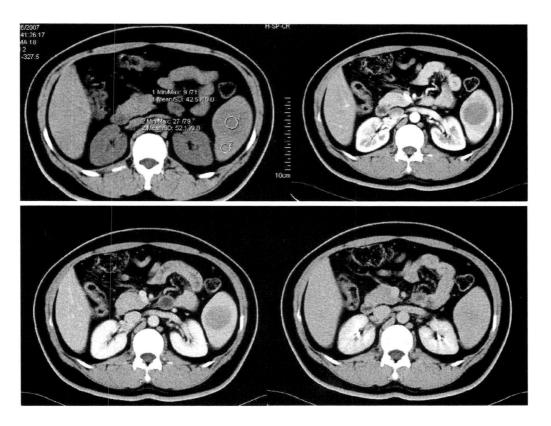

图 5 - 66

CT 表现　脾脏形态大小未见明显异常，脾脏中下部见大小约 4.1cm×3.9cm 低密度肿块，边界欠清，其内密度较均匀，增强后病灶于动脉期边缘轻度环形强化，病灶密度均匀，门脉期病灶内未见异常强化（图 5 - 66）。

CT 诊断　脾脏中下部占位性病变，考虑淋巴瘤可能性大，请结合临床相关检查以明确，必要时行 MRI 检查。

病理诊断　脾脏肌纤维母细胞瘤。

分析　脾脏肌纤维母细胞瘤的最早报道是在 1939 年 Brunn 报道 2 例肺的梭形细胞良性肿瘤。一直以来，人们普遍认为梭形细胞是炎症后增生反应，为非肿瘤性病变，采用易于理解的"炎性假瘤"来冠名。直至 1984 年，有学者在研究肺浆细胞肉芽肿与组织细胞瘤的相互关系时指出，两者是相同组织发生的复合体。最近 WHO 软组织肿瘤国际组织学分类专家组建议将其命名为炎性肌纤维母细胞瘤（IMT）。

脾脏炎性肌纤维母细胞瘤的临床特点：发病年龄范围较广，多见中年人，男女无明显差异，临床表现常起病隐匿，可有左腹不适，脾大，消化道症状，伴发热、体重下降等非特异性症状。腹部超声、CT 扫描、MRI 检查时发现脾内占位，常被误诊为恶性肿瘤。

脾脏 IMT 是以炎症为背景、肌纤维母细胞增生为主的一种肿瘤性病变，其病因尚不明确，文献报道其可能与下列因素有关：① 与自身免疫反应有关；② 是一种内源性或外源性过敏原引起的变态反应；③ 外伤、贫血等因素引起的反应性改变。也有报道发生于肝脾的 IMT 可能与 EBV 感染有关。

病理学特征：为脾内局限性或多结节的实性肿块，压迫脾组织形成假包膜，大小从不足 1～20 cm 不等，切面灰白、灰黄或棕褐色，质地中等，可伴有不规则坏死。组织学上将它分成 3 种组织亚型：① 黏液样/血管型；② 丰富梭形细胞型；③ 少细胞纤维型。实际上每例均为混合存在，以上分型有助于认识它的形态变异，利于正确诊断。

病例 67　脾脏非霍奇金淋巴瘤

病史　男，58 岁。反复畏寒发热伴咳嗽、咳痰 2 周，体温最高 40°C。入院后进行性贫血，血小板 < 70 × 10^9/L，Hb 70g/L。浅表淋巴结阴性。骨穿提示：骨髓增生活跃，片中偶见瘤细胞样淋巴细胞，提示淋巴瘤可能。

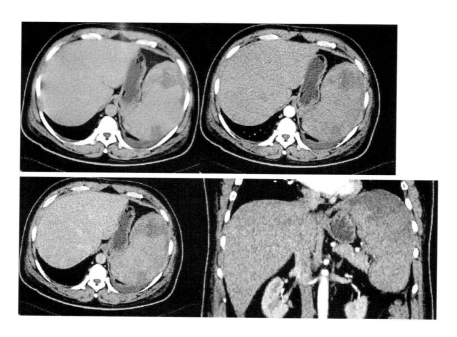

图 5 - 67

CT 表现　脾脏增大，密度不均，平扫见脾脏内多个斑片状低密度区，增强后动脉期病灶无强化，门脉期病灶边界更清，肝脏未见异常密度影，腹腔内及腹膜后未见明显增大淋巴结影，腹腔无积液影。左侧胸腔少量积液影（图 5 – 67）。

　　CT 诊断　脾脏弥散肿大并多发低密度区，淋巴瘤可能性大，左侧少量胸水。

　　病理诊断　脾脏病理性增大，约 20cm×15cm×8cm，多发结节，与膈肌粘连紧密，肝轻度脂肪变性脾非霍奇金淋巴瘤，B 细胞型。

　　分析　见病例 68。

病例 68　淋巴瘤并肝脏、脾脏及腹腔和腹膜后淋巴结浸润

　　病史　女，35 岁。扁桃体淋巴瘤化疗后 11 个月余，腹部淋巴瘤浸润。

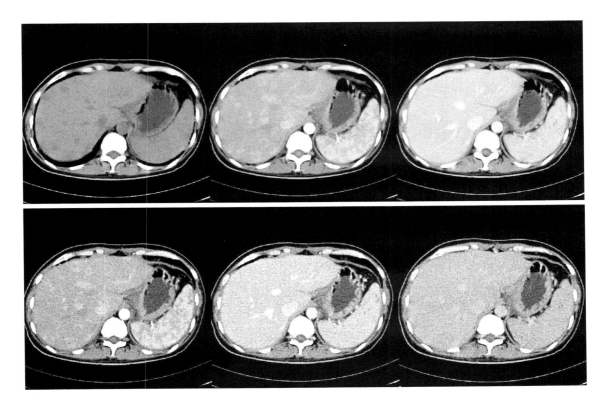

图 5 – 68

　　CT 表现　肝脏饱满，平扫肝内弥散分布大小不等低密度结节，增强后结节轻度强化，门脉期肝内结节相对等密度，肝实质密度显示尚均匀，脾脏略有增大，增强后其内多发小结节灶无强化，门脉期多发小结节显示更清晰。小网膜囊及腹膜后见多发增大淋巴结影，腹腔无积液征（图 5 – 68）。

　　CT 诊断　淋巴瘤肝脏、脾脏及腹腔和腹膜后淋巴结浸润。

　　病理诊断　淋巴瘤肝脏、脾脏及腹腔和腹膜后淋巴结浸润

　　分析　脾脏淋巴瘤分为原发恶性淋巴瘤和全身恶性淋巴瘤脾脏浸润两种。据统计恶性淋巴瘤脾脏浸润的发生率为 40%～70%，病理上分为 4 型：均匀弥散型，粟粒结节型，巨块型和多肿块型。

　　临床表现脾脏肿大和因脾脏肿大造成的压迫症状，如上腹不适、食欲不振、低热等。

　　原发性脾脏恶性淋巴瘤的均匀弥散型和粟粒结节型在 CT 表现很难与脾脏淋巴瘤浸润区别，以脾脏增大为主要表现，往往不能显示其密度差异。巨块型和多肿块型在 CT 上除表现脾脏增大外，还可

见脾脏密度不均匀，有单发或多发低密度肿块，边缘模糊不清，增强后肿块与正常脾脏组织密度差别较大，病变显示更清楚。

淋巴瘤浸润腹部脏器者以实质脏器为主，常见于肝脏、脾脏，少见的有肾脏、胰腺和胃肠道等，可以单独浸润一个脏器或多个脏器同时受累，特别在病变中晚期以多脏器受累为多。CT 检查时往往发现肝脏、脾脏均受累。常有脾门腹膜后淋巴结增大。

脾脏淋巴瘤与脾脏转移瘤和血管瘤鉴别，转移瘤常有原发癌的病史，多数在脾脏转移的同时有肝脏的转移。脾脏血管瘤增强早期病灶边缘明显强化，延迟扫描病灶充填呈等密度。

病例 69　腹腔、腹膜后弥散性淋巴瘤

病史　男，31 岁。锁骨上淋巴结增大。

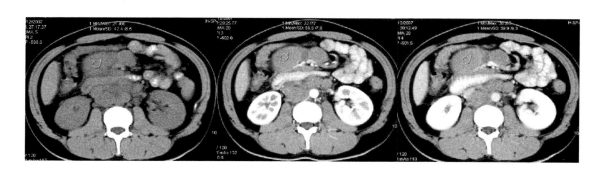

图 5 – 69

CT 表现　中腹部腹膜腔及腹膜后见大小不等软组织结节影，增强后病灶轻度均匀强化，门脉期持续强化，大小不等结节部分融合，对周围肠管挤压，对大血管包绕，无侵蚀，腹腔内无积液，肝脾不大，密度均匀，未见异常密度灶，双肾未见异常（图 5 – 69）。

CT 诊断　腹腔、腹膜后多发肿大融合淋巴结，考虑淋巴瘤，结合体查锁骨上淋巴结肿大，建议穿刺病理确诊。

病理诊断　腹腔、腹膜后弥散性大 B 细胞淋巴瘤。

分析　见病例 70。

病例 70　左下腹淋巴瘤

病史　男，56 岁。发现左腹包块 1 天。

CT 表现　左侧腰大肌至左侧髂腰肌内侧见长梭形肿块。肿块边界清晰，有分叶，肿块在髂总动脉及左髂外动脉旁下行至耻骨上方。平扫肿块密度均匀，增强后肿块明显均匀强化，肿块包绕髂外动脉起始段。并见左腹股沟多个大小不等的淋巴结影，边界清晰，增强后均匀强化。膀胱形态如常，膀胱壁不厚，膀胱内未见异常密度病灶。膀胱周围脂肪间隙清晰。肠管无明显扩张，肠壁无明显增厚（图 5 – 70）。

CT 诊断　左侧腹膜外肿块，考虑淋巴结肉芽肿性病变，建议再次穿刺活检除外淋巴瘤及转移瘤。

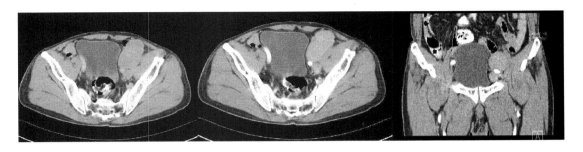

图 5 - 70

病理诊断　左下腹滤泡性淋巴瘤，结节为主型，Ⅲ级（以大细胞为主）。

分析　见病例 71。

病 例 71　腹膜后淋巴瘤

病史　男，41 岁。发现后腹膜肿物 1 个月。原有肝硬化，脾切除病史。

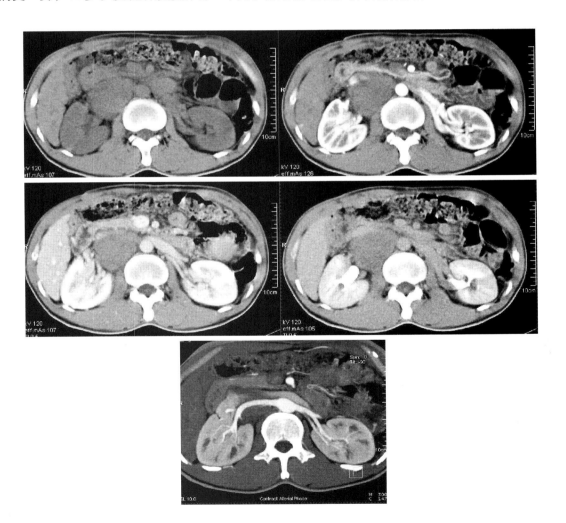

图 5 - 71

CT 表现   右肾中极内侧腰大肌前缘见较大软组织肿块，密度均匀，边界清，增强后病灶轻度均匀强化，肾血管受压向前推移，肿块与邻近脏器及大血管分界清，无明显侵及征象。腹腔无积液征（图 5 - 71）。

CT 诊断   中腹部腹膜后原发肿瘤，神经源性肿瘤可能性大。

病理诊断   腹膜后弥散大 B 细胞性 NHL。

分析   恶性淋巴瘤是淋巴网状系统的系统性恶性增生性疾病，分为霍奇金病（HD）和非霍奇金淋巴瘤（NHL）。HD 和 NHL 多数不发生坏死。仅少数组织类型出现坏死，或肿瘤较大时因血供不足才发生坏死，因此 CT 图像上淋巴瘤的淋巴结大多密度均匀，显微镜下的小灶坏死，CT 扫描亦不易显示其密度差。

CT 表现：① 孤立肿块型。包括单发淋巴结肿大和多发淋巴结肿大融合成孤立单一团块灶。其 CT 特点是肿块巨大，绝大部分 >5.0cm，呈类圆形（单发淋巴结肿大）或分叶状均匀密度肿块，并呈均匀强化。少数病灶密度不均匀，增强后呈环形或不均匀强化，但所有病灶边缘非常清楚。多发淋巴结肿大融合后可包埋肠系膜血管、腹主动脉及下腔静脉等，形成"血管包埋征"，该征象具有一定特征性。② 多发结节型。最常见，为腹内区域性淋巴结肿大，多数为密度均匀的肿大淋巴结并 >1.5cm，增强后呈轻度均匀强化，有时亦可出现病灶轻度均匀强化和环形强化共存情况，但未见全部呈环形强化病灶。部分淋巴结可相互融合，常见"血管包埋征"，包埋的血管常为腹主动脉、肠系膜血管及肾血管等。腹主动脉被肿大淋巴结包埋或单纯该血管后淋巴结肿大，均可使该血管离开原来位置而似漂浮状，因而有人称之为"漂浮征"，并认为是鉴别其他淋巴结性疾病的重要征象。③ 弥散型。CT 表现为肠系膜及腹膜后弥散性、互不融合的均匀密度淋巴结肿大，似鹅卵石样改变。有研究报道该型常累及 L_2 ~ L_3 椎体以下平面腹膜后淋巴结，对鉴别淋巴结结核有重要意义。

病例 72   左腹股沟淋巴瘤

病史   男，36 岁。发现左腹股沟区肿物 7 个月余。

CT 表现   左下腹股沟区、髂外动脉周围可见多发大小不等的软组织肿块影，边界较模糊，周围筋膜增厚，似形成包膜包绕病灶，其内可见渗出；增强后病灶明显均匀强化。病灶包绕髂外动脉，管壁稍毛糙，较对侧增粗。双侧髂总动脉旁亦可见多个肿大淋巴结。膀胱壁不厚，膀胱内未见异常密度病灶。膀胱周围脂肪间隙清晰，前列腺无明显增大，精囊腺显示不清（图 5 - 72）。

CT 诊断   左下腹股沟区、髂外动脉及髂总动脉周围多发病变考虑淋巴来源，并合并感染：① 淋巴瘤；② 巨淋巴结增生症；③ 感染性肉芽肿；④ 淋巴结转移。

病理诊断   左腹股沟淋巴结结节硬化型霍奇金淋巴瘤病。

分析   常累及腹部淋巴结及结外脾、胃肠等器官。多见于中青年，男多于女。临床常有腹部不适、腹痛、腹泻、腹部包块等腹部症状，亦可有贫血、发热、畏寒、乏力、全身皮肤瘙痒等全身症状。体检可触及腹部肿块、腹股沟肿块、颈部肿块、

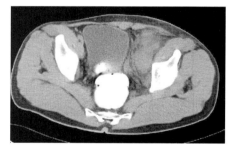
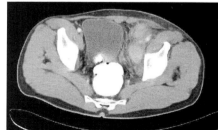
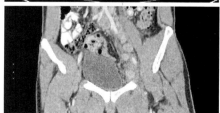

图 5 - 72

全身浅表淋巴结肿大及肝、脾肿大等。

CT 增强扫描不仅能很好地显示腹主动脉周围、肠系膜根部、胰腺周围及小网膜上增大的淋巴结，而且还可分辨淋巴结与腹膜后小血管以及未充盈的肠管。有文献报道，HD 及 NHL 均优势地累及腹腔的肝十二指肠韧带、肝胃韧带上淋巴结及腹膜后间隙的腹主动脉周围上部及下部、胰腺周围、肠系膜上动脉周围、腹腔动脉周围的淋巴结，表现为多部位淋巴结同时受累。

鉴别诊断：

（1）腹部淋巴结结核：CT 平扫，大多数为均匀密度，少数淋巴结干酪样变，中心坏死脓液形成密度不均匀，增强后环状强化。多个周边强化的淋巴结易粘连、融合成"多房样"征象。

（2）转移性肿瘤：多有明确的原发灶，转移性淋巴结多发生坏死，增强扫描呈环状强化，且多个淋巴结融合肿块体积较大。由于淋巴引流途径不同，不同部位的原发肿瘤腹部淋巴结转移存在不同的优势解剖分布。

（3）巨淋巴结增生：包括局限型和弥散型。局限型主要表现为单个肿块，中心可有坏死及钙化，周边常有淋巴结增大。弥散型主要表现为弥散性淋巴结增大、肝脾增大、腹水以及腹膜后水肿等。CT 表现肿块或淋巴结增大，多数呈均匀密度，当有坏死时，密度不均匀，增强后病灶实质部分明显强化。

病例 73　降结肠肠系膜慢性肉芽肿性炎

病史　男，51 岁。体检发现左中腹包块 5 天。查体：左中腹平脐处可触及圆形包块，4cm×4cm，光滑，质硬，轻度压痛，可活动。

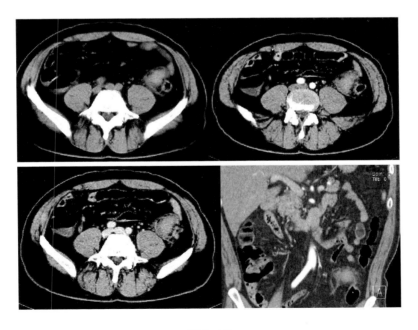

图 5－73

CT 表现　左下腹部见形态不规则软组织影，边界欠清，密度略高于肌肉密度，增强后动脉期病灶轻度强化，门脉期病灶较前强化，邻近病灶旁见纤维条索影有强化。肠系膜增厚，未见明显增大淋巴结影（图 5－73）。

CT 诊断　左中腹部结肠旁区软组织肿块，考虑炎性病变可能性大，建议消化道钡餐检查。

病理诊断　降结肠肠系膜慢性肉芽肿性炎，肉芽肿形成，并出血。

分析　在炎症局部形成过程中主要由巨噬细胞增生构成的境界清楚的结节状病灶为特征的慢性炎症，称为慢性肉芽肿性炎症。慢性肉芽肿性炎是一种特殊性增生性炎症，常见病因：① 某些细菌感染，其经典的例子为结核病、麻风和梅素。② 真菌和寄生虫感染，如组织胞浆菌病和血吸虫病。③ 异物，如手术缝线、石棉和滑石粉等。④ 原因不明，如肉瘤样病。

慢性肉芽性炎症的病理特点：肉芽肿的主要细胞成分是上皮样细胞和多核巨细胞，在这些慢性肉芽肿性炎症的病理过程中，在那些不被消化的细菌或其他抗原物质的长期刺激下，进入病灶的巨噬细胞过多，则转化为类上皮细胞，围绕在病灶周围，类上皮细胞之间还有散在的多核巨细胞。结节较小，直径一般为 0.5～2mm。这是一种特殊类型的慢性炎症，不同的病因可以引起形态不同的肉芽肿。

病例 74　腹膜后黏液性囊腺瘤

病史　女，36 岁。右侧腰腹部胀痛 2 年，体检发现右腹膜后肿物半个月。右腰腹部疼痛为酸胀样隐痛，向右大腿部、髋关节、膝关节放射，可忍受。B 超示右肾下方囊性包块。

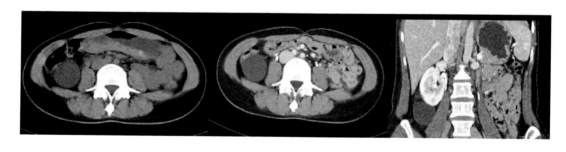

图 5－74

CT 表现　腹膜后右肾下方可见一类圆形囊性肿物，大小约为 4.5cm×4.5cm×4cm，其内密度均匀，为水样密度，壁薄，边缘光滑锐利，中腹部肠管向前方被推移，右侧腰大肌轻度受压，周围脂肪间隙清晰，增强扫描后，病变内部及其壁均未见强化。双肾位置形态大小未见异常，双肾实质未见异常密度病灶，双肾周脂肪间隙清晰（图 5－74）。

CT 诊断　右侧腹膜后囊肿（右肾来源可能性小，腹膜或神经来源可能性大）。

病理诊断　腹膜后黏液性囊腺瘤。

分析　囊腺瘤是由于腺瘤组织中的腺体分泌物淤积，腺腔逐渐扩大并互相融合成囊，肉眼上可见大小不等的囊腔，因而得名。囊腺瘤常发生于卵巢，亦偶见于甲状腺及胰腺。主要有两种类型：一种为腺上皮向囊腔内呈乳头状生长，并分泌浆液，故称为浆液性乳头状腺瘤；另一种分泌黏液，常为多房性，囊壁多光滑，少有乳头状增生，称为黏液性囊腺瘤。浆液性乳头状囊腺瘤较易发生恶变，转化为浆液性囊腺癌。

原发性腹膜后黏液性囊腺瘤非常少见，多见于女性。本病的组织发生机制尚未完全清楚，可能是在胚胎发育过性中性腺下降时由腹腔上皮衍化而来，或由腹膜包涵性囊肿中的间皮细胞发生、腹腔上皮化生或黏液上皮化生而来。

原发性黏液性囊腺瘤具有潜在恶变的可能，早期诊断非常重要，由于腹膜后黏液性囊腺瘤，在

CT 上表现为密度均匀的单房囊性病变，因此很难与腹膜后囊性间皮瘤、囊性淋巴管瘤、假性胰腺囊肿以及肾囊肿等相鉴别。与肾脏相邻的巨大黏液性囊腺瘤挤压肾脏很容易被误诊为巨大肾囊肿。

病例 75 腹膜后神经节瘤

病史 男，58 岁。10 年前发现血压高，最高为 160/100mmHg。

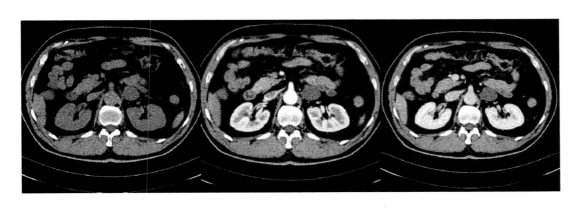

图 5 - 75

CT 表现 左侧肾上腺外肢前方胰体部后方可见软组织密度结节，大小约 2.83cm × 3.34cm × 4.34cm，境界清楚，边缘光整，增强扫描未见明显强化，与周围结构清楚。双侧肾上腺大小、形态、密度正常（图 5 - 75）。

CT 诊断 左侧腹膜后占位病变，良性可能性大。

病理诊断 腹膜后神经节瘤。

分析 肾上腺外副神经节与肾上腺髓质都是弥散性神经内分泌系统的组成部分。副神经节在体内广泛分布，主要沿颅底部至盆腔中轴两侧，一组副神经节组织分布在头颈部，另一组属交感肾上腺副神经节组织，两组副神经节结组织都来自神经脊。这些副神经节组织来源的肿瘤称副节瘤。发生于肾上腺髓质者称为嗜铬细胞瘤，肾上腺外的副节瘤又分为嗜铬性（一般归属于嗜铬细胞瘤）和非嗜铬性，而非嗜铬性副节瘤大多数无内分泌功能，只有少数分泌类肾上腺素物质，引起类似嗜铬细胞瘤的临床表现，因此又分为功能性和非功能性两类。功能性副节瘤与嗜铬细胞瘤的区别在于不被铬盐染色。

腹膜后副节瘤发生率低，临床极为少见。据资料统计在腹膜后肿瘤中占约 1.88%。腹膜后副节瘤 10% ~20% 的病例发生于肾上腺外，大多表现为生长缓慢的无痛性肿块，因早期缺乏特异的临床表现，多在腹部发现肿块及邻近脏器出现压迫症状时就诊。

CT 表现肿瘤分布类似于异位嗜铬细胞瘤，靠中线沿脊柱两侧分布。肿瘤边界清，密度从水样密度到肌肉密度，增强后肿瘤实体部分可发生强化。

病例 76 腹膜后及小肠肠系膜多发性纤维瘤病

病史 女，32 岁。直肠多发性息肉术后 1 年，病理：多发性腺瘤。有家族结肠多发腺瘤病史。

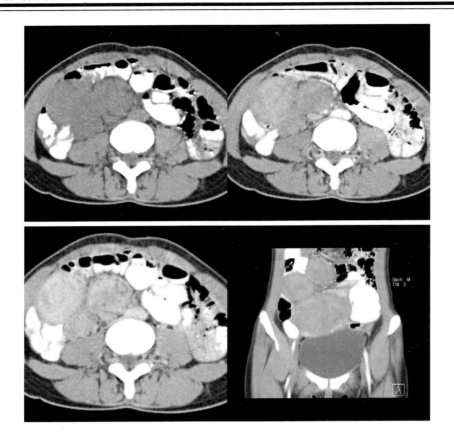

图 5 - 76

CT 表现　右侧中下腹脊柱右前方见多个团块状软组织影，周围肠管向前外侧及前内侧推挤，增强后病灶明显强化，密度欠均匀，于邻近肠管及大血管分界清，腹腔内无积液影（图 5 - 76）。

CT 诊断　右侧中下腹多发实性肿块，以多发间质瘤可能性大，建议临床排除神经纤维瘤病之可能。

病理诊断　腹膜后及小肠肠系膜多发性纤维瘤病，结合临床病史（结肠家族性息肉病，全结肠切除史）符合 Gardner 综合征。

分析　Gardner 综合征又称为魏纳 - 加德娜综合征、家族性多发性结肠息肉 - 骨瘤 - 软组织瘤综合征、家族性结肠息肉症，系染色体显性遗传疾病，为单一基因的多方面表现。1905 年由 Gardner 报道结肠息肉病并家族性骨瘤、软组织瘤和结肠癌者机会较多，其后于 1958 年 Smith 提出结肠息肉、软组织肿瘤和骨瘤三联征为 Gardner 综合征。本征发病机制未明，结肠息肉均为腺瘤性息肉，癌变率达 50%，骨瘤均为良性。男女均可患病，有家族史。

肠系膜纤维瘤病好发于小肠系膜，也可发生于结肠系膜、胃结肠韧带及大网膜等处。可发生于任何年龄的患者，男女发病率大致相同。由于临床症状隐匿，往往肿块增大到一定程度或引起肠梗阻等一系列症状时才就诊，因而肿块体积较大。由于肠系膜纤维瘤病常伴随 Gardner 综合征，因此患者宜常规行钡灌肠或结肠镜检查。

肠系膜纤维瘤病的病理特征有：① 肿瘤细胞为分化良好的纤维母细胞；② 局部呈侵袭性生长，有局部复发倾向但不发生远处转移；③ 间质内含有数量多少不等的胶原纤维组织；④ 细胞无异型性，核分裂相少见或无。

CT 检查可以将肠系膜纤维瘤病按照形态学特征分成 4 类：界限清楚的非均质肿块，界限清楚的均质肿块，界限清楚的囊性肿块和浸润性肿块。CT 表现肿瘤呈软组织密度，密度低且均匀，边缘光整，增强后肿块明显强化，密度均匀或不均匀。

病例 77　左上腹壁韧带状瘤

病史　男，68 岁。反复出现左下腹壁肿块 2 年。

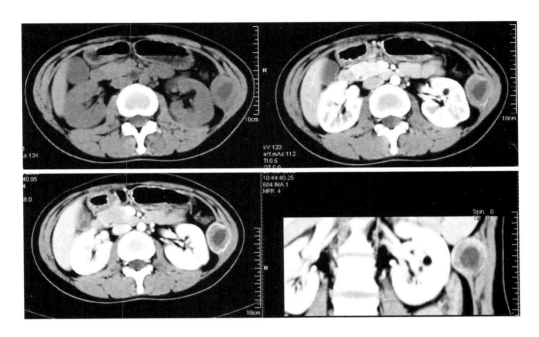

图 5 - 77

CT 表现　右下腹壁肌肉结构菲薄，局部呈团块状软组织影，中心密度较低，边界尚清，增强后可见明显强化，中心较低密度区无强化；双肾、胰腺、脾脏及所见肝脏形态密度大小未见明显异常；腹膜后未见肿大淋巴结；腹腔未见积液；腹膜结构清晰（图 5 - 77）。

CT 诊断　右下腹壁肿胀增厚，考虑为炎性改变，请结合临床。

病理诊断　左上腹壁纤维瘤病，韧带状瘤。

分析　韧带样型纤维瘤病（DF）来源于纤维母细胞或肌纤维母细胞，是一种罕见良性纤维增生性病变，与家族性腺瘤性息肉病关系密切，继发于腹部手术后的腹内型韧带样型纤维瘤病常被误诊为肿瘤复发或转移。腹部外型相对常见。

本病又称侵袭性纤维瘤病，源自肌腱膜，是一种以浸润性生长方式生长的良性肿瘤。病理学上瘤组织由增长活跃的成熟性纤维组织构成，该肿瘤生长缓慢，质硬，界欠清，基底固定。更重要的是增生的纤维组织常浸润周围软组织，故手术切除不彻底，易局部复发，但不转移。本病好发于青壮年，女性发病明显高于男性。

肿瘤主要有两种生长方式，一种为浸润性生长，肿瘤形态很不规则，无假包膜，境界不清；另一种表现为膨胀性生长，病灶常呈圆形或椭圆形，部分边缘可见假包膜，境界清楚，部分模糊。位于腹内的肿瘤，体积一般较大，可包绕正常血管；位于腹壁肿瘤，多直接侵犯肌肉，表现为病灶边缘肌肉增粗，呈羽毛状；位于四肢或颈部肿瘤，可直接侵犯肌肉或位于肌间隙，很少累及骨骼。肿瘤毛糙、模糊的边缘类似恶性度很高的软组织肉瘤或急性炎症。瘤体大小差异很大，多数肿瘤形态不规则，边缘可见分叶或结节状突起。病灶密度均匀或不均匀。

鉴别诊断：

（1）肌肉淋巴瘤：肌肉淋巴瘤呈浸润性生长，密度相对均匀，境界不清，病变边缘常可见增粗的肌纤维，与韧带样型纤维瘤病极容易混淆。但淋巴瘤一般呈轻中度强化。

（2）炎性病变：炎性病变边缘渗出更显著，病变与正常组织结合带宽，很少呈尖角状；炎性病变强化持续时间更长，且强化多不均匀，病灶内可见规则坏死液化区。

（3）软组织肉瘤：肿瘤境界比韧带样型纤维瘤病清楚，坏死、出血常见，强化不均匀。

（4）孤立性纤维瘤：有包膜，病灶境界清楚锐利。

病例 78　腹膜后脂肪肉瘤

病史　女，39 岁。右侧腰部胀痛 1 个月余。

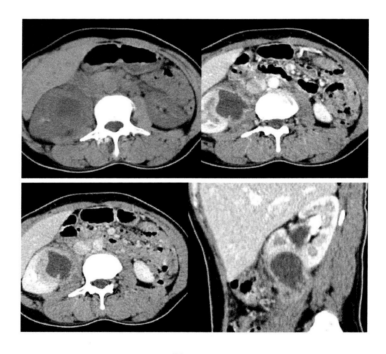

图 5 - 78

CT 表现　右肾中下部肾实质内见不规则形低密度肿块影，边界模糊，大小约 5cm×5cm，内见更低密度区，周围脂肪间隙模糊。与相邻腰大肌分界不清，腰大肌肿胀，密度减低。增强后皮质期肿块周边部分强化，但强化程度低于正常肾实质，中央低密度部分无强化。肿块向下、向内延至右侧腰大肌。皮髓质期肿块依然呈低于正常肾实质的强化，中央低密度区未见强化，延时扫描示肿块内低密度灶与肾盂无沟通。右输尿管上段受压变细。双肾位置未见异常，左肾实质未见异常密度病灶，双肾盂肾盏内未见积水扩张，内未见异常高密影（图 5 - 78）。

CT 诊断　右肾中下部肿块，考虑右肾脓肿累及右侧腰大肌，不排除结核脓肿或囊性肾癌。

病理诊断　腹膜后高分化脂肪瘤样脂肪肉瘤。

分析　见病例 79。

病例 79　腹膜后混合性脂肪肉瘤伴坏死及骨化生

病史　女，52 岁。左中腹痛 2 天，无发热，无呕吐。左中腹 10cm×6cm 包块，质中，压痛，既往行右卵巢切除术。B 超示：左上中腹混合性包块，考虑腹膜后占位。

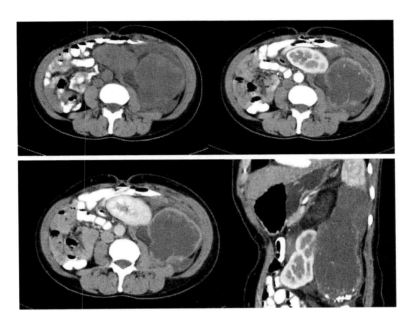

图 5 - 79

CT 表现　左侧中腹部较大软组织肿块，密度尚均匀，病灶后下方见斑点状钙化影，增强后病灶边缘明显强化，中心见较多分隔样强化影，左肾及肠管向右前方推挤，病灶与左肾上极分界欠清，腹膜后未见明显增大淋巴结影，腹腔无积液影（图 5 - 79）。

CT 诊断　左腹膜后间隙混合性肿块，考虑恶性畸胎瘤。

病理诊断　后腹膜混合性脂肪肉瘤伴坏死及骨化生。

分析　脂肪肉瘤是腹膜后肿瘤中最常见的也是最大的一种肿瘤，根据肿瘤内脂肪细胞的分化程度，纤维和黏液组织混合程度的不同，有不同的 CT 表现。Friedman 将其分为 3 型：① 实体型，肿瘤细胞分化良好，脂肪成分少，或缺乏成熟的脂肪组织，瘤体以纤维组织为主，CT 表现为实性软组织密度的肿块，CT 值一般在 20HU 以上；② 假肿瘤型，肿瘤密度比脂肪密度高，密度均匀，CT 表现似囊性病灶，CT 值在 -20HU 与 20HU 之间，为黏液脂肪肉瘤；③ 肿瘤内成分以纤维组织为主，散在脂肪组织，CT 表现密度不均匀，实质部分密度高于 20HU。

腹膜后肿瘤以脂肪肉瘤发生率最高，男性多见，平均发病率为 60~70 岁。肿瘤发现时多数较大，根据肿瘤内脂肪细胞的分化程度，纤维和黏液组织的多少分为 3 种组织学类型：① 分化良好的脂肪肉瘤；② 黏液样脂肪肉瘤；③ 混合型脂肪肉瘤。

分化好的脂肪肉瘤 CT 表现为以脂肪密度为主的不均质肿块，其内含有不规则较高密度区，有的呈条纹状或斑片状。含有黏液组织的黏液样脂肪肉瘤呈囊性，肿瘤密度均匀，但不是脂肪密度，部分肿瘤呈软组织密度；混合型脂肪肉瘤内常含有坏死灶，呈密度不均匀的软组织肿块，一般以纤维组织为主的实性成分中夹有散在的脂肪密度。

脂肪肉瘤具有侵袭性生长的特点，它可伸入各种间隙内，也是其特点之一。分化不良的实体型肿瘤与后腹膜的纤维肉瘤鉴别，如果显示肿瘤内脂肪密度的负值，可以确诊；如果发现肿瘤内含有与水密度近似的区域，同时有周围侵犯征象，也提示本病的诊断。分化良好的脂肪肉瘤脂肪成分多与脂肪瘤鉴别，后者无强化，边界光整。少数脂肪肉瘤有钙化，要与畸胎瘤鉴别。

病例 80　腹　腔　结　核

病史　男，26 岁。腹痛 4 个月余，阵发性绞痛，咳嗽，无痰，肺结核病史。

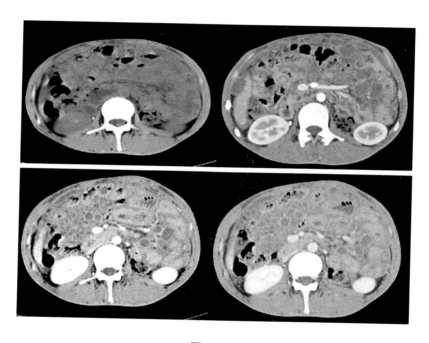

图 5 - 80

CT 表现　平扫肝右叶下缘及其外侧、脾周、胃小弯侧、胃大弯侧、肠系膜上见多发淋巴结肿大、腹膜增厚，凹凸不平，均为低密度结节灶，增强后见上述部位结节环状强化，部分呈蜂窝状改变。各部位肠壁明显增厚，增强后肠壁有强化；腹腔内见少量积液影（图 5 - 80）。

CT 诊断　弥散性腹膜结核、腹腔淋巴结结核。

病理诊断　送检"腹腔内干酪样物，腹腔内组织"镜下为大片干酪样坏死，坏死周边可见少许淋巴细胞及类上皮细胞灶。腹腔结核。

分析　结核菌可通过 3 条感染途径累及腹部脏器、腹腔、腹膜后淋巴结。第一，通过吞咽，在小肠黏膜吸收，沿相应的淋巴管引流，而引起结核性淋巴结炎，这一途径为临床上最常见感染途径，约占 80 %；第二，肺内原发灶的结核菌通过肺内淋巴管入上腔静脉和右心室，然后通过肺循环到达体循环，进入血液循环系统，造成远处的种植，常优势地种植到腹部广泛性淋巴结、骨髓、肝和脾、肾等器官；第三，邻近器官结核通过淋巴管引流，而致相应淋巴结感染，该途径较少见。结核杆菌通过血行播散途径可引起腹部多器官和多部位结核。

受累淋巴结结核在腹腔、腹膜后的优势解剖分布与感染途径密切相关。腹腔、腹膜后淋巴结结核引起的淋巴结增大通常出现在于肠系膜、网膜、胰腺周围和腹主动脉周围上部。

CT 表现增大的淋巴结呈类圆形或椭圆形，增强扫描时呈周边强化、中心不强化，邻近 3 个以上环状强化的淋巴结互相融合形成"多房样"征象的肿块，主要位于小网膜、门腔间隙及肠系膜。少数增大淋巴结见钙化。盲肠回肠末端增厚，增厚的腹膜明显强化。

鉴别诊断：淋巴瘤多数呈均匀强化密度，淋巴瘤即使有坏死病灶，但其周边常同时存在均匀强化密度的增大淋巴结；淋巴结结核增大的淋巴结呈环状强化、"多房样"征象为结核的特征性表现；在腹主动脉周围下部淋巴结受累也是淋巴瘤的特征之一。鉴别肝脾受累的淋巴结结核时有一定的困难，但结合 CT 强化类型不难鉴别。

病例 81　腹膜后皮样囊肿

病史　男，26 岁。体检发现左腹部囊性占位。

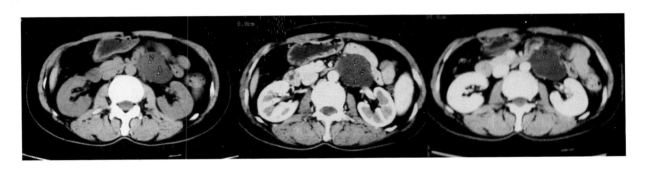

图 5-81

CT 表现　左肾前方见较大囊性病灶，边界清，密度均匀，增强后无强化，囊壁见轻度强化。病灶与邻近结构分界清（图 5-81）。

CT 诊断　腹膜后囊性肿瘤。

病理诊断　腹膜后皮样囊肿。

分析　皮样囊肿属良性生殖细胞肿瘤，又称囊性成熟畸胎瘤，为先天性疾病，可发生于头面部、胸部、腹盆腔及阴囊，胸部以纵隔多见，腹部则好发于肾前间隙及腹主动脉旁。

CT 检查可提示囊性肿物，囊壁钙化及内含脂肪成分等囊性畸胎瘤特征，帮助了解肿瘤与相邻脏器、大血管的关系，同时 CT 可提示有无恶变。

病例 82　异位嗜铬细胞瘤

病史　女，50 岁。高血压 8 年，服药后 165/128mmHg，B 超提示左肾上腺实质性占位。

CT 表现　左侧中下腹较大软组织肿块，密度不均，呈囊实性，内见分隔，边缘光整，增强后病灶明显强化，囊性部分无强化，分隔有强化，病灶与邻近结构分界清，腹膜后未见增大淋巴结影（图 5-82）。

CT 诊断　腹膜后肿瘤瘤，性质待定。

病理诊断　异位嗜铬细胞瘤。

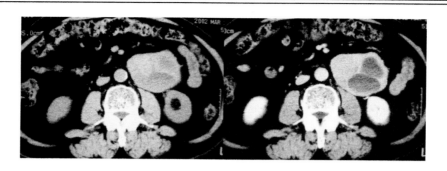

图 5 - 82

分析　肾上腺外嗜铬细胞瘤起源于肾上腺之外的嗜铬组织，也称副神经节瘤，占全部嗜铬细胞瘤的 10% ~ 14%。副神经节瘤最常见于腹主动脉旁，此外还可见于纵隔内、颈总动脉旁或膀胱壁。男性多于女性，大多数发生在 30 ~ 45 岁。分有功能性和无功能性两种，功能性肿瘤伴有儿茶酚胺升高和症状性高血压，可助诊断。功能性肾上腺外嗜铬细胞瘤中腹膜后腔起源的占 60%，无功能性的嗜铬细胞瘤较大，恶性者也较大，常有坏死灶和边界不清。

临床表现多为阵发性高血压，发作时心悸、出汗、剧烈头痛、眩晕、视力障碍，还可有高血糖、高代谢、便秘、消瘦、易激动、眼球震颤等症状。实验室检查：血儿茶酚胺明显升高。95% 以上的肿瘤 CT 可以准确定位。

CT 表现为沿腹主动脉长轴分布的类圆形或椭圆形软组织肿块影，增强后显著强化，少数肿瘤中心可有低密度区。

鉴别诊断：腹膜后脂肪肉瘤，多有脂肪密度，结合临床表现诊断一般不难。腹主动脉周围淋巴瘤增强后多数无明显强化。腹主动脉周围转移淋巴结增大多有原发病病史，鉴别不很困难。

病例 83　腹膜后神经鞘瘤（1）

病史　女，33 岁。

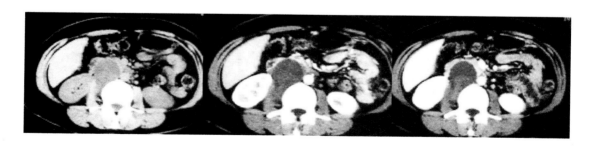

图 5 - 83

CT 表现　右侧腰大肌前方囊状低密度灶，边界清，病灶后方与腰大肌与锥体间隙生长，分界不清，增强后动脉期病灶无明显强化，门脉期病灶内见斑片状轻度强化影。腹膜后未见明显增大淋巴结影（图 5 - 83）。

CT 诊断　腹膜后神经源性肿瘤。

病理诊断　腹膜后神经鞘瘤。

分析　见病例 84。

病例 84 腹膜后神经鞘瘤（2）

病史 女，56 岁。腰骶部胀痛 1 个月余。

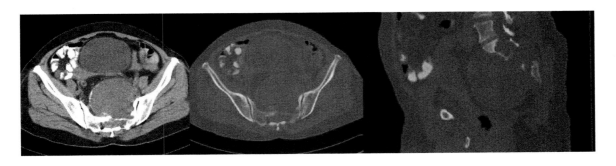

图 5－84

CT 表现 平扫 $S_1 \sim S_2$ 骨质大片破坏缺损，被软组织肿块影占据，以左侧明显，周边骨质呈虫蚀样改变，肿块向后侵及骶管和左侧竖脊肌，肿块向前突向盆腔，形成巨大类圆形软组织肿块，边界清楚，边缘可见弧形高密度钙化影，肿块内部密度均匀，CT 值约 30.5HU；子宫附件及膀胱受压向右前方移位，与肿块分界清。子宫直肠窝未见积液征像（图 5－84）。

CT 诊断 骶骨及骶前巨大肿块，考虑骶骨来源的占位性病变，脊索瘤可能性大，神经源性待排，建议 MRI 检查。

病理诊断 腹膜后神经鞘瘤。

分析 神经鞘瘤也称许旺细胞瘤，多数为良性，主要由神经鞘细胞组成，仅少量胶原组成，生长过程中对神经干主要为推压移位，肿瘤中常见继发改变，包括透明变性、出血、灶性纤维化。本病好发于中青年。

CT 表现为密度不均匀的肿块，密度可表现为从水样到肌肉密度，肿块边界光整，增强后肿块实质部分可不均匀强化。

本病例与脊索瘤鉴别，后者为患部持续性隐痛，CT 显示骨质呈囊状膨胀性破坏，内见斑片状钙化分布，并可显示破坏周围软组织影。

病例 85 腹膜后囊状淋巴管瘤

病史 男，24 岁。体检发现上腹部巨大囊肿 1 周。

CT 表现 平扫于胰腺颈部右前方肝胃间隙处见形态欠规则的囊性低密度灶，增强后未见强化，胰腺颈部受压，前缘较为平直，胰腺内部未见异常密度病灶。肝脏、胆囊、脾脏、双肾形态大小及内部密度未见异常；腹腔未见积液，腹膜后未见异常肿大淋巴结（图 5－85）。

CT 诊断 肝胃间隙处囊性病灶，考虑来源于小网膜囊的系膜囊肿。

病理诊断 腹膜后囊状淋巴管瘤。

分析 淋巴管瘤是一种由淋巴管组成的良性肿瘤或畸形，淋巴管瘤病理分为单纯性淋巴管瘤，海

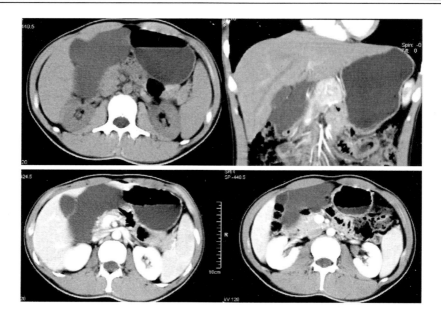

图 5 – 85

绵状淋巴管瘤和囊状淋巴管瘤。囊状淋巴管瘤又称囊状水瘤，此瘤为先天性，约 1/2 ~ 1/3 患者在出生时即出现，90% 的患者发生在 2 岁以前，男性多于女性。肿瘤多见于头颈部、腋窝及腹腔内的肠系膜或网膜，少数见于腹股沟、纵隔、腹膜后和四肢。

发生在颈部筋膜间隙、纵隔、腹腔、盆腔及后腹膜腔等处，CT 表现平扫呈单房或多房性，弥散分布，在腹腔呈支状分布，大小不等，密度均匀的囊性病灶，多房者相互连通。典型表现为均匀一致的水样密度，边界清楚，锐利，一般认为壁很薄以致在 CT 图像上可能显示或不能显示，增强扫描，病灶本身无强化。

鉴别：囊性畸胎瘤，囊稍厚，有钙化，密度低于水。系膜囊肿，水样密度，无钙化，张力高，压迫周围组织。

病例 86   腹膜后 Castleman 病

病史   女，33 岁。左侧腰部不适，胀痛 2 个月余。

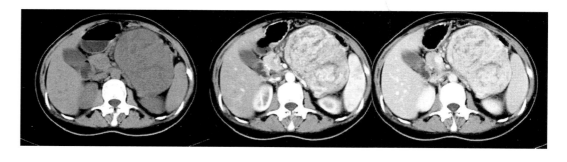

图 5 – 86

CT 表现   左肾前方、胰腺下方可见一巨大肿块影，大小约 12cm × 8cm，密度不均，与左侧肾上腺结合部分界稍模糊，与周围其他组织结构边界尚清，呈膨胀性生长方式并推压周围器官及血管，肿块向上推压胰腺及脾动静脉，增强后动脉期肿块明显不均匀强化，门脉期呈持续性强化，肿块边界清晰（图5－86）。

CT诊断　左上腹部肿块，考虑为腹膜后来源巨大富血供肿瘤，血管平滑肌脂肪瘤可能性大。

病理诊断　腹膜后Castleman病，血管滤泡型。

分析　巨大淋巴结增生症（Castleman disease，CD）是一种少见的原因不明的良性淋巴结增生性疾病，又称血管滤泡型淋巴组织增生、血管性淋巴错构瘤等，Castleman等于1954年首先报道。

临床上，CD根据累及范围可分为局限性与弥散性两种类型。一般认为，局限性CD累及孤立淋巴结或一组淋巴结，临床上多表现为无症状的孤立性肿块。女性发病率约4倍于男性，发病高峰年龄在30～40岁。病变好发于胸部纵隔内、颈部，其次为腹盆腔，腋窝等。弥散性则为多组淋巴结受累，并可累及其他脏器如肺部等，临床症状常有低热、贫血、乏力、浅表淋巴结肿大、肝脾肿大、高免疫球蛋白血症、血沉增快、皮疹等症状与体征。发病高峰年龄40～50岁，女性两倍于男性，部分预后不良。

病理上CD可分为透明血管型、浆细胞型及混合型，其中透明血管型最多见。局限型者90%以上为透明血管型，表现为散在的淋巴滤泡增生与滤泡间玻璃样变的小血管增生；而弥散型者病理上绝大多数为浆细胞型，表现为淋巴滤泡间浆细胞为主的浸润，少数也可为透明血管型。

局限型CD肿块，尤其是相对较小的肿块CT常表现均质软组织密度，极少出血、坏死或囊变。肿块内见有钙化，钙化常呈斑点、短条与分支状改变，而分支状钙化被认为是其重要的特征性CT表现，CT增强扫描肿块常呈持续性显著均匀强化，可与胸腹主动脉强化程度类似，是一个重要的CT表现特征。弥散型CD，CT主要表现为全身多发肿大的均匀密度淋巴结，一般不出现钙化或坏死囊变，增强扫描肿大淋巴结常仅有轻中度强化，这种表现及其主要的临床表现均与淋巴瘤极其相似，难以鉴别，其确诊应主要依据手术病理学检查。

病例 87　右侧腰肌陈旧性出血性囊肿

病史　男，66岁。发现右腹壁肿物1个月余，7天前突然增大，伴皮下出血、淤斑。

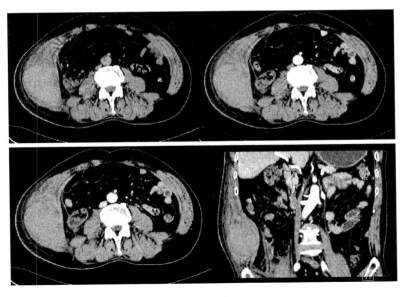

图 5－87

CT 表现　右侧腰部较大软组织影位于肌间隙内，密度略高，且密度均匀，增强后病灶无明显强化，病灶邻近皮下及病灶内侧腹膜壁层均显示光滑（图 5 - 87）。

CT 诊断　右腹壁血肿，请结合临床穿刺检查或隔期复查。

病理诊断　陈旧性出血性囊肿，伴炎症及纤维疤痕样组织增生。

分析　腹壁囊肿临床少见，囊肿伴出血的诊断要点为突然增大，同时伴有疼痛。本病例同时伴皮下出血、淤斑。CT 表现右腹壁肌间隙较大软组织块影，密度略高，增强后无强化，诊断不困难。

参 考 文 献

1. 吴恩惠. 中华影像医学消化系统卷. 北京：人民卫生出版社，2002

2. 郭启勇. 实用放射学. 3 版. 北京：人民卫生出版社，2007

3. 白人驹. 医学影像诊断学. 北京：人民卫生出版社，2005

4. 周康荣. 腹部 CT. 上海：上海医科大学出版社，1993

5. 邱乾德，尹京春，陈祈平，等. 原发性脾脏恶性淋巴瘤 CT 诊断（附 8 例报告）. 中华肝胆外科杂志，2004，10（5）：346 ~ 348

6. 刘方颖，张雪林，商健彪. 肝脏局灶性结节增生的多种影像学表现分析. 临床放射学杂志，2005，8：699 ~ 720

7. 缪飞，展颖，王晓颖，等. 胰腺实性假乳头状瘤的 CT 诊断和鉴别. 中华放射学杂志，2003，5：417 ~ 421

8. 廖玉珍，张志强，王秋良，等. 胃肠道间质瘤 CT 诊断价值. 中国医学影像技术，2005，21：90 ~ 92

9. 王锡明，纪洪升，武乐斌，等. 多层螺旋 CT 动态增强扫描诊断原发性胃恶性淋巴瘤. 中国医学影像技术，2005，33：2345 ~ 2347

10. 汪禾青，刘爱连，丰鑫，等. 胃血管球瘤 2 例. 医学影像学杂志，2007，17（11）：1184 ~ 1185

11. 王锡明，武乐斌，王涛，等. 多层螺旋 CT 成像技术在胃癌诊治中的应用. 中国医学影像技术，2003，19（10）：1362 ~ 1364

12. 朱凤. 16 层螺旋 CT 诊断胃癌. 中国医学影像技术，2005，21（5）：751 ~ 753

13. 郑祥武，吴恩福，程建敏，等. 小肠原发性恶性淋巴瘤 CT 诊断. 中华放射学杂志，2001，35（5）：370 ~ 372

14. 王成林. 肝脏少见类型癌病理、CT 和 MRI 诊断. 中国 CT 和 MRI 杂志，2006，4（1）：48 ~ 51

15. 李冬洁，黄文斌，周晓军，等. 肝孤立性坏死结节临床病理研究. 诊断病理学杂志，2005，12（5）：432 ~ 435

16. 陆建平，王一，王飞，等. 肝脏孤立性坏死结节的影像和病理对照. 中华放射学杂志，1998，32（6）：406 ~ 410

17. 余日胜，魏进社，李蓉芬，等. 原发性肝肉瘤的 CT 表现. 中华医学杂志，2002，82（8）：8541 ~ 8546

18. 林川，陈汉，姚小平，等. 原发性肝脏淋巴瘤五例的临床特点及其外科治疗. 中华普通外科杂志，2003，18（7）：409 ~ 412

19. 赵兴圣，周茂义，窦波. 胰腺 VIP 瘤 1 例. 临床放射学杂志，2003，22（3）：243

20. 彭旭红，张雪林，吴元魁，等. 肝结核的 CT 诊断价值. 放射学实践，2007，22（5）：478 ~ 481

21. 张仙土. 脾脏炎性肌纤维母细胞瘤 2 例临床病理分析. 肿瘤研究与临床. 2006，l8（3）：196 ~ 197

22. 薛雁山，纪智，刘秀梅. 结核性腹膜炎的 CT 表现. 中华射学杂志，2000，34（5）：349 ~ 353

23. 高建华，黑砚，叶道斌，等. 全身型幼年性黄色肉芽肿 1 例. 中华放射学杂志，2005.39（9）：998 ~ 1001

24. 罗建东，吴沛宏. 马作平，等. 螺旋 CT 多平面重组和三维成像技术在腹膜后原发肿瘤诊断中的应用. 实用放射学杂志，2003，19（1）：48 ~ 50

25. 周建军，周康荣，曾蒙苏，等. 韧带样型纤维瘤病的 CT 和 MR 诊断. 中国医学影像技术，2007，23（11）：1700 ~ 1703

26. 郑祥武，潘克华，董丽卿，等. 巨大淋巴结增生症的 CT 表现. 医学影像学杂志，2006，16（9）：910～913

27. 杨立，叶慧义，郭晓东，等. 原发腹膜后肿瘤累及邻近脏器的 CT、MRI 表现及其临床意义. 中国医学影像学杂志，2001，9（6）：406～409

28. 杨永岩，李天然，许有进，等. 原发性腹膜后肿瘤及肿瘤样病变的影像诊断，医学影像学杂志，2005，15（3）：215～217

29. Mourad Boudiaf MD，Philippe Soyer MD. CT evaluation of small bowel obstruction. Radiographics，2001，21：613～624

30. Matide Nino - Murcia Eric W，Olcott R，Brooke Jeffrey Jr. Focal liver Lesions：pattern - based classification scheme for enhancement at arterial phase CT. Radiology，2000，215：746～751

31. Pijl ME，Chaoui AS，Wzhl RL，et al. Radiology of colorectal cancer. Eur J Cancer，2002，28：887～898

32. Han JK，Barker CS，G reer D M，et al. Cholangiocarcinoma：pictorial essay of CT and cholangiographic findings. RadioGraphics，2002，22：173～187

33. Pereira JM，Madureira AJ，Vieira A，et al. Abdominal tuberculosis：Imaging features. Eur J Radiol，2005，55：173～180

（赵虹　刘金丰）

第六章　泌尿生殖系统及肾上腺疾病

病例 1　肾　破　裂

病史　女，45 岁。反复右腰部疼痛 2 年，加重 1 天。B 超检查发现：右肾积水，右肾周积液，右输尿管上、下段扩张。既往有右肾结石、右肾积水史。

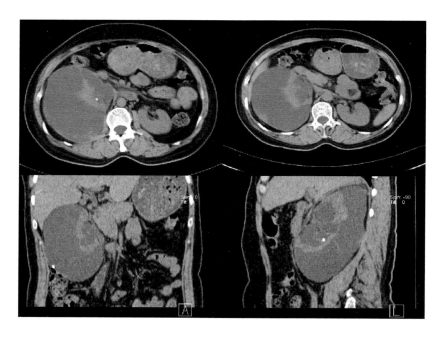

图 6 – 1

CT 表现　右肾影增大，肾实质萎缩变薄，厚度不均，下极肾实质连续性中断，肾盂肾盏扩张积水，内见小点状高密度影，肾包膜下大片低密度积液，内含小片云絮状等密度，右侧输尿管上段扩张积水（图 6 – 1）。

CT 诊断　右肾积水、萎缩，右肾下极破裂、肾周包膜下尿瘤形成，右侧输尿管上段扩张。

病理结果　右侧肾脏破裂、出血，肾小球呈硬化性肾小球肾炎改变，慢性肾盂肾炎，右输尿管积血。

分析　见病例 2。

病例 2　肾多发性梗死伴脓肿形成及肾破裂

病史　女，33 岁。右腹痛，慢性肾衰，高钾血病患者。

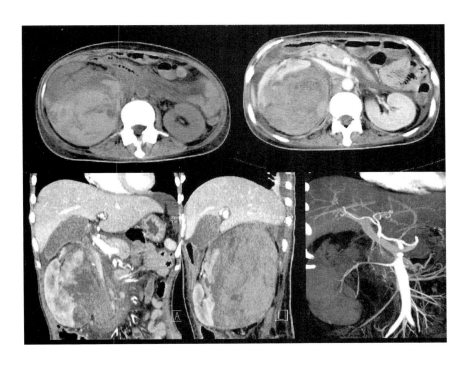

图 6 – 2

CT 表现　右肾后方大片混杂密度软组织肿块影，以稍高密度为主，右肾受压前移，肾周间隙模糊，增强扫描右肾后段及尖段实质多发节段性无强化低密度灶，肾后方肿块强化不明显，CTA 提示右肾动脉纤细，尖段及后段血管不显影（图 6 – 2）。

CT 诊断　肾周间隙内血肿或肾周间隙内间皮瘤并破裂出血。

病理结果　右肾多发性梗死伴脓肿形成及肾破裂。

分析　自发性肾破裂是少见病，主要特征是非创伤性肾脏破裂，常继发于病理肾，病因依次为：肾肿瘤、肾血管疾病、炎症及凝血机制障碍。可分为肾实质、肾盂、肾血管破裂 3 种类型，肾实质破裂占一半以上。

临床主要表现为无明确外伤及剧烈活动史，突发性上腹及腰肋部疼痛，可伴有恶心、呕吐、血尿，查体有时可发现上腹部肿块。CT 是诊断急性自发性肾破裂出血的首选检查方法，肾实质破裂表现为肾周高密度影包绕，无强化；肾盂破裂表现为低密度占位病变，无强化，肾动脉破裂往往需血管造影方能确诊。病例 1 患者有慢性肾盂肾炎及输尿管积水病史，变薄的肾实质破裂造成出血和尿瘤同时存在，本例患者因肾血管病变造成肾梗死而导致肾破裂出血、脓肿形成，CTA 对肾梗死有较高诊断价值。

病例 3   肾血管平滑肌脂肪瘤

病史   女，56 岁。下腹痛 1 年，肝肾区无叩痛。

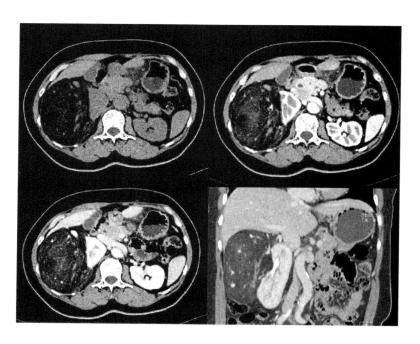

图 6 - 3

CT 表现   右侧腹膜后右肾外侧巨大混杂密度肿块，以脂肪低密度为主，中间散在小片状等密度，增强后中等强化，周围可见增粗血管影，肿块边界清楚，右肾受压移位，外分实质部分缺如（图 6 - 3）。

CT 诊断   右侧腹膜后脂肪肉瘤。

病理结果   右肾血管平滑肌脂肪瘤。

分析   见病例 4。

病例 4   肾血管平滑肌脂肪瘤（具有平滑肌肉瘤成分）

病史   女，43 岁。体检发现左肾占位。

CT 表现   左肾后分巨大混杂密度软组织肿块，以等密度及脂肪低密度为主，增强扫描等密度成分强化较明显，中间可见条管状血管影，肿块包膜不完整（图 6 - 4）。

CT 诊断   左侧肾血管平滑肌脂肪瘤。

病理结果   左肾血管平滑肌脂肪瘤（具有平滑肌肉瘤成分）。

分析   肾血管平滑肌脂肪瘤为一种错构瘤，其内含有不同成分脂肪、肌肉和血管组织。位于肾包膜下或突出于肾周围。多见于女性，病变较小时可无临床症状，继续增大时可出现腹部肿块，甚至出血累及腹膜后。

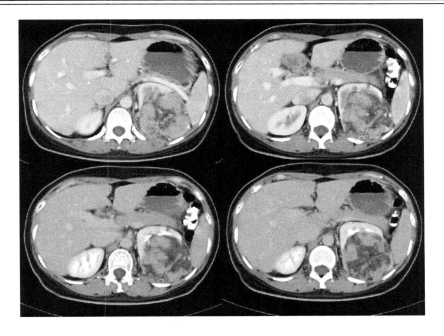

图6-4

　　CT典型表现为含有脂肪成分的低密度肿块，增强扫描可有强化。当肿块内脂肪成分较少时难以与肾癌、转移癌、复合性囊肿鉴别，肾癌见病例9，转移癌有原发病变，多囊肿无强化可有助于鉴别。当肿块内出现钙化或肿块与肾实质边界不规则、不清楚时应高度怀疑恶变。

病例5　肾嗜酸性细胞腺瘤

病史　男，58岁。体检B超发现右肾占位性病变1天。20年前曾行阑尾切除术。

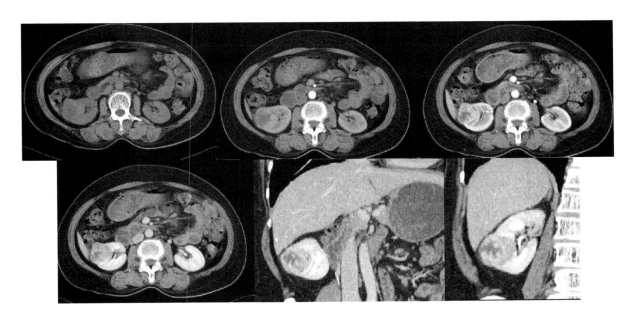

图6-5

CT 表现　右肾下极类圆形等密度、稍低密度肿块，增强后呈中度强化，与肾实质边境不清，中间可见星芒状低密度（图 6 – 5）。

CT 诊断　右肾肾癌。

病理结果　右肾嗜酸性细胞腺瘤。

分析　嗜酸性细胞腺瘤起源于近曲小管上皮，是一种少见的良性肾脏肿瘤，病理组织学上肿瘤细胞胞浆呈嗜酸性，临床上可无症状或有腰部胀痛不适、腹部包块等。CT 表现为边界清楚的等密度或稍低密度，增强扫描呈中等强化，部分可见中央星型斑痕，无出血、坏死征象，但与肾癌难以鉴别。本病例肿块中内星芒状疤痕表现典型有助于鉴别。

病例 6　肾透明细胞肾癌

病史　男，52 岁。反复腹痛 3 个月余，加重 20 天。

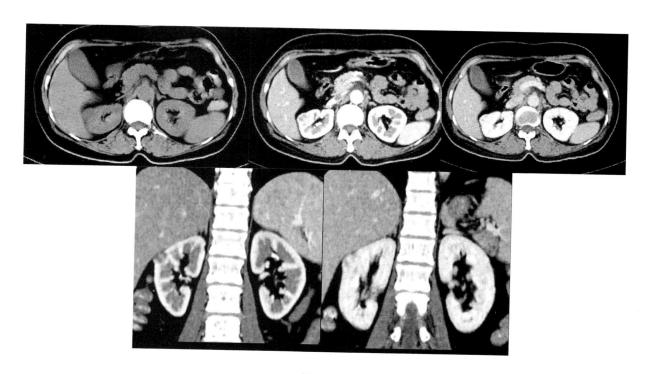

图 6 – 6

CT 表现　右肾中部前外侧皮质内稍低密度结节，增强扫描病灶部分实质明显强化，中间可见散小斑片低密度，肿块突出于肾轮廓之外，与肾实质分界不清（图 6 – 6）。

CT 诊断　右肾小肾癌。

病理结果　（右肾）透明细胞肾癌。

分析　见病例 9。

病例 7　左肾透明细胞癌

病史　女，54 岁。左腰部隐痛不适 1 年。

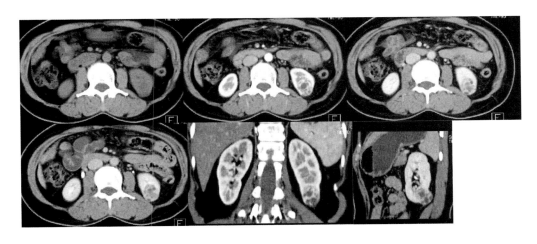

图 6-7

CT 表现　左肾下极等密度、稍低密度肿块，增强扫描呈多囊性改变，壁厚薄不均，明显强化，肿块与肾实质分界不清，向外突出，肾周脂肪间隙清晰（图 6-7）。

CT 诊断　左肾囊肾肾癌。

病理结果　左肾透明细胞癌。

分析　见病例 9。

病例 8　嫌色性肾细胞癌

病史　男，36 岁。反复头痛 5 年，体检 B 超发现左肾占位。

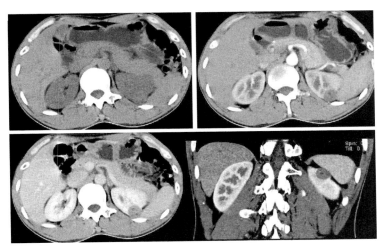

图 6-8

CT 表现　左肾上极类圆形等密度肿块，增强后呈轻度强化，内见中心环状低密度区，肿块与肾实质边界清楚，向外突出（图 6-8）。

CT 诊断　左肾复杂性囊肿可能性大，不除外肾癌。

病理结果　左肾嫌色性肾细胞癌。

分析　见病例 9。

病例 9　多房囊性肾细胞癌

病史　女，31 岁。左腰部隐痛不适 1 年余。

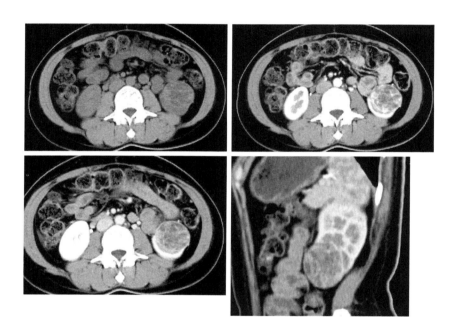

图 6-9

CT 表现　左肾下极椭圆形多房囊性肿块，增强扫描囊壁及分隔强化明显，接近于肾皮质，且厚薄不均，肿块与正常肾实质分界清晰（图 6-9）。

CT 诊断　左肾癌。

病理结果　左肾多房囊性肾细胞癌。

分析　肾癌来自于肾小管上皮，可发生于肾脏任何部位，依据镜下肿瘤细胞构成比例、形态学特点，可分为 6 种亚型：透明细胞肾癌、颗粒细胞肾癌、乳头状肾细胞癌、嫌色细胞肾癌、肉瘤样肾癌、集合管肾癌。以透明细胞癌和颗粒细胞肾癌常见。

临床表现为无痛性血尿、腹痛、腹部包块及恶性肿瘤常见症状等，有 30% 患者可无症状。CT 平扫主要为肾实质内低密度、等密度或略高密度肿块，其内可有不规则低密度区，代表坏死、囊变。增强后实质部分发生强化，皮质期以透明细胞癌强化最为明显，接近于正常肾皮质，而乳头状肾癌强化程度较低，实质期肿瘤强化程度多明显下降，显著低于周围正常组织。而"囊性肾癌"是一个笼统的概念，包括单房性、多房性、囊性坏死性和囊肿上皮来源性肾癌 4 种亚型。有研究表明多房囊性肾癌预后较好而囊性坏死性肾癌预后较差，但 CT 上两者鉴别较难。

病例 10　输 尿 管 癌

病史　男，60岁。反复无痛性肉眼血尿2个月余。B超示：左输尿管上段结石并左肾积水，左肾结石。

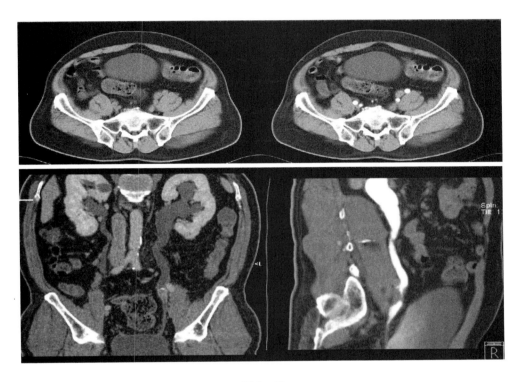

图 6 - 10

CT 表现　左侧输尿管中段局限性管壁增厚，软组织肿块形成，管腔变窄，平扫呈等密度，增强后呈中等以上强化，CTU 示病变以上左侧输尿管及左肾盂肾盏扩张积水，病变上方亦可见小段输尿管扩张，病变段管腔狭窄（图6-10）。

CT 诊断　左侧输尿管中段癌并左肾、左上段输尿管扩张积水。

病理结果　左侧输尿管中段尿路上皮乳头状癌Ⅱ级，癌组织浸润输尿管壁肌层。

分析　输尿管癌大多为移行细胞癌，其中又以乳头状癌较为多见，多发生在50～70岁之间，且多位于下1/3段。早期无症状，随病变的发展产生血尿、疼痛和可触及的包块是3个主要症状。

CT 检查可显示输尿管走行区肿块伴近端输尿管和（或）肾盂扩张积水，为诊断输尿管癌的主要依据，增强后早期病灶轻中度强化，管壁增厚，管腔狭窄。CTU 完整显示病变部位及尿路梗阻情况，效果接近于尿路造影。

本病需与结石引起的积水相鉴别，CT 可发现阴性结石，表现为输尿管腔内高密度灶而无输尿管壁的增厚，增强后无强化；上1/3段输尿管癌应与息肉相鉴别，后者发病年龄轻，多为长条状充盈缺损，有蒂，管壁光整、无破坏或增厚改变。

病例 11　慢性腺性膀胱炎

病史　女，26 岁。月经期排尿痛 1 年余，伴尿频、尿急，后出现排尿时小腹痛，呈渐进性加重，月经后症状缓解。

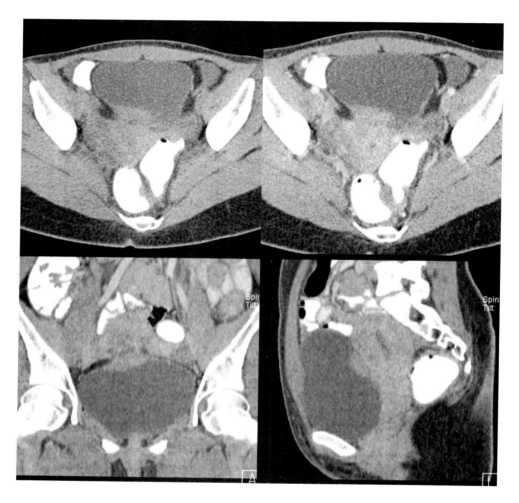

图 6 - 11

CT 表现　膀胱右后壁局限性隆起性病变，表面平坦，平扫等密度，增强扫描中等强化，后方膀胱子宫陷窝脂肪间隙消失，双侧结肠旁沟少量积液，盆壁未见肿大淋巴结（图 6 - 11）。

CT 诊断　子宫内膜异位症，累及膀胱。

病理结果　慢性腺性膀胱炎（膀胱输尿管间嵴区）。

分析　见病例 12。

病例 12　慢性囊性膀胱炎

病史　男，63 岁。体检 B 超发现膀胱占位性病变。

CT 表现 膀胱后壁增厚、隆起性病变，表面呈轻度分叶状，增强后呈轻度强化，接近膀胱壁，膀胱周围脂肪间隙清晰，盆腔未见肿大淋巴结（图 6－12）。

CT 诊断 膀胱癌。

病理结果 慢性囊性膀胱炎。

分析 腺性膀胱炎是膀胱黏膜上皮增生或化生性病变，有人认为是癌前病变，病因尚有争论。目前一般认为是由膀胱感染、梗阻、结石及过敏体质等慢性刺激引起的一种黏膜增生，向固有层生长称为 Brunn 细胞巢，巢的中心部分细胞退化而形成囊腔称为囊性膀胱炎。临床表现主要为膀胱刺激症状及无痛性肉眼血尿，且无特异性。B 超是本病的首选检查方法，声像图特点是呈高回声表现。

根据病变形态可分为乳头型、结节型、弥散性增厚型 3 种。CT 主要表现为病灶好累及膀胱后壁，呈膀胱壁增厚或隆起性病变，表面较光滑，部分可有囊肿或蛋壳样钙化形成，增强效果与正常膀胱壁相近，膀胱外缘光滑且无盆腔淋巴结肿大。本病与膀胱肿瘤鉴别，需膀胱镜检查并组织学活检确诊。本 2 例病变相对比较扁平，呈中等强化。

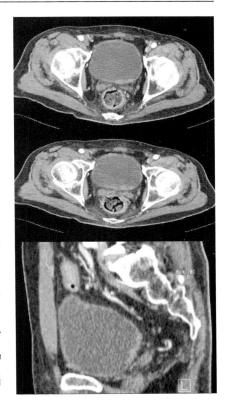

图 6－12

病例 13　膀胱移行细胞癌

病史 男，78 岁。间歇性无痛性肉眼血尿 6 个月，尿痛 10 天。

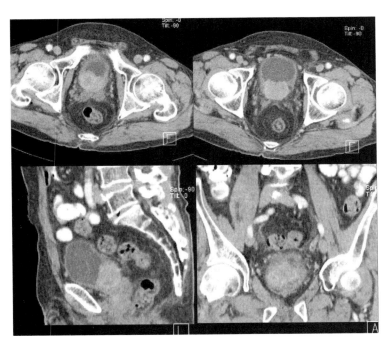

图 6－13

CT 表现 膀胱后壁软组织肿块，边缘分叶状，平扫等密度及稍低密度，增强后明显强化，中间小斑片低密度无强化，肿块与正常膀胱壁分界不清，肿块向后突出于膀胱壁轮廓之外，并累及精囊腺及前列腺（图 6 - 13）。

CT 诊断 膀胱癌。

病理结果 膀胱乳头状（移行细胞癌Ⅲ级）。

分析 膀胱移行细胞癌是最常见的膀胱恶性肿瘤，好发于 50 ~ 70 岁，男性多见，临床表现为间断性肉眼血尿及膀胱炎刺激症状。约 80% 位于膀胱三角区和膀胱底部，形态学上可分为非浸润型（原位癌）、乳头型和浸润型。

CT 平扫可显示乳头状瘤，但对壁内浸润显示不清，增强扫描肿块强化明显，可显示肿瘤突破膀胱壁，侵犯周围组织，本病例经过多平面重建可清晰显示肿瘤形态及对前列腺、精囊腺的侵犯情况。膀胱癌需与腺性膀胱炎、前列腺肥大、膀胱结石或血块以及少见的淋巴瘤、平滑肌瘤鉴别（见相应病例分析）。

病例 14　良性前列腺增生

病史 男，62 岁。尿频尿急，无尿痛 4 年余，10 天前出现右腰部疼痛。

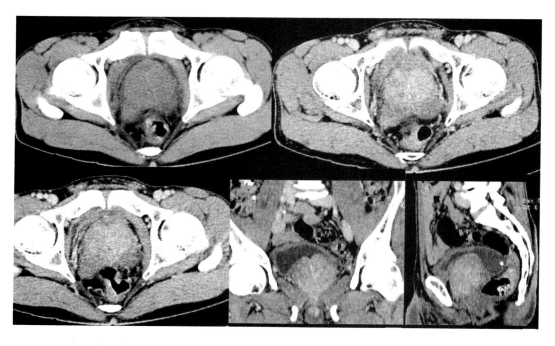

图 6 - 14

CT 表现 前列腺弥散对称性增大，上缘达耻骨联合上 2.5cm，外缘尚光整，平扫密度均匀，内可见点状钙化灶，增强扫描略不均匀性强化，中间见小斑片状低密度，膀胱底部受压移位，双侧精囊腺肥大（图 6 - 14）。

CT 诊断 良性前列腺增生。

病理结果 良性前列腺增生。

分析 前列腺腺体分中央带（占 25%）、移行带（占 5%）和外周带（占 70%），前列腺增生开始于移行带和尿道周围的腺体组织，增大明显时压迫周围带，按前列腺增生成分不同影像学上可分为腺体增生、间质组织增生和混合性增生 3 种类型。前列腺增生早期可无症状，一般在 50 岁后可出现尿频、排尿困难、尿潴留、血尿、尿路刺激症等症状。

　　CT 检查表现为前列腺弥散性对称性增大，平扫密度均匀，内可见点状钙化。中央叶增大可向上形成肿块突入膀胱三角区，精囊腺和直肠可受压移位，增强扫描可呈均匀或不均匀强化。CT 检查较难区分增生成分和三个带，当前列腺局部外突明显和不均匀强化时难以和前列腺癌鉴别。

病例 15　前列腺癌 （1）

　　病史　男，52 岁。6 个月前无明显诱因尿急、尿频，无尿痛，排尿通畅，抗炎治疗后效果差，加重 2 月。实验室检查 PSA52.29mg/mL。

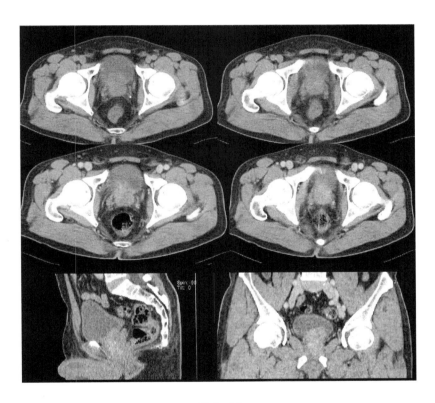

图 6 – 15

　　CT 表现　前列腺与膀胱分界不清，膀胱腔内与前列腺前上分可见软组织肿块，边缘呈分叶状，平扫密度均匀，增强后呈不规则斑片状强化，膀胱精囊角消失（图 6 – 15）。

　　CT 诊断　前列腺癌。

　　病理结果　前列腺癌（Gleason 分级 3 级）。

　　分析　见病例 16。

病例 16   前列腺癌（2）

病史   男，74 岁。尿频、排尿困难 1 年余。

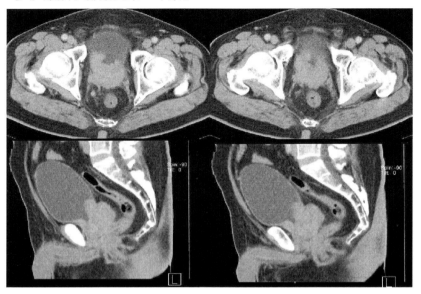

图 6 – 16

CT 表现   前列腺增大，分叶状，前上缘呈结节样突向膀胱，膀胱壁增厚，膀胱腔内形成肿块，膀胱精囊三角消失（图 6 – 16）。

CT 诊断   前列腺癌，累及膀胱。

病理结果   前列腺癌（Gleason 4 级）。

分析   前列腺癌多见于 50 岁以上男性，临床症状主要为排尿困难、尿潴留等尿路梗阻症状，晚期可出现血尿，有时也可以肺、骨等器官的转移癌症状为首发。

病理上绝大多数为腺癌，好发于外周带，常为多发病灶。可浸润包膜，境界不清，晚期侵犯尿道、膀胱和精囊，一般不侵犯直肠；可发生淋巴结和血行转移，成骨性骨转移是前列腺的特征。实验室检查患者血清前列腺特异性抗原（PSA）增高。

CT 对包膜内前列腺癌诊断意义不大，对以下表现诊断较为明确：前列腺分叶状肿块，侵犯精囊腺时精囊增大，膀胱精囊角消失，侵犯膀胱时出现膀胱壁增厚或软组织肿块形成，出现盆腔、腹部淋巴结转移和成骨性骨转移。而 MRI 对于前列腺癌的诊断和分期价值大于 CT。

病例 17   睾 丸 囊 肿

病史   男，23 岁。发现左侧阴囊肿物伴疼痛 2 个月。

CT 表现   左侧阴囊肿大，内见大片水样低密度影，可见细薄分隔，增强后未见强化，液性密度前上方可见睾丸密度结节影（图 6 – 17）。

CT 诊断   睾丸鞘膜积液。

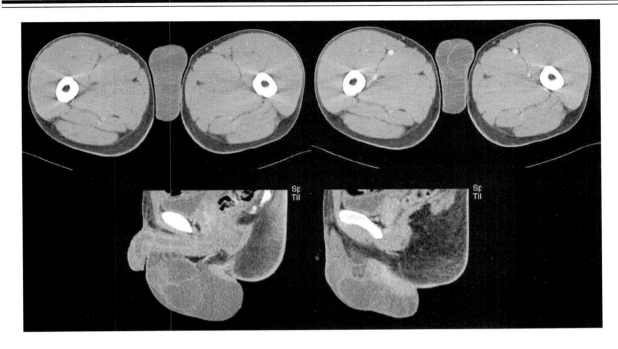

图 6 – 17

病理结果　睾丸囊肿。

分析　阴囊囊肿原因很多，分如下几种：① 阴囊皮肤疾病引起的阴囊囊肿，多为皮肤水肿、炎症、外伤、淤血及阴囊皮肤病，一般容易诊断。② 睾丸鞘膜积水引起的阴囊囊肿，可引起典型的阴囊囊肿。③ 精索静脉曲张引起的阴囊囊肿，是指精索静脉、输精管伴行的以及提睾肌伴行的静脉扩张和迂曲而言。精索静脉曲张 98% 发生在左侧。

睾丸非肿瘤性囊肿（真性囊肿）主要有两种：一是白膜囊肿，二是睾丸内囊肿，均属良性，通常无症状。白膜囊肿老年人多见，位置表浅，相当于睾丸的包膜上面，呈圆形或椭圆形，体积一般较小，可单发或多发，单发者多见，多是继发于先前的感染或外伤。睾丸内囊肿，多见于青壮年，发生于睾丸网，位于睾丸实质内，直径多较大，边界多清晰、整齐、表面光滑，多是由于在胚胎发育过程中中肾管或副中肾管的残留或者小管的盲端扩张引起。CT 表现阴囊内囊性病灶，增强后无强化，囊壁显示清楚。

病例 18　睾　丸　结　核

病史　男，45 岁。左侧阴囊肿大 2 个月，伴轻度胀痛。

CT 表现　左侧阴囊内软组织肿块，边界不清，平扫以等、低密度为主，增强后呈环形强化，中间见片状无强化低密度区，肿块边界模糊，左侧睾丸未见显示。左侧阴囊内积液（图 6 – 18）。

CT 诊断　左睾丸精原细胞瘤。

病理结果　左侧睾丸结核，附睾结核，鞘膜积液。

分析　睾丸结核较少见，近几年随着肺结核发病率的上升，睾丸结核也逐渐增多。睾丸结核是生殖系统结核病的一种类型，是其他原发性结核病的继发病变，尤以继发于肺结核多见。附睾及睾丸结核多由输精管直接蔓延所致，也可血行感染引起。主要病变是干酪样坏死和纤维化，亦可形成冷脓肿。

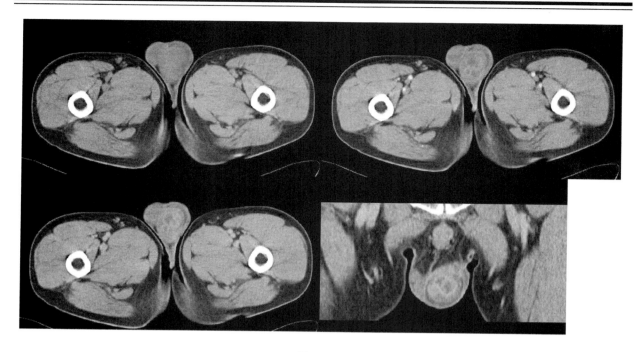

图 6 - 18

CT 表现为附睾及睾丸增大变形，其内出现钙化、阴囊内积液、冷脓肿形成时增强扫描可呈环形强化。另外可发现输尿管增粗变硬呈串珠状，较具特征性，依此征象及钙化灶可与睾丸肿瘤鉴别。睾丸结核容易误诊为炎症和肿瘤。

病例 19   隐睾精原细胞瘤

病史   男，53 岁。双侧隐睾。30 年前行右睾丸下降固定术。左侧未见睾丸。5 年前 CT 疑右侧重复睾丸，睾丸异位。

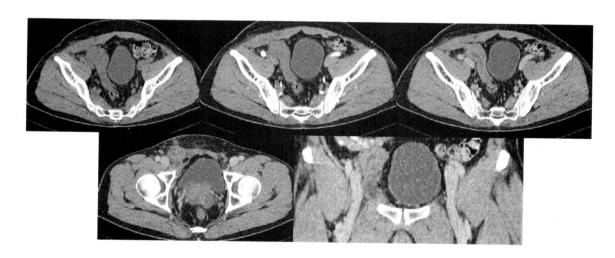

图 6 - 19

CT 表现   右侧盆腔长条状软组织密度影，并沿腹股沟延伸至右侧腹壁皮下，盆腔内病变边界清晰而腹壁内病变边界模糊，平扫呈等密度，增强扫描周边中等强化，中间小片状无强化低密度区（图

6-19）。

CT诊断　右侧隐睾。

病理结果　隐睾精原细胞瘤。

分析　胚胎时期睾丸位于髂窝接近腹股沟内环处，胎儿7~8个月时开始下降，沿腹股沟进入阴囊，如出生后1年内未降至正常则导致阴睾；以右侧单发多见，但也可以双侧发生，未下降的睾丸易发生扭转、梗死和发展为精原细胞瘤。

CT检查可在下降途径中发现类圆形软组织肿块，边缘光滑，并可发现有精索与之相连，如肿块较大则应考虑有恶变可能。

病例20　子宫腺肌症

病史　女，48岁。自觉乏力、消瘦2年余，四肢末端针刺样痛半年。2年前体检时发现子宫增大，可疑子宫腺肌症。CA-125高。

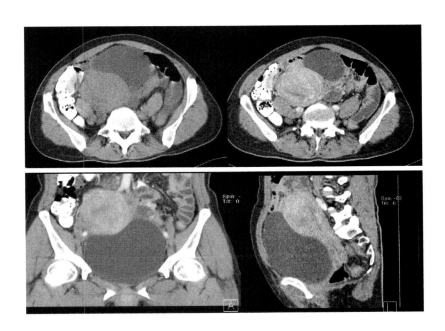

图6-20

CT表现　子宫体积增大，密度不均，增强子宫前后壁不均匀性增厚，强化明显且不均匀，内见散在小斑片状低密度区，子宫颈密度不均，宫腔内膜线边界不清，宫腔少量积液（图6-20）。

CT诊断　子宫腺肌症。

病理结果　子宫腺肌症。

分析　子宫内膜侵入子宫肌层时称为子宫腺肌病。多发生于30~50岁经产妇，约有半数合并子宫肌瘤，少数子宫内膜在肌层内生长形成子宫腺肌瘤，其周围无假包膜形成。临床症状表现为经量增多、经期延长以及逐渐加重的进行性痛经，但也有30%的患者无临床症状。

CT表现为子宫弥散性增大，增强后子宫肌层强化不均，多发斑片状无强化低密度区，病变间多无明显边界，腺肌瘤形成时可形成局限性强化肿块，但周边无假包膜形成。

病例 21　子宫浆膜下平滑肌

病史　女，37 岁。反复盆腔包块 3 个月入院，右附件右髂窝内触及 5cm×6cm 实性包块，边界清楚，质中，活动可，无压痛。

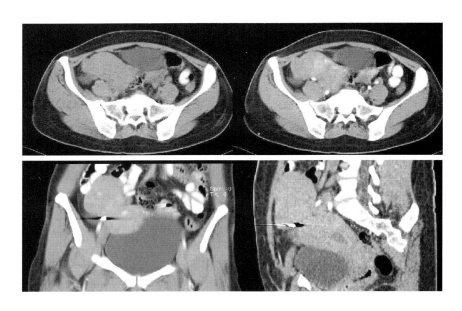

图 6 – 21

CT 表现　右髂窝处可见一椭圆形软组织肿块影，大小约 6cm×4cm×7cm，密度均匀，周围肠管呈受压推移改变，肿块下部与子宫底部右侧缘分界欠清，增强后肿块明显强化，强化程度略低于子宫。左侧附件区可见大小约 3.5cm×2cm 的软组织密度影，内密度不均匀，可见小囊状低密度。子宫略饱满，宫腔内可见少量积液，增强后子宫均匀强化；子宫周围脂肪间隙清楚，子宫周围可见较多迂曲走行的血管影。膀胱充盈良好，膀胱壁光滑，未见壁增厚或软组织肿块影，膀胱内未见阳性结石影，膀胱周围脂肪间隙清晰（图 6 – 21）。

CT 诊断　右髂窝软组织肿块考虑子宫肌瘤（浆膜型），左侧不规则低密度肿块考虑正常卵巢。

病理结果　子宫浆膜下平滑肌瘤。

分析　见病例 22。

病例 22　子宫阔韧带平滑肌瘤

病史　女，40 岁。因排便异常伴腹胀 3 个月，中下腹部膨隆，可触及巨大肿块，边界尚清，质硬，无压痛。

CT 表现　中下腹部及盆腔巨大软组织肿块，边界清晰，约 30cm×25cm，平扫以等密度、稍低密度为主，增强后呈不均匀性中等强化，呈云雾状和漩涡状改变，腹部肠管及子宫、膀胱受压移位。子宫体积增大，增强扫描子宫壁强化不均，可见结节状低密度区（图 6 – 22）。

CT 诊断　① 中下腹腔间质瘤或平滑肌肉瘤；② 子宫肌瘤。

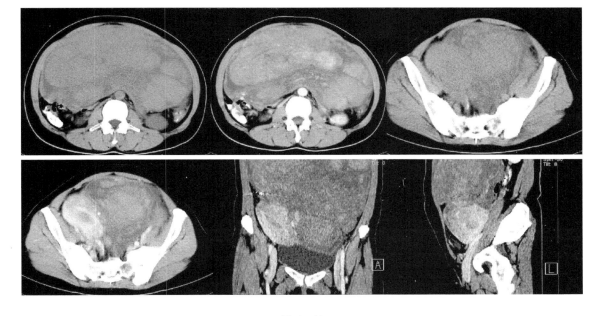

图 6 - 22

病理结果　① 子宫左阔韧带巨大平滑肌瘤，继发水肿，黏液样变及囊性变；② 子宫肌间多发平滑肌瘤。

分析　子宫平滑肌瘤是女性生殖器官最常见的良性肿瘤，常见于生育期妇女，以 35～45 岁发病率最高，临床症状与肌瘤的位置和大小、种类有关。常见症状有月经持续时间延长，间隔时间缩短或不规则阴道流血及肿瘤压迫周围器官所致的临床症状。

肌瘤来源于子宫内未分化的间叶细胞，组织学上由平滑肌细胞和纤维结缔组织构成。根据两者所占比例不同，病理上分为普通型、细胞型和退变型；根据位置不同分为肌壁间、浆膜下和黏膜下型，以肌壁间最常见，肿瘤有完整的假包膜。

子宫肌瘤的 CT 表现取决于肌瘤所在的位置、大小及数目，以及是否并发玻璃样变、囊性变、黏液样变，以及钙化和坏死而表现不同。子宫增大，变形呈弥散性增大或局限性膨隆、分叶状突起为其特点。浆膜下肌瘤突出于子宫之外，位于阔韧带内或游离于腹腔；黏膜下肌瘤或较大的壁间肌瘤使子宫腔受压移位或变形。肌瘤多为类圆形，包膜完整，平扫呈等密度，增强后普通型和细胞型肌瘤均匀强化，边界清晰，其密度可低于或高于、等于子宫肌层。部分肿瘤可呈漩涡状或分层状，肌瘤变性表现为肿瘤内或钙化灶或不规则无强化区。

病例 23　子宫内膜癌（1）

病史　女，72 岁。绝经 21 年，阴道间歇性出血 7 个月，下腹部隐痛 2 个月。

CT 表现　子宫体积明显增大，其内见等密度及稍低密度肿块影，增强扫描呈肿块周边明显强化，其内见不规则片状低密度区，病变界限不清晰，大小约 3.0cm×2.8cm，宫腔稍扩张向右侧移位。子宫周围结构尚清晰。所见盆腔未见明确肿大淋巴结影（图 6 - 23）。

CT 诊断　子宫内膜癌。

病理结果　子宫内膜样腺癌，中分化，浸润子宫肌壁深肌层，向下浸润宫颈组织。

分析　见病例 25。

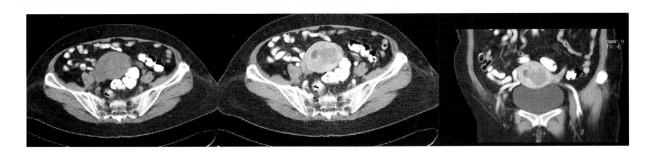

图 6－23

病例 24　子宫内膜癌（2）

病史　女，67 岁。绝经 10 余年，阴道少量出血 10 余天。

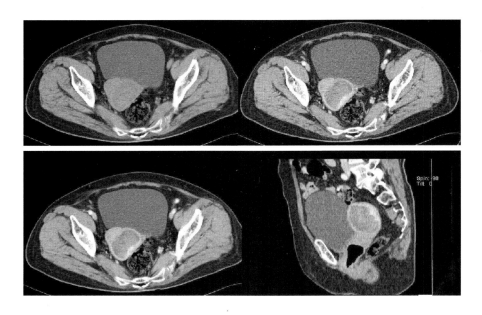

图 6－24

CT 表现　子宫体积增大，宫腔内密度不均匀，可见一大小约 5cm × 3cm 稍低密度肿块，增强后肿块不均匀强化，充满整个宫腔，其强化密度低于子宫肌层密度，部分相邻子宫壁密度不均匀，子宫壁不均匀变薄（图 6－24）。

CT 诊断　子宫内膜癌并侵及子宫肌层。

病理结果　① 子宫底子宫内膜透明细胞癌，浸润子宫肌壁 2/3；② 子宫肌壁间富于细胞性平滑肌瘤。

分析　见病例 25。

病例 25 子 宫 癌

病史 女，61 岁。绝经 7 年后，间断阴道流血 7 个月。

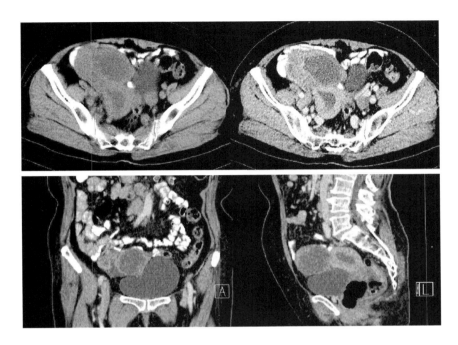

图 6 – 25

CT 表现 子宫增大，宫腔密度减低，子宫内膜线显示不清，右侧附件区软组织肿块形成，与子宫分界不清，大小约 6cm×5cm，密度不均，见片状低密度灶，增强后实性部分中等强化，低密度区无强化。右侧盆壁见肿大淋巴结（图 6 – 25）。

CT 诊断 子宫右上方混合性包块，恶性肿瘤，右盆壁淋巴结肿大，宫腔积液。

病理结果 子宫乳头状浆液性癌（高度恶性的乳头状癌，浆液性腺癌），侵及浅肌层，侵及左输卵管管腔、右输卵管、右卵巢并形成肿瘤结节。

分析 子宫内膜癌又称宫体癌，大多数发生于绝经后老年妇女，是发生于子宫内膜上皮的恶性肿瘤。由苗勒管上皮化生而来，好发生于子宫底和后壁，有局限性生长和弥散生长两种生长方式，以前者多见。晚期侵入肌层、浆膜层或累及子宫颈，主要扩散途径为直接播散、淋巴转移和血行转移。

临床表现为绝经后妇女阴道不规则流血并有恶臭液及烂肉样组织排出，宫腔积血、积脓、下腹疼痛、消瘦贫血等。

CT 表现根据肿瘤生长方式和病变早晚而表现不同。肿瘤呈菜花状、息肉状生长或侵入肌层，表现为在低密度腔内与邻近正常肌层的衬托下的乳头状软组织密度影，增强后强化程度低于肌层，子宫对称性或局限性分叶状增大；当肿瘤弥散性生长时表现为内膜增厚、轮廓粗糙，增强后内膜呈弥散性低密度改变。宫体癌侵入宫颈时表现为宫颈不均匀性扩大、密度减低，当宫颈管阻塞时表现为子宫增大中央液性低密度区，此时应与宫颈癌相鉴别，前者宫体病变表现明显。肿瘤侵犯输卵管及卵巢时表现为附件肿块，此时应与卵巢原发性子宫内膜样癌鉴别。

病例 26　宫颈癌（1）

病史　女，44岁。接触性阴道流血1个月余，阴道流液1个月。

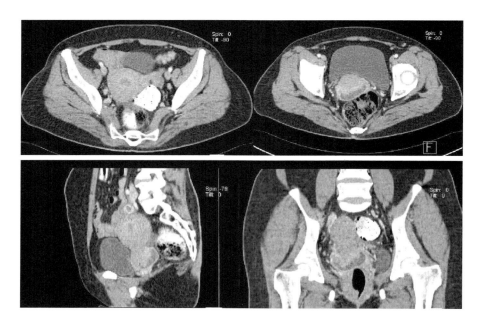

图 6 - 26

CT表现　子宫体积增大，子宫内可见低密度影，边缘模糊，宫颈区见软组织团块影，大小约
4.0cm×5.0cm，CT值36HU，增强后病灶强化明显，边界清楚，CT值70HU。病灶后方可见弧形无强
化低密度影（图6 - 26）。

CT诊断　宫颈癌，宫腔积液，阴道后穹隆积液。

病理结果　子宫颈浸润性鳞状细胞癌。

分析　见病例27。

病例 27　宫颈癌（2）

病史　反复阴道流血1年余，左侧腰骶部疼痛3个月。

CT表现　子宫颈体积明显增大，变形，密度减低，增强扫描强化程度减低，病变向上累及子宫
体部，周围脂肪间隙模糊，向后累及直肠（图6 - 27）。

CT诊断　宫颈癌侵犯宫体、直肠。

病理结果　宫颈癌Ⅲ期。

分析　子宫颈癌好发于50～60岁年龄段，与性生活、生育史及生殖道感染等密切相关。临床症
状主要是阴道出血，可以是自然出血或接触性出血，合并感染时白带增多。

宫颈癌多来自于宫颈的鳞状上皮和宫颈管腺上皮，根据生长方式分为外生性和内生性。前者常形
成结节团块状、乳头状或菜花状突起，较大肿块可充满阴道，亦可呈广基底疣状改变，此型较少侵犯

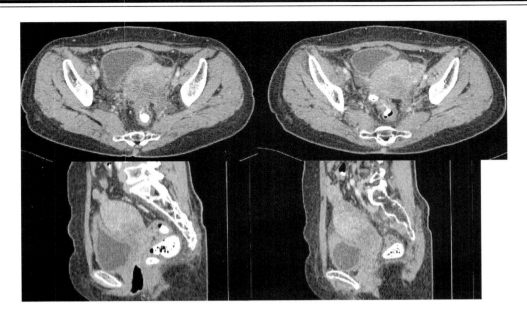

图 6 - 27

宫旁组织。内生性生长肿瘤向宫颈管管壁深层浸润，使宫颈增大呈桶状，管腔变窄，易破坏宫颈和阴道穹窿，侵犯宫旁组织。转移方式主要是深部浸润和直接蔓延以及淋巴结转移为主，血行转移较少见。

外生性宫颈癌 CT 表现为宫颈增大，直径超过 3.5cm，呈结节状或不规则分叶状改变，密度不均，肿块较大时充满阴道上部，增强后呈轻 - 中度强化，密度低于正常宫体，多数内部有不规则无强化低密度区，肿瘤浸润推移宫体，使宫体与宫颈连续性中断。内生性宫颈癌 CT 表现为宫颈增大呈桶状，宫颈管腔变窄，可见直径大于 3cm 的软组织上肿块，边界清晰，浸润阴道时表现为阴道内软组织肿块，增强后低于子宫密度。当肿瘤向周围组织侵犯时表现为周围脂肪间隙消失，软组织肿块形成。

病例 28　阴　道　癌

病史　女，50 岁。接触性阴道出血 8 个月余，伴血块、臭味。

CT 表现　阴道壁明显增厚，阴道上段左前侧壁及宫颈部软组织肿块形成，阴道腔变窄移位，增强扫描肿块部分强化明显，部分呈无强化低密度区。膀胱后方脂肪间隙模糊（图 6 - 28）。

CT 诊断　宫颈癌并累及阴道上段。

病理结果　阴道侧壁乳头状鳞癌。

分析　阴道癌分为原发性和继发性，原发性病因可能与黏膜的慢性炎症和慢性刺激、放射治疗、下生殖道 HPV 感染等因素有关；继发性阴道癌常继发于子宫颈癌，阴道癌以鳞状上皮癌多见，其次为阴道腺癌。常发生于阴道上 1/3 后穹窿部，

大体病理类型分为：外翻或乳头状型、坚硬结节性溃疡型、弥散浸润型、外生型。主要转移途径为直接蔓延和淋巴结转移。常见临床症状为不规则阴道流血和血性分泌物。

CT 表现为平扫阴道壁不规则增厚，肿块突向阴道，阴道腔变窄或变形，增强扫描肿块强化明显。如有坏死或溃疡表现为密度不均，向周围侵犯时表现为阴道周围脂肪间隙消失，软组织肿块形成。阴道癌需与宫颈癌鉴别。

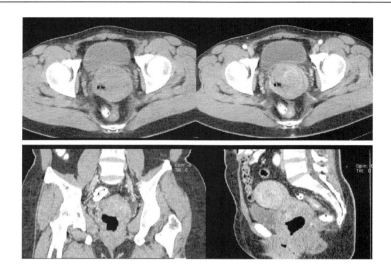

图 6 – 28

病例 29　卵巢及输卵管扭转出血

病史　女，30 岁。发现左下腹包块 5 个月，持续左下腹疼痛 7h。

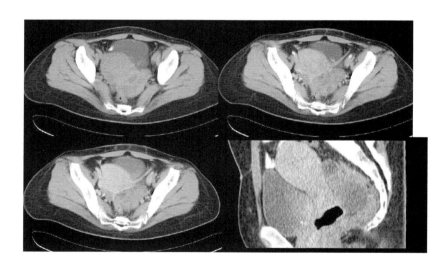

图 6 – 29

CT 表现　子宫后方偏左侧可见混杂密度肿块影，大小约 5cm×8.5cm，呈不均匀等密度，内见多发斑片状低密度，增强后等密度部分有中度强化，低密度部分无强化，肿块与子宫紧密相连，分界不清。子宫被推向盆腔右上方，大小、形态、密度未见明显异常（图 6 – 29）。

CT 诊断　左侧附件囊性包块（巧克力囊肿或黄体囊肿等）并发感染可能。

病理结果　左侧卵巢及输卵管扭转出血。

分析　卵巢和输卵管扭转常继发于卵巢的良性囊肿或肿瘤性病变，大多数发生于生育年龄的妇女，以下腹部疼痛为主要症状。CT 检查可发现附件的原发囊肿或肿瘤病变，表现为单侧附件肿块，密度不均，边界模糊，如发生缺血增强后可无强化，但附件扭转主要依靠临床病史、症状进行诊断。

病例 30 卵巢子宫内膜样囊肿

病史 女，50 岁。发现盆腔包块 1 个月，左下腹痛 5h。10 年前因子宫腺肌瘤行子宫全切术。

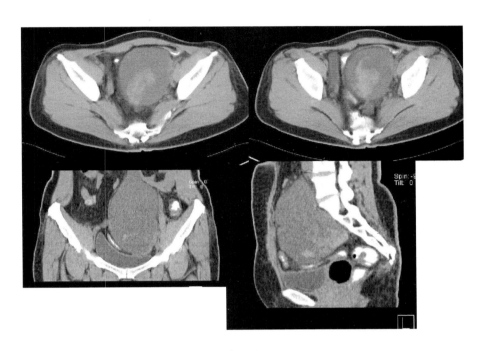

图 6 – 30

CT 表现 盆腔内见一巨大囊性为主巨大肿块，边界清晰，以水样密度为主，其内见云絮状稍高密度软组织影，子宫缺如（图 6 – 30）。

CT 诊断 盆腔内占位性病变，卵巢浆液性囊腺瘤或卵巢囊肿可能。

病理结果 左侧卵巢子宫内膜样囊肿。右侧卵巢白体形成，右侧慢性输卵管炎。

分析 见病例 31。

病例 31 卵巢子宫内膜异位症

病史 女，37 岁。发现下腹部包块逐渐增大 5 年。

CT 表现 盆腔及腹腔多个巨大囊性肿块，边界清晰，壁薄且均匀，轻度强化，囊性病变下方可见实性软组织肿块，增强后呈明显强化，子宫壁强化明显，壁内可见数个类圆形轻度强化病灶（图 6 – 31）。

CT 诊断 ① 左侧附件浆液性囊腺瘤；② 右侧附件实性包块考虑子宫浆膜下肌瘤与卵巢囊腺瘤鉴别；③ 子宫多发肌瘤（肌层内）。

病理结果 子宫平滑肌瘤，双侧卵巢子宫内膜异位症。

分析 当具有生长功能的子宫内膜组织出现在子宫腔被覆黏膜以外的身体其他部位时，称为子宫内膜异位症，可出现在身体不同部位，以侵犯卵巢最常见。由于周期性出血而形成单个或多个囊肿，

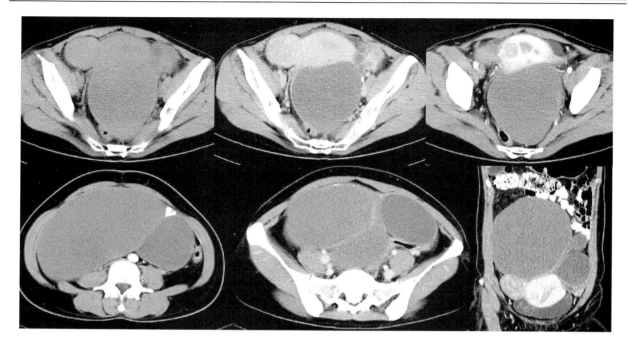

图 6-31

最大直径可达 25cm。囊内出血可出现低密度囊性病变，其内云絮状稍高密度为新发出血。

好发年龄 30~45 岁，约 35% 为双侧性，临床表现月经过多，痛经。囊壁穿破形成较大破裂口时囊液外溢引起急腹症。

CT 显示附件区囊性肿块，大小不等，可单房或多房，囊内密度可较高，陈旧性内膜移位囊肿，囊内密度可呈水样。增强后囊壁可有强化。需要与慢性盆腔炎、畸胎瘤和出血性卵巢囊肿鉴别。

病例 32　卵巢冠囊肿

病史　女，57 岁。发现盆腔包块 7 年，增长迅速 6 个月。

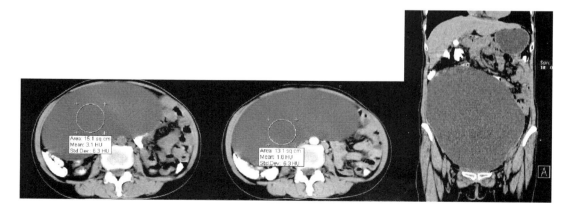

图 6-32

CT 表现　腹腔至盆腔内见巨大囊性病变，大小约 24cm×20cm，边界清晰，内为均匀水样密度，壁菲薄，未见钙化斑，平扫及增强未见壁结节及明显分隔。腹部肠管明显受压向后移位，盆腔子宫及附件明显受压后移，膀胱受压变形（图6-32）。

CT诊断　腹腔及盆腔巨大囊性占位，考虑来源于卵巢的良性病变，单纯囊肿或囊腺瘤。

病理结果　（右侧）卵巢冠囊肿。

分析　卵巢冠状囊肿是指位于卵巢与输卵管系膜之间的阔韧带囊肿，是输卵管系膜部的囊肿，一般由单层上皮细胞或间皮细胞组成。囊肿大小悬殊，直径可小于2cm或大于20cm，壁薄而光滑，多数为单房，内含清亮液，少数可有乳头状生长，肿块下方或内侧可有受压的正常卵巢。临床表现一般无自觉症状，肿物较大时可触及包块，如发生扭转则出现急腹症。

CT表现为巨大囊性占位，边界清晰，单房，壁菲薄而且均匀，囊内密度均呈水样密度。需与功能性囊肿鉴别，包括卵泡囊肿、黄体囊肿和卵泡膜黄素化囊肿，前两者直径多小于6cm，最后者直径较大，可达10~25cm，但常为双侧，多房状，表面分叶状。

病例33　卵巢囊性畸胎瘤（1）

病史　女，30岁。突发腹痛伴肛门停止排便、排气3天余，3天前出现腹胀，逐渐加重，下腹部持续性隐痛不适，局限于左下腹。随后腹胀、腹痛急剧加重，伴停止排便排气。2年前行畸胎瘤切除术。

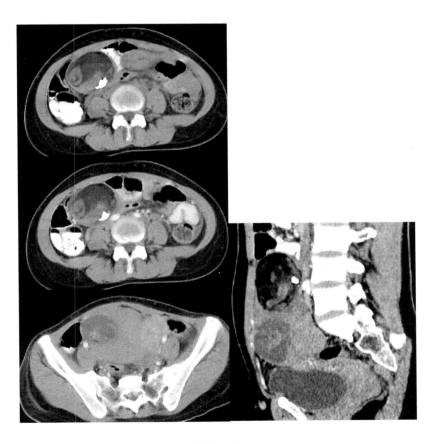

图6-33

CT表现　右中下腹可见一巨大不规则的混杂密度肿块影，范围约13cm×12cm。肿块下分以实性成分为主，内可见囊性水样低密度；肿块上分呈囊状的混杂密度，其内可见脂肪及骨骼密度影。增强后实性成分不均匀强化，病灶内低密度灶未见强化。周围肠管受压推移，其中乙状结肠及部分直肠受压较明显，肿块下缘与子宫紧密相贴，并将子宫向左下方推移，部分层面与子宫分界不清（图6-33）。

CT诊断 右中下腹巨大不规则混杂密度肿块考虑畸胎瘤，不排除恶变可能。

病理结果 右侧卵巢成熟型囊性畸胎瘤，伴出血、坏死。右侧输卵管出血梗死，右侧附件蒂扭转360°。

分析 见病例35。

病例 34 卵巢囊性畸胎瘤 （2）

病史 女，45岁。鼻咽癌综合治疗3年半，中下腹扪及巨大肿块2天。

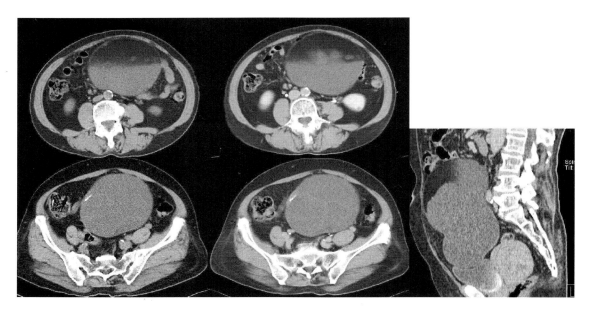

图 6-34

CT表现 中下腹部及盆腔内见一巨大混杂密度囊性肿块，边界清晰，约20cm×15cm，内以稍低密度为主，前上部可见片状脂肪密度，并可见脂液平面，囊内见薄壁分隔，分隔上见小斑片状钙化，增强扫描囊内及囊壁未见强化。子宫增大，增强后肌层强化不均，可见斑片状低密度灶（图6-34）。

CT诊断 右侧附件畸胎瘤，子宫肌瘤并囊性变。

病理结果 子宫肌间多发性平滑肌瘤，伴玻璃样变性；右侧卵巢成熟性囊性畸胎瘤。

分析 见病例35。

病例 35 卵巢畸胎瘤恶变

病史 女，67岁。2个月前无明显诱因出现腹胀症状，下腹部明显，后腹胀逐渐加重，出现下腹部持续性不适，范围较弥散。4天前腹胀，腹痛症状加重，伴肛门停止排便。既往子宫肌瘤手术2次。

CT表现 下腹部及盆腔见一巨大囊实性肿物，其壁大多光滑、清晰，下部与子宫结构分界不清。

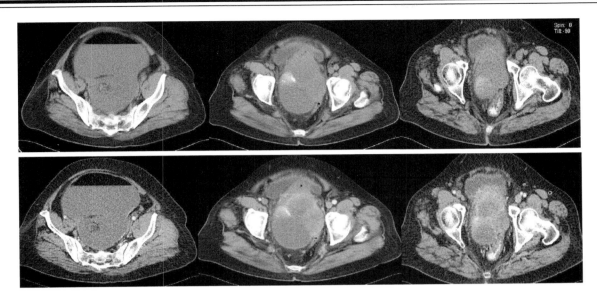

图 6 - 35

前后最大径 12.8cm，左右最大径约 16.2cm，纵径最大约 22.4cm。其内密度不均，散在脂肪密度影，并见"脂-液"平面，平面上部 CT 值约 -128HU、下部 CT 值约 27HU。增强扫描病灶内部无强化，左侧壁见一强化结节，大小约 2.6cm×1.2cm，强化后 CT 值约 87.8HU。其下极周围结构不清，未见确切子宫及附件结构。周围肠管受推压，膀胱向前下方移位，充盈不佳（图 6 - 35）。

CT 诊断　① 下腹部、盆腔巨大囊实性肿物，考虑畸胎瘤；② 子宫及附件结构显示不清。

病理结果　右侧卵巢畸胎瘤恶变（鳞癌），左侧卵巢白体生成。

分析　卵巢畸胎瘤是一组较常见的卵巢生殖细胞肿瘤，包括成熟畸胎瘤、不成熟畸胎瘤和畸胎瘤向单一胚层分化的肿瘤如甲状腺肿、类癌、神经外胚层肿瘤和皮脂腺肿瘤等。以成熟型畸胎瘤最多见，可分为实性和囊性畸胎瘤，由成熟外胚层、中胚层和内胚层构成，可为单房或多房，囊内容物为上皮碎屑、毛发、脂类等。囊壁可见头结节，内有牙齿、骨、软骨和脂肪组织。临床上多无症状，部分可产生腹胀和肿瘤压迫症状。

CT 表现为附件区圆形、椭圆形肿块，边界清晰，内含脂肪为其特征性表现。根据脂肪含量不同分为：液性为主型、液脂型、头结节型、脂肪瘤型和囊肿型。卵巢畸胎瘤需与卵巢囊性病变并出血、卵巢子宫内膜异位症和良性囊腺瘤鉴别。

病例 36　卵巢黏液性囊腺瘤（1）

病史　女，36 岁。尿频 1 年，加重 10 余天，发现盆腔包块 10 余天。

CT 表现　中下腹部正中膀胱上方可见一巨大椭圆形囊性病变，大小约 13.9cm×10cm×16cm（左右径×前后径×上下径），其内密度均匀，见一细薄线样分隔，囊壁薄、光滑清晰，未见囊壁增厚或壁上结节。膀胱顶壁受压，子宫体被向后推移，周围肠管被向两侧及上方推移。病变边缘光滑，周围脂肪间隙清晰，与肠管、膀胱、子宫体及盆壁肌肉分界清楚，增强后囊性病变包膜、分隔及其内液性成分均未见强化（图 6 - 36）。

CT 诊断　中下腹腔良性囊性占位，考虑左侧卵巢囊腺瘤。

病理结果　左卵巢黏液性囊腺瘤。

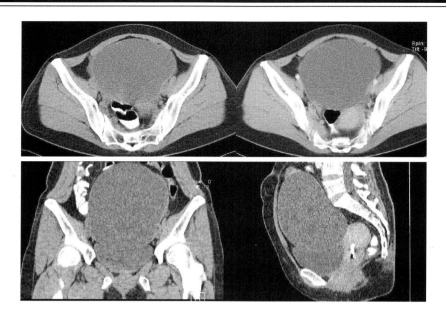

图 6-36

分析　见病例 39。

病例 37　卵巢黏液性囊腺瘤（2）

病史　女，38 岁。发现盆腔包块 8 年，腹部膨隆半年余。

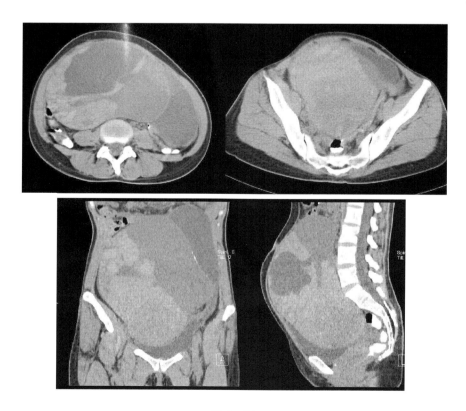

图 6-37

CT 表现　中下腹部及盆腔见一巨型囊实性肿块，边界清楚，上达胰尾前方，下达盆腔子宫右侧方，大小约 25cm×21cm×19cm。实性部分位于肿瘤一侧，约占肿瘤体积一半，内部密度不均，CT 值约 50～60HU，可见斑片状坏死低密度区，未见钙化或骨化密度灶及脂肪密度；囊性部分呈多囊状，囊腔较大，囊内密度均匀，各囊间密度不等，CT 值约 13～30HU，囊与囊之间可见纤维分隔，分隔可见散在点状钙化，囊壁及分隔较薄且均匀，未见乳头状突起。肿瘤周围肠管明显受压移位（图 6 - 37）。

CT 诊断　下腹部盆腔巨型囊实性肿块，考虑卵巢囊腺瘤。

病理结果　（左卵巢）黏液性乳头状囊腺瘤。

分析　见病例 39。

病例 38　卵巢多房性黏液性囊腺瘤（1）

病史　女，24 岁。发现腹部包块进行性增大 1 年余。

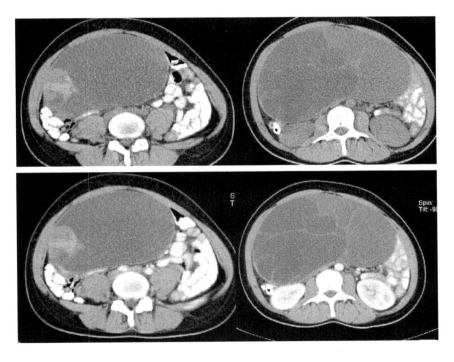

图 6 - 38

CT 表现　中下腹部见巨大囊实性肿物，大小约 22cm×12cm×24.5cm（左右径×前后径×上下径），其内密度不均，可见低或更低液性密度区，肿物内见多条纤细薄分隔，囊壁薄，病变内分隔及囊壁上可见多个不规则、结节状软组织密度影，向腔内突出，肿物外缘光滑，周围盆腹腔脏器及血管向周围被推移，增强扫描后囊实性病变均未见明显强化（图 6 - 38）。

CT 诊断　中下腹部囊实性肿物，考虑来源于附件：囊腺癌可能性大，未除外囊腺瘤可能。

病理结果　右侧卵巢多房性黏液性囊腺瘤。

分析　见病例 39。

病例 39　卵巢多房性浆液性囊腺瘤（2）

病史　女，63 岁。体检 B 超发现盆腔包块 5 天。

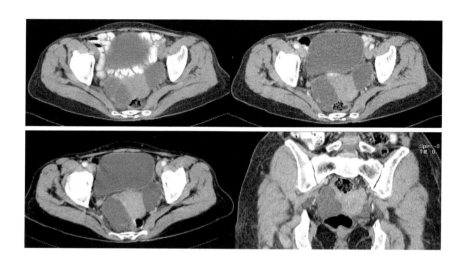

图 6 - 39

CT 表现　双侧附件区各见一椭圆形肿块，左侧约 3cm×2.5cm，右侧大小约 5cm×3cm，边界清晰，内部呈均匀低密度，右侧肿块内可见细薄分隔及较小壁结节，增强后左侧肿块未见强化，右侧肿块壁结节轻度强化（图 6 - 39）。

CT 诊断　双附件囊腺瘤。

病理结果　①（左侧）卵巢多房性浆液性囊腺瘤，灶状被覆黏液样上皮；②（右侧）卵巢多房性浆液性囊腺瘤。

分析　卵巢良性上皮肿瘤是最常见的卵巢肿瘤，常见的肿瘤类型有浆液性囊腺瘤、黏液性囊腺瘤和子宫内膜样肿瘤。本病多发生于中青年妇女，肿瘤较小时无任何症状，随着肿瘤增大可出现占位效应，如发生扭转或破裂时可出现急腹症。

CT 表现单房性浆液性囊腺瘤呈圆形或椭圆形，直径为 8～12cm，壁薄均匀，小于 3mm，囊内密度接近于水；多房性浆液性囊腺瘤体积在 15cm 以上，囊内多个细条状分隔，囊壁和分隔薄而均匀，小于 3mm，各房之间相互挤压变形，囊内及房壁可有细小、扁平或为疣状乳头，囊内液体呈水样密度。黏液性囊腺瘤较浆液性囊腺瘤大，直径常大于 20cm，常为多房，房大小差异较大，常见一个房内有一个或数个较小的子房，各囊内密度可高于或等于、低于水，囊壁及分隔较厚，不均匀，可大于 3mm，但无乳头状突起。

卵巢囊腺瘤需与巧克力囊肿鉴别：巧克力囊肿形态、密度多样囊内出血时 CT 值呈高密度。

病例 40　卵巢交界性乳头状黏液性囊腺瘤

病史　女，42 岁。发现双乳肿块 1 年余，双侧下腹痛 2 个月余。CA125、CA199 异常增高。

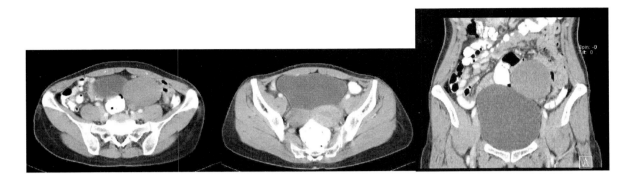

图 6 - 40

CT 表现　双侧附件区各见一类圆形稍低密度肿块，左侧直径约 6cm，右侧直径约 3cm，边界清晰，内部密度均匀，增强扫描左侧肿块大部分无强化，其后壁可见一直径约 1cm 中等强化软组织结节，右侧病灶未见强化（图 6 - 40）。

CT 诊断　双侧附件区包块，考虑为囊腺癌可能。

病理结果　左侧卵巢交界性乳头状黏液性囊腺瘤，右侧卵巢黏液性囊腺瘤。

分析　卵巢交界性囊腺瘤的临床表现与卵巢良性上皮性囊腺瘤相似，CT 表现与良性囊腺瘤相同，诊断主要依靠病理组织切片检查，组织学上皮细胞复层均不超过 2～3 层，细胞轻度到中等度不典型性，核分裂和核异常界于良性和恶性之间，无间质浸润，以黏液性交界性肿瘤多见，多数为多房性。

病例 41　卵巢黏液性乳头状腺癌

病史　女，65 岁。消瘦、腹胀 1 个月余，黑便 1 周。查体：腹部膨隆，剑突下、右下腹压痛，无反跳痛，肝脾触诊不满意，移动性浊音（＋）。

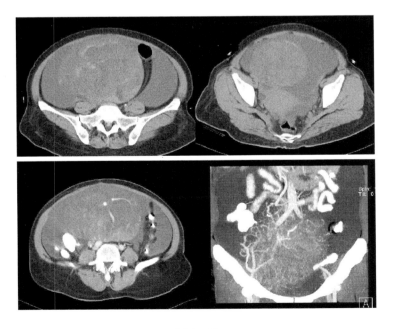

图 6 - 41

CT 表现　中下腹部盆腔巨大软组织肿块，边界清晰，约 25cm×15cm 大小，呈等、稍低、稍高混杂密度，增强扫描等密度部分明显强化，而稍高密度显示为瘤内迂曲扩张血管影，稍低部分无强化，盆腔、腹腔可见大量积液。子宫、肠管受压移位（图 6–41）。

CT 诊断　卵巢癌，腹腔大量积液。

病理结果　右卵巢黏液性乳头状腺癌，侵出包膜，伴广泛出血、坏死，网膜可见癌浸润。

分析　见病例 42。

病例 42　卵巢低分化浆液性乳头状囊腺癌

病史　女，60 岁。2 个月前开始无明显诱因腹胀、腹部隐痛，逐渐加重，伴胃纳欠佳，体重下降。

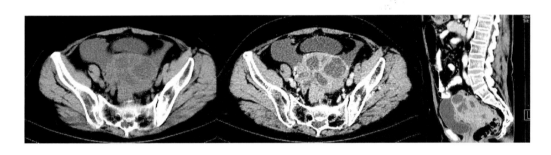

图 6–42

CT 表现　膀胱子宫陷窝见巨大软组织肿块影，大小约 9.0cm×9.0cm×7.2cm，形态不规则，内为囊实性混杂密度，增强后实性成分强化明显，强化程度与子宫壁相近，囊性部分未见强化，但可见分隔，肿块与子宫前壁紧密相连成片，与乙状结肠及直肠分界不清，子宫底及部分子宫体正常形态消失，子宫腔内可见低密度积液影。腹膜明显增厚，呈结节状及饼状改变，增强后明显强化，腹腔可见片状低密度积液影。肝脏右后叶包膜下见数个小类圆形稍低密度灶，增强后呈轻度强化（图 6–42）。

CT 诊断　盆腔巨大肿块，考虑卵巢癌并侵犯子宫、乙状结肠、直肠及膀胱后壁，腹膜广泛转移，肝包膜下转移，右下肺转移，腹腔积液。

病理结果　双侧卵巢低分化浆液性乳头状囊腺癌。

分析　见病例 43。

病例 43　双侧卵巢浆液性癌

病史　女，40 岁。右乳腺癌术后，腹水查因。

CT 表现　盆腔双侧附件区可见分叶状混杂密度软组织肿块影，大小约 11cm×13.5cm×9.5cm，肿块密度不均，呈囊实性混杂密度，增强后实性部分及囊壁均有明显强化，增强幅度约为 50HU，左上囊性部分病灶内亦可见条絮状强化。肿块与子宫底壁分界不清。腹腔内可见水样密度影，双侧髂窝处结肠后腹膜、结肠系膜结节状、饼状增厚，增强后明显均匀强化（图 6–43）。

CT 诊断　① 盆腔双侧附件区囊实性肿块累及子宫，考虑卵巢来源的恶性肿瘤，卵巢癌可能性

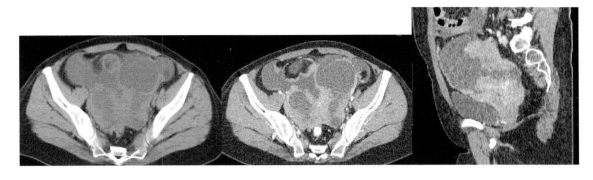

图 6-43

大；② 腹膜及结肠系膜种植转移，伴腹水。

病理结果　双侧卵巢中分化浆液性癌，侵及双侧输卵管组织及子宫体浆膜层及肌层。

分析　卵巢上皮性癌是最常见的卵巢恶性肿瘤，其中以浆液性癌最多见，发病原因可能与性激素、癌基因、家族史、理化因素及感染等因素有关。多发生在 40~60 岁年龄阶段，临床常见症状为腹痛、腹胀和大量腹腔积液。

CT 表现为囊性型、囊性为主型、囊实性混合型、实性为主型，浆液性囊腺癌囊壁及囊内间隔不规则增厚形成乳头；黏液性囊腺癌囊壁和间隔少有乳头生长，肿瘤常呈团块状，形态规则，囊内可有不规则形或结节状实性病变，增强扫描实性成分中等强化；卵巢内膜样癌呈囊实性或大部分实性，表面光滑，有包膜，单房或多房。

卵巢上皮癌应与卵巢转移性肿瘤和良性上皮性肿瘤鉴别。卵巢转移性肿瘤通常表现为双侧对称圆形或椭圆形，轮廓清晰光整，与周围组织无粘连，结合临床有肿瘤病史，诊断不难。良性上皮性肿瘤显示为囊性，形态规则，可以为单房或多房，囊壁与分隔细致均匀，小于 3mm，多无实性结节或实性成分。

病例 44　双侧卵巢 Krukenberg 瘤

病史　女，37 岁。3 年来无诱因经期提前 7~10 天，行结扎术 10 年。2 年前行胃贲门癌手术。

CT 表现　盆腔结构模糊，双侧附件区均见软组织肿块形成，左侧大小约 7cm×6cm，右侧大小约 5cm×3cm，平扫呈等低密度，呈多个囊状改变，囊壁厚薄不均，增强后明显强化，肿块与子宫分界清，子宫增大，宫壁密度不均。盆腔可见积液（图 6-44）。

CT 诊断　双侧附件混杂肿块，结合病史考虑 Krukenberg 瘤，少量腹水。

病理结果　双侧卵巢 Krukenberg 瘤，子宫肌间平滑肌瘤。

分析　卵巢转移性肿瘤是指一切从其他器官转移至卵巢的与原发病类同的肿瘤。转移途径包括直接侵犯、经输卵管转移、通过腹腔积液转移、淋巴转移和血行转移。其中消化道肿瘤转移而来的，镜下见印戒细胞且在卵巢间质中伴有肉瘤样浸润的卵巢转移瘤称为库肯勃（Krukenberg）瘤，临床表现原发和继发肿瘤两者症状可以独立或互相干扰，盆腔症状以腹痛、腹部肿块和腹腔积液为常见。

CT 表现肿瘤常为双侧对称性，有一层厚的包膜，卵巢保持原形，均匀增大呈圆形或椭圆形，囊实性或囊性，与邻近器官分界清楚。卵巢转移瘤需与卵巢恶性上皮肿瘤鉴别。

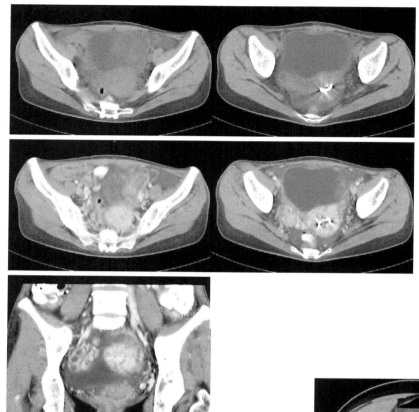

图 6 – 44

病例 45　肾上腺淋巴管瘤样囊肿

病史　女，32 岁。反复腰部酸胀不适 2 年，加重 2 个月。

CT 表现　平扫右侧肾上腺区椭圆形低密度肿块，约 5.0cm × 4.5cm，边界清晰，内部密度接近于水，中间可见薄壁分隔，右侧肾上腺未见显示（图 6 – 45）。

CT 诊断　右侧肾上腺囊性嗜铬细胞瘤与肾上腺囊肿鉴别。

病理结果　右侧肾上腺淋巴管瘤样囊肿。

分析　肾上腺囊肿较少见，以淋巴管样囊肿常见，其次是出血后形成的假囊肿，临床上多无症状。CT 表现为肾上腺类圆形或椭圆形肿块，呈均一水样密度，亦可有分隔呈分房状，边界光滑清晰，壁和分隔薄而一致，少数囊肿边缘可见钙化，增强扫描囊壁和分隔可有强化。本病需与肾上腺腺瘤鉴别，增强扫描腺瘤内部可发生强化而囊肿内部无强化。

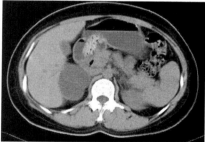

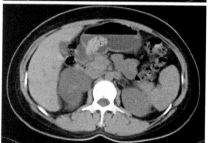

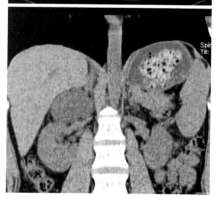

图 6 – 45

病例 46　肾上腺结核

病史　男，30 岁。四肢强直 5 天，神志不清数小时。全身皮肤色素沉着，嘴唇及乳晕较明显。皮质醇降低 1.9μg/dL，ACTH 升高 152.3pg/mL。

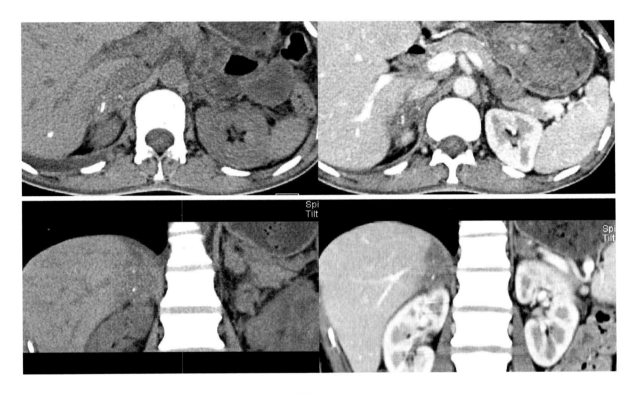

图 6 - 46

CT 表现　双侧肾上肾增大，左侧见等密度结节影，右侧呈片状等密度软组织影，内见斑点状钙化，增强扫描双侧肾上腺软组织呈轻度环形强化，中间见片状无强化低密度区。所见胸腔可见积液（图 6 - 46）。

CT 诊断　双侧肾上腺结核。

病理结果　肾上腺结核。

分析　肾上腺结核病理表现为结核结节、肉芽组织和干酪样坏死，并可发生钙化，破坏肾上腺皮质和髓质，造成肾上腺功能低下（艾迪生病）。临床上病程较长，主要表现为皮肤色素沉着、疲乏无力、食欲不振、体重减轻，低血压和精神症状等。实验室检查，除血、尿皮质醇减低外，血中 ACTH 水平通常较高。

CT 表现干酪坏死期双侧肾上腺增大，形成不规则肿块，密度不均，内见多发低密度区，增强扫描肿块周边和内隔强化（如本例），钙化期显示双侧肾上腺弥散性钙化，其形态和方向与肾上腺一致。

肾上腺结核所致的双肾上腺肿块与转移瘤肾瘤、嗜铬细胞瘤，除影像学表现不同，临床症状、体征和实验室检查亦有明显差异，一般不难鉴别。

病例 47   肾上腺 Conn 腺瘤

病史   男，53 岁。发现血压升高 2 年余。

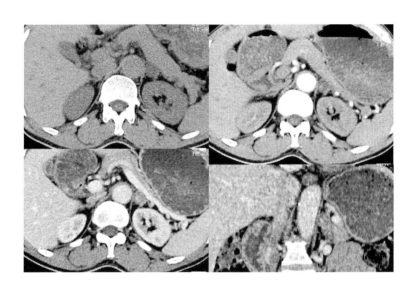

图 6-47

CT 表现   左侧肾上腺内外肢交界处可见软组织密度结节，约 2cm × 2cm × 1.5cm 大小，CT 值 10.8HU，边界清楚，病灶前部与胰腺、腹主动脉相贴，后方与左肾相邻；右侧肾上腺形态大小未见明显异常（图 6-47）。

CT 诊断   左侧肾上腺腺瘤。

病理结果   左侧肾上腺 Conn 腺瘤。

分析   分泌醛固酮的肾上腺皮质腺瘤称为 Conn 腺瘤，病理上大多为单发，瘤通常较小，直径约 1~2cm，包膜完整，切面为橘黄色，含丰富的脂类物质。临床表现为高血压、肌无力和夜尿增多，实验室检查见血和尿醛固酮水平增高。

CT 表现为单侧肾上腺孤立性小肿块，偶为双侧或多结节，圆形或椭圆形，边界清晰，直径小于 2cm，密度均匀接近于水，增强扫描轻度强化，程度低于正常肾上腺。

Conn 腺瘤需与肾上腺囊肿鉴别，后者增强扫描无强化，有助于鉴别。

病例 48   肾上腺皮质癌

病史   男，53 岁。双侧腰腹部疼痛、发热 6 天。

CT 表现   右侧肾上极前方下腔静脉后软组织肿块，边界不清，平扫均匀等密度，增强扫描呈中等强化，密度不均，下腔静脉及双侧肾静脉受累。腹腔可见积液，脾脏增大（图 6-48）。

CT 诊断   腹膜后恶性肿瘤，侵犯血管。

病理结果   肾上腺皮质癌。

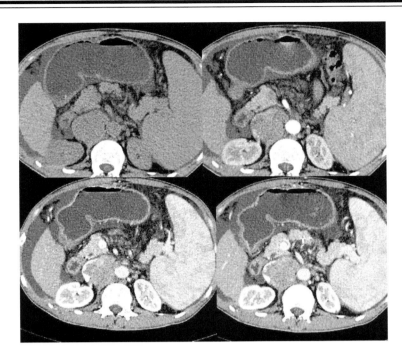

图 6 – 48

分析　原发性皮质癌是 Cushing 综合征的一种少见病因。肿瘤通常较大，其内易出血、坏死，有时可有钙化，通常不含脂质。

CT 常表现为肾上腺区较大的肿块，呈类圆形，分叶或不规则，密度不均匀，周围为软组织密度，中间由于出血坏死而呈不规则低密度，部分肿块内可见散在钙化灶，增强扫描肿块呈不规则强化，中间无强化，CT 还可发现下腔静脉或肾静脉受累淋巴结转移和其他脏器转移，有 Cushing 综合征临床表现的患者可发现对侧肾上腺萎缩。根据肾上腺区密度不均肿块及血管受累、淋巴结转移，临床上有内分泌异常表现，可诊断为肾上腺皮质癌。当无内分泌功能异常时应与其他非功能性肿瘤鉴别，如肾上腺神经节细胞瘤或较大的非功能性腺瘤。但在影像表现上两者并无明显不同，主要依据临床表现和实验检查进行鉴别。

病例 49　肾上腺转移癌

病史　男，63 岁。发现肺癌 4 个月，左颈部及纵隔淋巴结转移化疗后。

CT 表现　双侧肾上腺结节状软组织肿块，密度均匀，增强后轻度强化，中间见小斑片状低密度区。肝右叶多发低密度灶，中间为更低密度区，增强扫描花边样强化，中间见大片状无强化低密度区（图 6 – 49）。

CT 诊断　肝脏、双侧肾上腺转移癌。

最后诊断　肝脏、双侧肾上腺转移癌。

分析　肾上腺是继肺、肝和骨之后全身最常发生转移的部位，原发癌最多是肺癌和乳腺癌，还有源于甲状腺癌、肾癌、胃癌、结肠癌、胰腺癌等，多从髓质开始，而后累及皮质，常为双侧受累。CT 表现为双侧或单侧肾上腺肿块，类圆、椭圆形或分叶状，密度均一，中间可有坏死低密度区。诊断上须结合原发癌病史，鉴别多数不难，单侧肾上腺转移时与非功能性腺瘤如非功能性皮质癌、神经节细

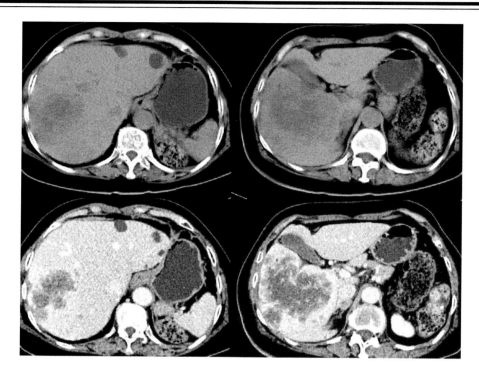

图 6 - 49

胞瘤，常需细针活检以明确诊断。

病例 50　肾上腺神经母细胞瘤

病史　男，4 岁。1 年前开始无明显诱因出现发热，体温最高为 40℃，每次持续 1～2h 后消退，同时左侧锁骨上淋巴结肿大。

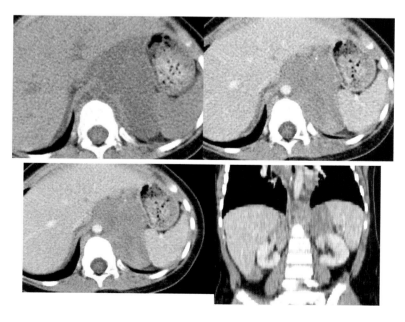

图 6 - 50

CT 表现   左侧肾上腺区团块状软组织影，平扫呈稍低密度，密度均匀，可见小斑点状钙化灶，增强扫描呈轻度强化。肿块包绕腹主动脉，向前达胃后壁、肝左叶受压移位，向外侧与脾脏分界不清，向上蔓延至纵隔，向下达左肾门水平（图 6 - 50）。

CT 诊断   左肾上腺神经母细胞瘤。

病理结果   左肾上腺神经母细胞瘤。

分析   神经母细胞细胞又称为成神经细胞瘤，是儿童期最常见的颅外恶性肿瘤，多数发生在 3 岁以下，约一半发生在肾上腺，肿块通常较大，容易出血坏死和囊变，并有不规则钙化；临床表现为无痛性腹部肿块，发现转移时可有肝大、骨痛等表现。

CT 表现为肾上腺区较大肿块，分叶状或不规则形，密度不均，内有坏死、囊变或陈旧性出血所致低密度区，以及不规则钙化灶，增强扫描不规则强化。本例病灶密度相对较均匀，但增强扫描显示肿瘤包绕血管并向上侵犯纵隔，呈恶性肿瘤浸润性生长特征。

病例 51   肾上腺嗜铬细胞瘤

病史   女，35 岁。血压升高 1 年，最高达 165/120mmHg。

CT 表现   左侧肾上腺外支远端见类圆形软组织肿块，其内有斑片状较低密度区，增强后动脉期病灶明显不均匀强化，门脉期强化有下降，病灶与肾上腺外支关系密切，病灶边界光整，周围脂肪间隙清晰（图 6 - 51）。

CT 诊断   左侧肾上腺嗜铬细胞瘤。

病理诊断   左侧肾上腺嗜铬细胞瘤。

分析   肾上腺嗜铬细胞瘤起源于肾上腺髓质嗜铬组织，病理生理的本质是分泌大量的儿茶酚胺，作用于肾上腺素受体。以高血压为主要临床特征；有的还引起高代谢、高血糖、发热等症状，严重者有心脑血管病变。生化检查 AMV 明显升高是定性诊断肾上腺嗜铬细胞瘤的重要依据。

CT 表现一侧肾上腺较大圆形类圆形肿块，类似肾脏的密度，较小的密度均匀，较大的肿瘤常因出血坏死而密度不均匀，内见多发低密度区，增强后实质部分明显强化，廓清较慢，囊性低密度区无强化。

较大时与肾上腺腺癌难以鉴别，应结合病史及实验室检查诊断。恶性嗜铬细胞瘤瘤体较大，常呈分叶状，密度不均匀，肿瘤易侵犯邻近脏器、包绕周围血管等改变，有的可见肝脏和腹膜后淋巴结转移。

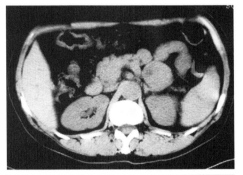
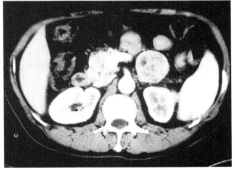
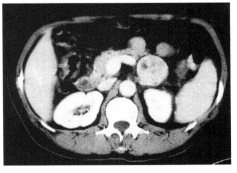

图 6 - 51

参 考 文 献

1. 李松年. 中华影像医学. 泌尿生殖系统卷. 北京：人民卫生出版社，2002

2. 顾美皎，朱桂金，李英勇，等. 卵巢疾病. 北京：科学出版

社，2001

3. 王泽密. 主译. 临床妇科影像学. 沈阳：辽宁教育出版社，1999

4. 周本成，陈晓东. 假瘤型腺性囊性膀胱炎. 中华病理学杂志，2002，31：183～184

5. 林凌华，邹爱华. 腺性膀胱炎的 CT 诊断. 临床放射学杂志，2001，20：372～374

6. 张建青，周为中. 自发性肾破裂致肾包膜下和肾周出血的 CT 与 DSA 分析. 临床放射学杂志，1998，17：220～222

7. 张继伟，刘乃波. 急性肾梗死 4 例报告及文献复习. 中华泌尿外科杂志，2007，28：242～245

8. 郝楠馨，常时新，曹开明，等. 螺旋 CT 扫描在肾癌术前分期中的应用价值. 中华泌尿外科杂志，2007，28：372～375

9. 张胜超. 多层螺旋 CT 尿路造影对原发性输尿管癌的诊断价值. 医学影像学杂志，2008，18：40～42

10. 郑文龙，吴爱琴，滕陈迪，等. 原发性输尿管癌多层螺旋 CT 及三维重建诊断价值. 中国临床医学影像杂志，2006，17：515～517

11. 李海丰，谢国云. 螺旋 CT 增强扫描在前列腺增生及前列腺癌诊断中的价值. 中国中西医结合影像学杂志，2007，5：198～199

12. 陈杰，胡春洪. 盆腔肿瘤 CT、MR 灌注成像的研究进展. 国外医学. 临床放射学分册，2006，29：269～271

13. 朱继兰，孙继泽，关美玉. 睾丸结核的 CT 诊断价值. 中国中西医结合影像学杂志，2005，3：211～212

14. 严建春，胡东劲，张卫东，等. 子宫内膜癌的 CT 诊断价值. 实用放射学杂志，2003，19：255～257

15. 徐海风. 卵巢囊腺瘤与囊腺癌的 CT 诊断. 临床放射学杂志，2006，25：446～448

16. 朱培欣，陈新晖，常瑞萍，等. 螺旋 CT 诊断卵巢囊腺瘤的应用价值. 中国临床医学影像杂志，2005，16：351～352

17. 刘广宇，秦海燕，孙浩然，等. 肾上腺性征异常病变的 CT 和 MRI 诊断. 医学影像学杂志，2005，15：1084～1087

18. 田伟，肖剑秋. 原发性肾上腺皮质癌的 CT 诊断. 中华放射学杂志，1997，31：625～625

19. 杨志刚，郭应坤，李媛，等. 肾上腺结核的增强 CT 表现特征与临床病程的相关性. 中华放射学杂志，2006，40：1014～1017

20. Coulam CH, Sheafor DH, Leder RA, rt al. Evaluation of pseudoenhancement of renal cysts during contrast enhanced CT. AJR, 2000, 174：493

21. Ghersin E, Brook OR, Meretik S, et al. Antegrade MDCT pyelography for the evaluation of patients with obstructed urinay tract. AJR, 2004, 183：1691

22. Chae EJ, Kim JK, Kim SH, et al. Renal cell carcinoma：analysis of postoperative recurrence patterns. Radiology, 2005, 234：189

23. Yamakado K, Tanaka N, Nakagawa T, et al. Renal angio – myolipoma：relationships between tumor size, aneurysm formation and rupture. Radiology, 2002, 225：78

24. Coakley FV. Staging ovarian cancer：orly of imaging. Radiol Clin North Am, 2002, 40：609～636

25. Coakley FV, Choi PH, Gougoutas CA, et al. Peritoneal metastases：detection with spiral CT in patients with ovarian cancer. Radiology, 2002, 223：495～499

26. Caoilo EM, Korobkin M, Francis IR, et al. Adrenal masses characterization with combined unenhanced and delayed enhanced CT. Radiology, 2002, 222：629

（章作铨　赵虹　刘金丰）

第七章　骨骼系统疾病

病例 1　左股骨慢性骨髓炎

病史　女，18 岁。8 年前无明显诱因出现左髋疼痛，间断出现，以下午、夜间明显，活动后明显，无发热。自觉无患肢皮温增高。

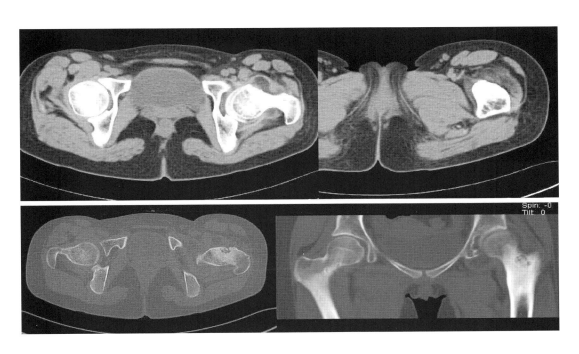

图 7-1

CT 表现　左侧髋关节间隙轻度增宽，股骨大转子见偏心性骨质破坏区，内见小块状死骨，周边见大量增生硬化；股骨颈及股骨上段髓腔密度增高，髓腔变小；左髋周围软组织肿胀并见液性低密区（图 7-1）。

CT 诊断　左侧股骨上段及髋关节病变伴左髋周部分肌肉萎缩，考虑慢性感染性病变。

病理结果　左股骨慢性骨髓炎。

分析　临床上通常将骨髓炎分为急性、亚急性和慢性阶段，但每个阶段并无明确分界，并且不是所有的骨髓炎都是从急性发展到慢性阶段。在感染的初期，有一个突然发生的临床症状和体征，例如疼痛、发热等，可说明病变位于急性期。如果急性期过后，感染未完全消除，则转入亚急性或慢性阶段，同时也说明了急性期的治疗不彻底。

急性期骨髓炎的影像学表现以骨质破坏和深部软组织肿胀为主，骨质增生硬化和骨膜反应不明显；亚急性和慢性期骨髓炎表现为局限性骨脓肿、死骨和大量的增生硬化、骨膜反应。本例患者左髋关节及股骨上段可见死骨和大量增生硬化，支持慢性骨髓炎诊断。

慢性骨髓炎与骨肉瘤、骨样骨瘤鉴别：骨髓炎的增生硬化区位于骨破坏区的周围，而骨肉瘤的瘤骨既可位于破坏区内，也可位于破坏区周围，即瘤骨和破坏区相间分布，并且骨骼的轮廓无改变。骨样骨瘤瘤巢一般较小，呈圆形或卵圆形，位于骨质增生硬化区的中心，且瘤巢内常有钙化灶。但有时骨样骨瘤与慢性骨髓炎在影像学表现上较难区分。

病例 2　胫骨慢性化脓性骨髓炎

病史　女，21 岁。右小腿反复疼痛溃破流脓 11 年余，加重半年。

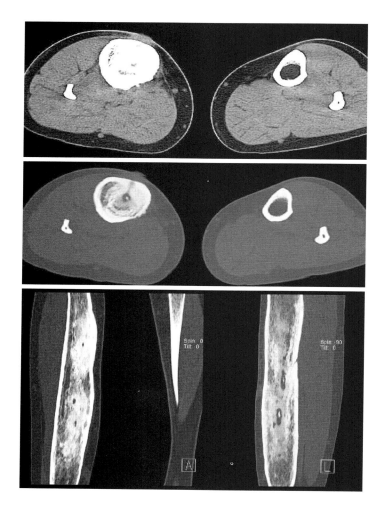

图 7 - 2

CT 表现　右侧胫骨近中段骨骼变形，骨质破坏区内见点状致密影，周边大量骨质增生；局部骨皮质缺损，周围软组织轻度肿胀（图 7 - 2）。

CT 诊断　右侧胫骨近中段慢性骨髓炎伴窦道形成。

病理结果　慢性肉芽组织、溃疡、疤痕组织，皮肤棘层细胞呈假上皮样增生，符合窦道改变。

分析　慢性化脓性骨髓炎多数由于急性化脓性骨髓炎延误治疗或治疗不彻底，引流不畅，骨内遗留感染病灶、死骨或脓肿所致。一般临床症状轻微或仅有局部肿痛，或有瘘管形成，久治不愈。一旦身体抵抗力下降，骨内炎症仍可发展，少则数月，多则数年、数十年反复多次发作。慢性化脓性骨髓炎由于骨内感染、死骨或脓肿的长期存在，刺激病灶周围大量结缔组织增生，新生血管、骨质增生及骨膜反应，大量的新生骨组织，骨小梁排列紊乱，骨膜反应造成骨皮质增厚，髓腔变窄，骨骼变形。CT 可以发现小的脓腔和死骨，表现为骨内类圆形低密区，周边骨质硬化，小脓肿增强后可见环形强化；死骨表现为密度增高的小块状或长条状高密影，位于骨质破坏区内。

病例 3 右股骨慢性骨髓炎

病史 女，20 岁。

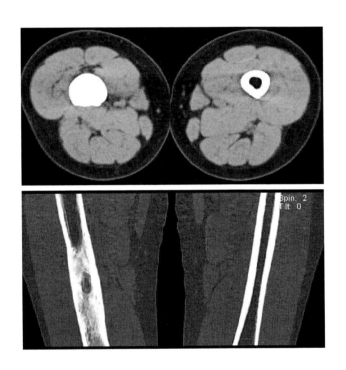

图 7-3

CT 表现 右股骨中段骨皮质增厚，骨小梁增粗，骨髓腔变小、消失（图 7-3）。

CT 诊断 右侧股骨中段表现符合慢性硬化性骨髓炎改变。

病理结果 右股骨慢性骨髓炎。

分析 慢性硬化性骨髓炎被认为是低度性感染所致，常与外伤有关，一般无临床症状，其主要表现为骨皮质增生硬化，病灶内一般培养不出细菌。CT 表现明显的骨皮质增厚，骨小梁增粗，骨髓腔变小或闭塞，一般无骨质破坏、骨膜反应及软组织肿块。

慢性硬化性骨髓炎有时需要与骨纤维增殖症及骨干硬化性结核鉴别。骨纤维增殖症可见骨皮质膨胀性增厚变形，弯曲及毛玻璃样改变。骨干硬化性骨结核与慢性硬化性骨髓炎较难鉴别，必要时可穿刺活检。

病 例 4   胫 骨 结 核

病史   女，57 岁。半年前无明显诱因胫骨疼痛，右膝关节右侧两小囊泡，自愈，曾有流脓史；半年来胫前肿物渐大。

CT 表现   右胫骨上端溶骨性破坏区，内有死骨及软组织块影，边缘轻度硬化。前部可见软组织肿块，边界清，密度均匀（图 7-4）。

CT 诊断   右侧胫骨上端骨髓腔内良性膨胀性病变，内生软骨瘤可能，并有感染或皮下积液。

病理结果   髓腔内大量干酪性坏死，边缘结核性炎性肉芽组织伴干酪性坏死改变。

分析   骨结核好发于长骨骨骺和干骺端，特点为骨质破坏，周围软组织肿胀或萎缩，破坏区内沙砾样死骨，而无骨皮质大片状死骨，病灶区以破坏为主，而无明显的增生硬化。可与骨髓炎、慢性骨脓肿相鉴别，病灶内的小的死骨有时平片难以显示，CT 扫描可以证实死骨的存在，骨结核的 CT 增强扫描显示病灶无明显强化，不同于发生在骨端、血供丰富的软骨母细胞瘤或骨巨细胞瘤。

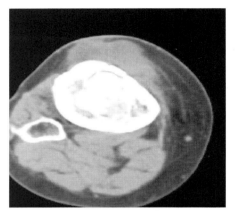

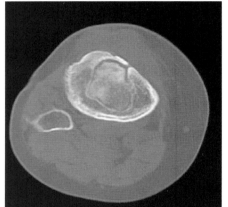

病 例 5   胸 椎 结 核

病史   女，18 岁。腰痛 1 个月余，加重 2 天。

CT 表现 $T_9 \sim T_{11}$ 椎体多发溶骨性破坏，边界清晰，并见轻度硬化。相邻椎间隙变窄，T_{10} 椎体塌陷，呈后突改变，同水平段椎管受压变小，周围软组织影肿胀明显，并见散在点状高密度影（图 7-5）。

CT 诊断   胸椎结核（$T_9 \sim T_{11}$），并椎旁冷脓肿形成，T_{10}、T_{11} 水平椎管狭窄，胸椎后突畸形。

病理结果   胸椎结核。

分析   椎体结核大多数为继发感染，原发结核灶 95% 以上在胸部。结核菌经血行到达脊柱后易停留在椎体内，其中以腰椎结核发生率最高。发病以青少年最多，30 岁以上成人少见。

椎体结核按骨质破坏的部位不同分为边缘型、中央型、骨膜下型和附件型等 4 型。早期病变均可向上或向下扩散，首先破坏椎间盘，进而破坏相邻椎体，甚至多个椎间盘；晚期可见病变周围新骨增生，内部死骨形成。陈旧性的可有干酪性钙化。椎体结核形成的寒性脓肿，多沿腰大肌的筋膜或肌纤维间隙向周围蔓延，形成腰大肌脓肿。

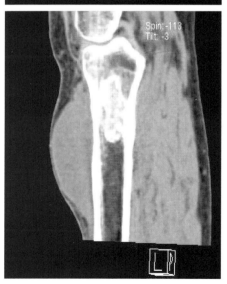

图 7-4

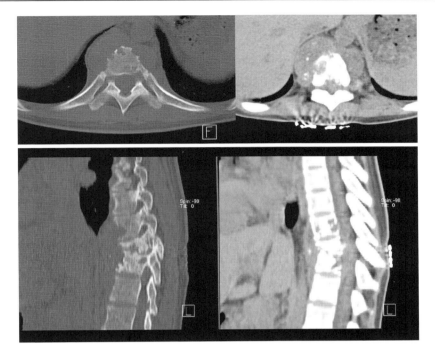

图 7 - 5

　　CT 表现一个或几个相邻椎体的溶骨性破坏，椎间盘不同程度破坏，破坏区内可见小死骨或干酪性钙化，腰大肌肿胀和病变周围软组织肿胀。

　　椎体结核与椎体肿瘤鉴别：原发骨肿瘤常局限在一个椎体，一般不侵犯椎间盘和腰大肌；转移瘤常侵犯多个椎体及其附件，可呈跳跃性发展，身体其他部位可见原发肿瘤。脊柱化脓性骨髓炎：病变部骨质增生硬化较为明显，多局限于一两个椎体，晚期可见巨大骨桥形成。

病例 6　颅骨骨瘤

病史　女，39 岁。无意间发现左头顶部突起。

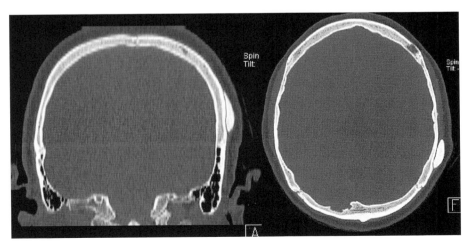

图 7 - 6

CT 表现　左侧顶骨外板见半球状致密骨化影，边界清晰（图 7 - 6）。

CT 诊断　左侧顶骨旁致密骨化影，考虑骨膜骨瘤可能。

病理结果　左顶骨骨瘤。

分析　骨瘤是一种成骨性良性肿瘤，多见于 11 ~ 30 岁，男性稍多。无恶性变。骨瘤好发于颅骨内外板，其次为鼻窦、下颌骨，多见于颅骨外板颌鼻旁窦壁。

CT 表现为致密性骨瘤呈圆形，边界清晰，一般直径小于 2cm，内部无骨性结构。骨瘤一般需要和骨岛相鉴别，两者好发的部位不同，骨岛多位于髓腔内，无临床症状，但在核素扫描时可有核素浓聚现象（图 7 - 6）。

病例 7　左肱骨孤立性骨囊肿

病史　男，17 岁。体检发现左肱骨上段肿物 3 个月余。

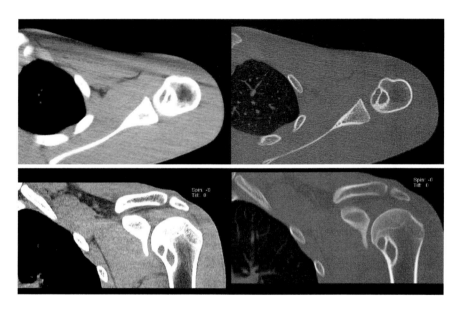

图 7 - 7

CT 表现　左侧肱骨干骺端囊状骨质破坏，内检分隔，边界清晰，有硬化边，未见骨膜反应及软组织肿块（图 7 - 7）。

CT 诊断　左侧肱骨干骺端多房分隔病灶，考虑：① 纤维性骨皮质缺损；② 非骨化性纤维瘤。

病理结果　左肱骨孤立性骨囊肿。

分析　孤立性骨囊肿是发生骨内的良性骨肿瘤。高发年龄在 11 ~ 20 岁之间。好发于股骨、肱骨上端及胫骨，其他部位次之。

CT 主要表现为干骺端或骨端的椭圆形或圆形的骨质破坏，一般膨胀不明显，边界硬化，无骨膜反应及软组织肿胀；65% ~ 70% 的患者合并病理性骨折，内部可见骨片陷落征，增强扫描无强化。当其内部出血或纤维化时密度增高。

要与骨纤维异常增殖症鉴别，后者病灶范围大，髓腔内可呈多房状，有时囊内有点状钙化或骨化，其特征表现为病灶磨玻璃样改变。动脉瘤样骨囊肿，偏心性膨胀，呈多房状，囊内点状钙化或骨化，液－液平面为其特征。

病例8　右髂骨单纯性骨囊肿

病史　女，40岁。右髋疼痛3天。

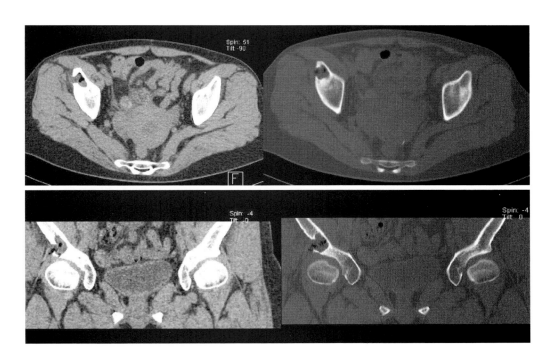

图7-8

CT表现　右侧髋臼前上壁见囊性透亮区，边界清晰，轻度硬化，外侧壁骨皮质皱褶、中断，病灶内部密度不均，见小囊状气体密度影（图7-8）。

CT诊断　右侧髋臼前上壁囊性病变，考虑为骨囊肿并病理性骨折，关节囊微量积气。

病理结果　右髂骨单纯性骨囊肿。

分析　见病例7。

病例9　右股骨下端骨巨细胞瘤

病史　男，21岁。4天前不慎跌倒，致右膝关节疼痛发作并加重，局部肿胀，跛行，过度屈伸关节加重疼痛。

CT表现　右股骨下端近关节处偏心性囊性膨胀性骨质破坏，周围骨壳完整，内部密度均匀，未见骨膜反应和软组织肿块。右膝关节囊少量积液（图7-9）。

CT诊断　① 右股骨下端骨巨细胞瘤；② 右膝关节囊肿。

病理结果　骨巨细胞瘤。

分析　骨巨细胞瘤是一种局部侵袭性肿瘤，发病率居第3位，占所有骨肿瘤的11.9%～16.1%，

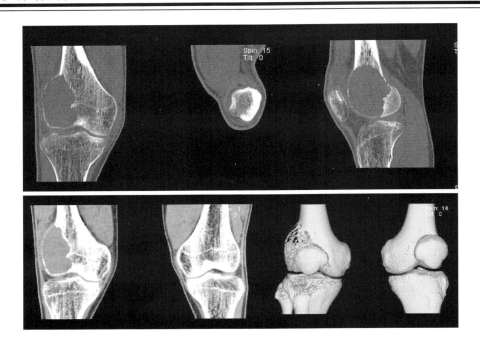

图 7-9

占良性骨肿瘤的 18.4%，仅次于骨软骨瘤。好发于 20～40 岁人群，男性略多于女性。骨巨细胞瘤好发于四肢长骨的骨端或骨突部，多见于股骨远端、胫骨近端和桡骨远端。

CT 可以较好的显示病灶的范围和周围软组织的情况，骨壳内面凹凸不平，肿瘤内无真正的骨性间隔，肿瘤内密度不均匀，可见低密度坏死区，可发现轻微的病理性骨折；CT 可较好的显示病灶内的出血，部分还可见液－液平面；增强扫描后病灶明显不均匀强化。

鉴别诊断：

（1）骨囊肿：好发于骨骺闭合后的骨端，偏心膨胀呈磨玻璃样结构。囊肿膨胀不如骨巨细胞瘤。

（2）成软骨细胞瘤：位于骨骺，骨壳较厚，且破坏区内可见钙化。

病例 10　右股骨小转子骨软骨瘤

病史　女，20 岁。右臀及右大腿无明显诱因疼痛，天气改变或行走时明显，反复发作。

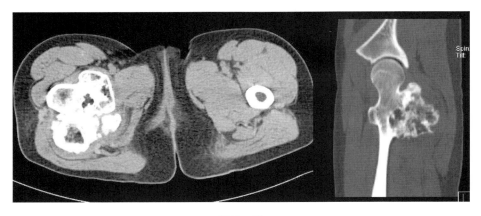

图 7-10

CT 表现 右股骨小转子可见一骨性突起，其皮质和髓腔分别与宿主骨相连，边界清晰，不规则。内部见低密度区，边缘硬化（图 7 – 10）。

CT 诊断 右股骨小转子骨软骨瘤，未见明显恶变征象。

病理结果 骨软骨瘤。

分析 骨软骨瘤是最常见的良性肿瘤，占良性肿瘤的20% ~ 50%，男女发病率约为1.6：1。临床上多为偶然发现，很少表现出临床症状。CT 可见与宿主骨相连的骨性突起，蒂可宽可窄。如果软骨帽钙化，多呈环形、弧形，可以对发生部位、比较复杂的病变作出明确诊断，并可以显示软骨帽的厚度。

病例 11 右肱骨骨软骨瘤

病史 女，22 岁。发现右上臂肿物，无痛。

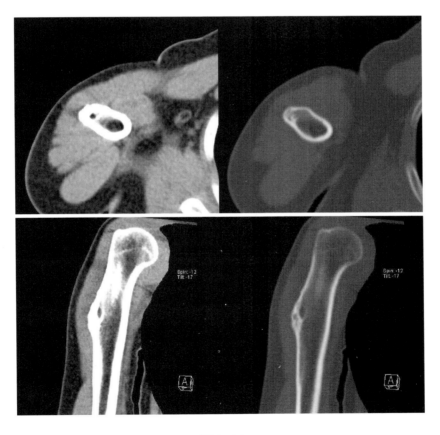

图 7 – 11

CT 表现 右肱骨上段见一宽基底骨性突起，边界清晰，内部密度不均，可见局限性低密度区，有薄层硬化边（图 7 – 11）。

CT 诊断 右肱骨上段良性骨肿瘤，考虑骨软骨瘤（广基型）可能，或非骨化性纤维瘤。

病理结果 右肱骨骨软骨瘤。

分析 见病例12。

病例 12　左髂骨骨软骨瘤

病史　女，30 岁。腰骶部疼痛。

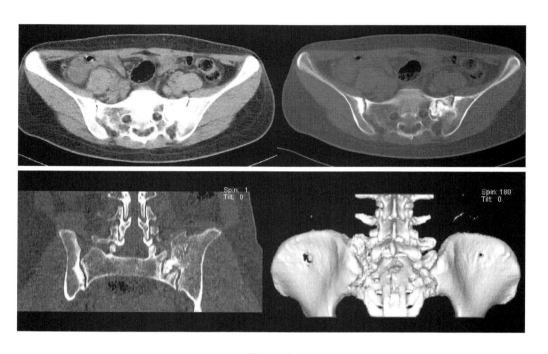

图 7 - 12

CT 表现　左侧骶髂关节髂骨面变形，见多个骨性突起嵌入骶骨，头端硬化，未见骨质破坏，周围软组织影清晰。右骶髂关节髂骨面硬化（图 7 - 12）。

CT 诊断　① 左髂骨多发骨软骨瘤；② 右侧骶髂关节致密性骨炎。

病理结果　左髂骨骨软骨瘤。

分析　骨软骨瘤又名软骨性外生骨疣，可发生于任何软骨内化骨的各骨，一般以长管状骨的干骺端邻近骨骺部位常见，本例所见的髂骨骨软骨瘤实数少见病例。骨软骨瘤一般由三部分组成，顶部为薄层纤维组织构成的软骨膜，软骨膜下方为厚约数毫米的软骨帽，再下方为构成肿瘤主体的骨性基底，由松质骨和骨髓构成。CT 检查主要用于 X 线显示不清的肿瘤，了解肿瘤基底是否和母骨相连，软骨帽的边缘、钙化以及周围软组织的情况。

病例 13　左侧距骨动脉瘤样骨囊肿

病史　男，26 岁。8 年前曾有外伤，后运动时感左踝关节痛，近半年来疼痛加剧，无红肿发热及压痛，无发热盗汗。

CT 表现　左距骨见偏心性囊性膨胀性骨质破坏，边缘清晰，可见轻度硬化边，病灶内部密度不均匀。未见骨膜反应及软组织肿块（图 7 - 13）。

CT 诊断　左侧距骨良性骨病变，考虑动脉瘤样骨囊肿可能性大，建议 CT 增强进一步检查。

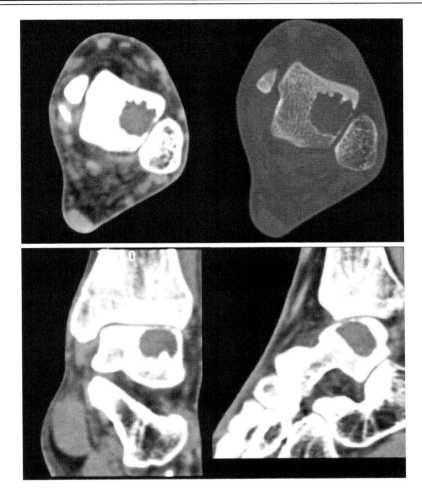

图 7－13

病理结果　动脉瘤样骨囊肿。

分析　动脉瘤样骨囊肿约占所有骨肿瘤的14%，分为原发和继发。80%的病变发生于30岁以下青年人，女性略多见。好发部位是长管状骨和脊柱，依次为胫骨、股骨、肱骨和骨盆。一般位于长管状骨的干骺端，而脊柱病变，多起始于附件结构，可侵及椎体，并可从一个椎体侵及到邻近的椎体，还可延伸到邻近的肋骨，椎旁软组织，类似感染或恶性肿瘤的表现。

CT表现病变多呈明显膨胀，呈皂泡状改变，边界清楚，可见钙化或骨化，有或没有硬化边，多个囊腔，可见液－液平面，增强后间隔强化，病灶边界更清。

鉴别诊断：常需与骨母细胞瘤鉴别。CT增强可见动脉瘤样骨囊肿边缘及分隔强化，而骨母细胞瘤则明显强化，均匀或不均匀，并可以见软组织肿块。动脉瘤样骨囊肿CT扫描，可见到液平，但不具有特异性，这一征象还可见于骨巨细胞瘤鉴别，病灶内无钙化或骨化，常位于骨端与正常骨交界处多无骨质增生硬化。

病例 14　右股骨头软骨肉瘤

病史　男，39岁。跌伤致右髋部疼痛，活动障碍1天。

CT表现　右股骨头颈部溶骨性骨质破坏区，内见粗大骨嵴及点片状高密度钙化灶，股骨头下骨

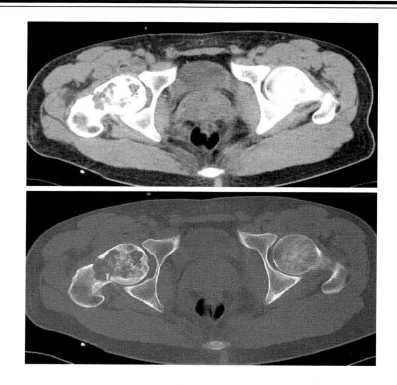

图 7 - 14

皮质中断,未见明显软组织肿块影(图 7 - 14)。

CT 诊断 右侧股骨颈软骨类肿瘤性病变伴病理性骨折,不除外软骨肉瘤,建议进一步检查。

病理结果 右股骨头软骨肉瘤Ⅱ级,浸润股骨头骨松质,未突破关节面。

分析 软骨肉瘤是一种起源于软骨或软骨结缔组织的常见恶性骨肿瘤,发病率仅次于骨肉瘤,占恶性肿瘤 16.1%,骨肿瘤的 6.5%。按肿瘤的发病部位可分为周围型和中心型。

CT 显示髓腔内肿瘤及软组织累及范围、骨皮质细微破坏、软骨钙化的形态及分布,增强扫描肿瘤强化程度较轻,低度恶性的软骨肉瘤内纤维分隔出现强化,有时可见特征性的软骨结节周围强化。

需与软骨瘤、骨软骨瘤、骨肉瘤、骨梗死等进行鉴别。骨软骨瘤为附着于干骺端的骨性突起,形态多样,软骨帽盖厚者亦可见肿瘤端部有菜花样钙化阴影。而继发于骨软骨瘤的软骨肉瘤,软骨帽增厚更明显,并形成软组织肿块,其内可见多量不规则絮状钙化点。骨肉瘤易与中央型软骨肉瘤混淆,特别当软骨肉瘤内并无钙化时颇与溶骨性骨肉瘤相似,但若见骨肉瘤具有的特征性肿瘤骨化,以及骨膜反应显著者可有助于鉴别。骨梗死 CT 改变具有一定的特征,主要表现为松质骨内出现匐行的、周边为带状硬化缘的骨质吸收区,中间可见死骨或钙化,也可表现为松质骨内呈地图状分布的圈状或斑片状高密度区。

病例 15 股骨下段低度恶性黏液样软骨肉瘤

病史 男,18 岁。右腿痛 1 个月余。

CT 表现 右股骨内侧髁局限性骨质破坏,边缘硬化,周围可见软组织肿块影,边界欠清,密度不均匀,增强扫描呈中度强化(图 7 - 15)。

CT 诊断 右侧股骨下段内上髁局部骨皮质破坏及相应的软组织肿块:考虑恶性肿瘤(滑膜肉瘤

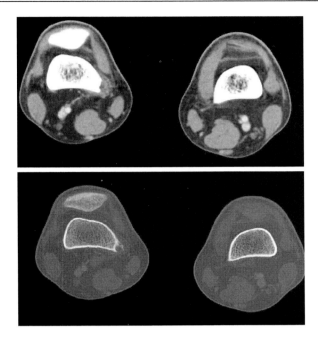

图 7 - 15

或纤维肉瘤）与炎性肉芽肿鉴别，建议行 CT 引导下穿刺活检以明确。

病理结果　右股骨下段低度恶性黏液样软骨肉瘤。

分析　软骨肉瘤多在中年后发病，男性多于女性。好发于四肢长骨、骨盆、肩胛骨等。临床表现为患处肿块增大，疼痛等。本例属于皮质旁型软骨肉瘤，少见。多发生于年轻人，常侵犯长骨骨干，也可发生于干骺端，最常见于股骨，一般预后较好。

CT 表现骨质破坏区、软组织肿块和钙化骨化影，典型钙化为点状、环形；非钙化部分可不均匀，坏死囊变区见更低密度影。

与骨肉瘤鉴别：一般肿瘤的主体部分或中心部分表现瘤软骨钙化而边缘部分可见瘤骨时，软骨肉瘤的可能性大，镜下见到肿瘤内有膜内成骨的证据肯定是骨肉瘤。与软骨瘤难以鉴别，MRI 可提供帮助，软骨肉瘤强化早于软骨瘤。

病例 16　右骶髂关节滑膜肉瘤并右髂骨转移

病史　男，58 岁。右下肢疼痛 2 个月，加重 2 周。查体：右下腿直腿抬高试验（＋），右足感觉减退。

CT 表现　S_1、S_2、S_3 椎体偏心性骨质破坏区并软组织团块，累及右侧髂骨、L_5 附件及椎管，并突入盆腔；右侧髂骨下分溶骨性骨质破坏（图 7 - 16）。

CT 诊断　$L_3 \sim L_4$、$L_4 \sim L_5$ 椎间盘膨出，L_5、骶骨及右侧髂骨多处骨质破坏，考虑骨恶性肿瘤：① 骶椎脊索瘤并右髂骨转移；② 右骶髂关节滑膜肉瘤并右髂骨转移；③ 转移瘤。建议穿刺。

病理结果　右侧髂后上棘穿刺活检：转移癌细胞（右肺下叶周围型肺癌并多发骨转移）。

分析　骨转移瘤是骨肿瘤中发病率最高的肿瘤。多见于中老年人，好发于骨盆、脊柱、颅骨和肋骨，一般认为膝、肘以下相对少见。骨转移瘤的来源多见于前列腺癌、肾癌、乳腺癌，肺癌等。

CT 可清晰显示转移局部软组织肿块的范围，分溶骨型、成骨型和混合型，以溶骨型最为多见。

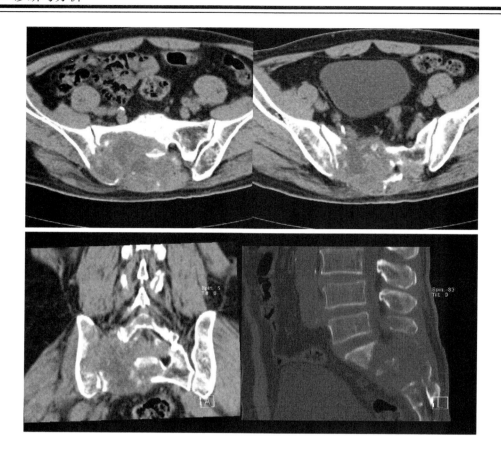

图 7 - 16

溶骨型骨转移瘤表现为骨松质或骨皮质内的低密度破坏区，边界清楚，无硬化，常伴有软组织肿块，成骨型表现松质骨内斑点状、片状、棉团状边缘模糊影，无软组织肿块，一般无骨膜反应，软组织肿块较小，常合并病理骨折。

　　鉴别诊断：① 多发骨髓瘤。病灶大小多数一致，呈穿凿样骨质破坏，常伴有骨质疏松。实验室检查：骨髓穿刺涂片可找到骨髓瘤细胞，尿 Bence - Jones 蛋白阳性。② 脊索瘤。位于骶尾部的脊索瘤，CT 可很好显示骨破坏、钙化和软组织肿块，并可产生压迫症状。

病例 17　左大腿肌肉血管瘤

　　病史　女，22 岁。左大腿下段肿物 10 年，10 年前曾行手术切除，诊断为"血管瘤"。

　　CT 表现　左侧大腿内侧软组织肿胀，可见类圆形软组织密度影，边界欠清晰；增强扫描，病灶明显不均匀强化，内部见引流血管影（图 7 - 17）。

　　CT 诊断　左侧大腿下段前内侧肌群内富血供软组织肿块，血管来源可能性大，恶性不除外。

　　病理结果　（左大腿）肌肉血管瘤。

　　分析　血管瘤一般位于比较表浅的部位，但是也可累及深部组织如骨骼系统，深部血管瘤常见于肌肉内。CT 可见病灶内部类圆形高密度影，提示为静脉石，具有诊断意义；增强扫描明显强化，强化不均匀，内部可见点状血管影。有时血管瘤周边可见低密度影，多为病灶内的脂肪。血管瘤的 MRI 比较有特点：病灶在 T_2WI 上呈葡萄状高信号，这种表现是由于海绵状或囊状血管间隙含有静止的血

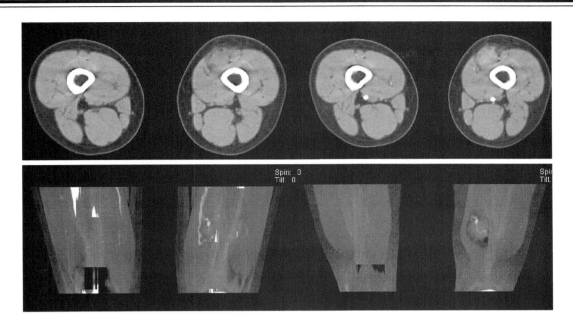

图 7 - 17

液所致，血管间隙内可出现液 - 液平面；T_1WI 上呈中等信号。

与淋巴管瘤鉴别：淋巴管瘤表现为囊实性肿块，密度可均匀或不均匀。增强后病灶无明显钙化。

病例 18　血管瘤伴良性血管内皮细胞瘤

病史　女，32 岁。左前臂蔓状血管瘤切除术后复查，有复发可能。

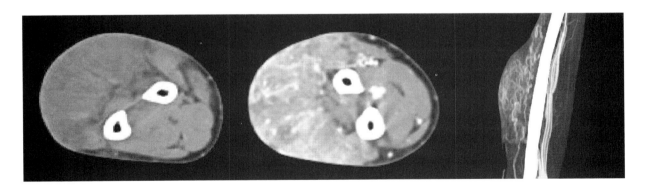

图 7 - 18

CT 表现　左前臂中段见巨大软组织肿块，内部见点状钙化灶，边界清晰，增强扫描病灶明显不均匀强化，内部可见大量血管影，周围组织受压推移（图 7 - 18）。

CT 诊断　结合病史，考虑左前臂背侧蔓状血管瘤复发（以左侧桡动脉分支供血为主）。

病理结果　肌肉间脂肪血管瘤伴良性血管内皮细胞瘤。

分析　蔓状血管瘤多见于四肢，常由口径较大壁厚扭曲的血管构成蔓状或蚯蚓状突起，内部血管可为发育不好的动脉或静脉组成。

CT 可以清楚地显示软组织肿块，可显示蔓状血管瘤由于血栓机化形成的钙化斑，增强后病灶明显不均匀强化，能清晰显示病灶内部大量畸形血管团，如有动静脉瘘时，在增强动脉期可见早显的静脉影。海绵状血管瘤多位于肌肉或肌间，呈不均匀低密度区。

病例 19   大腿非典型性脂肪瘤（低度恶性）

病史   男，81 岁。发现大腿肿物 20 余年，1 个月前无明显诱因出血。现肿物 26cm × 25cm，圆形、边清、质软、活动度差，局部皮肤破溃，表面呈黑色。

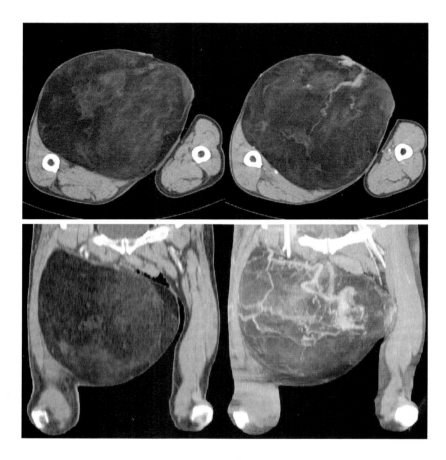

图 7 - 19

CT 表现   右大腿内侧见巨大圆形低密区，边界清，内部呈分房状改变，CT 值约为 - 24HU。增强扫描，肿瘤内部见多条扭曲血管影，肿瘤外壁无明显强化，周围软组织受压移位（图 7 - 19）。

CT 诊断   右大腿前内侧皮下巨大脂肪瘤，表浅静脉受压增粗。

病理结果   右大腿非典型性（多形性）脂肪瘤（低度恶性）。

分析   脂肪瘤是最常见的间叶组织来源的软组织肿瘤，以 50 ~ 60 岁为高发年龄组，与运动少、脂肪堆积有一定联系。多见于下肢大腿和腰背部，一般无明显自觉症状和肢体功能障碍。当瘤体超过 3cm 时，表浅的为皮肤膨隆，部分可产生活动受限。当瘤组织中纤维组织或新生毛细血管增多时，可称为纤维脂肪瘤或血管脂肪瘤。CT 由于具有良好的组织对比性，脂肪的密度 CT 为负值，因此对此肿瘤诊断较易。

病例 20　背部皮肤疤痕性纤维瘤病

病史　男，38 岁。背部及右臀部神经纤维瘤术后 3 年，近 1 年来肿物复发，要求术前检查。

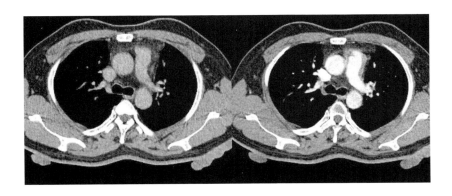

图 7 - 20

CT 表现　双侧背部皮肤见多发软组织肿块，边界清晰；增强扫描，无明显强化（图 7 - 20）。

CT 诊断　背部多发神经纤维瘤术后复发。

病理结果　（背部皮肤）疤痕性纤维瘤病。

分析　神经纤维瘤是由周围神经纤维成分，局限或弥散增生所形成的肿瘤。可见于任何年龄，以 20~30 岁最为多见。发生部位依次为皮肤、皮下、后纵隔、腹膜后、四肢等。术后复发率达 50%。临床以发现肿块而就诊。一般病史较长，无明显疼痛，但在按压肿块时有放射性疼痛或麻木感，活动度良好。

CT 可显示软组织肿块，边界清晰，密度不均。当侵犯周围组织时，表现为不清晰的边界，增强扫描呈轻中度强化。

病例 21　左侧膝膑滑膜囊肿

病史　男，51 岁。2 个月前无明显诱因出现左膝肿瘤，久立、久行时疼痛。

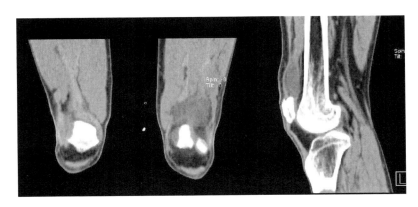

图 7 - 21

CT 表现　左膝膑上囊增大，见液性密度区，边界清晰（图 7 – 21）。

CT 诊断　左膝关节积液，髌上囊区液性密度影考虑髌上囊积液；囊性占位性病变待排，建议MRI 进一步检查明确。

病理结果　左侧膝髌滑膜囊肿。

分析　滑膜囊肿可发生于任何年龄，男性多见。临床表现以局部囊性软组织包块为主，部分可有压痛。CT 表现为关节周围软组织内见边缘光滑的囊性低密度区，CT 值小于 30HU，与关节囊积液较难区分。

病例 22　股骨头颈部恶性纤维组织细胞瘤

病史　女，50 岁。左侧大腿痛。

CT 表现　左股骨头颈部见不规则透亮区，局部边界欠清，内部可见小分隔样改变，硬化不明显（图 7 – 22）。

CT 诊断　左侧股骨头、股骨颈改变，考虑股骨头、颈部转移瘤可能性大。

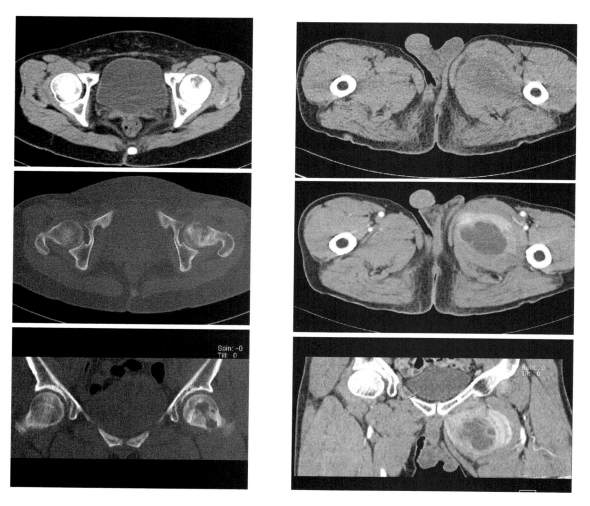

图 7 – 22　　　　　　　　　　　　　　图 7 – 23

病理结果　左股骨头颈部恶性纤维组织细胞瘤。

分析　恶性纤维组织细胞瘤可发生在骨和软组织，骨的发生率远小于软组织的发生。发病年龄比较广泛，10～80岁均可见，常见于40～70岁。本病常累及长骨干骺端，以胫骨、股骨和肱骨最为常见。本病也可继发骨梗死、内生软骨瘤、骨纤维异常增殖症、Paget病等。

CT表现为虫蚀状或弥散性溶骨性骨质破坏，破坏不完全时可呈现分隔状，边界不清，无残留骨嵴和硬化边，皮质常中断缺损，侵犯周围软组织。

病例 23　大腿根部恶性纤维组织细胞瘤

病史　男，65岁。发现左侧腹股沟肿物半年，近期不断增大，同时伴有左侧大腿麻木与隐痛。

CT表现　左股内侧肌间见软组织肿块影，内部呈不均匀低密度，增强扫描，肿瘤边缘及实质部分明显强化，中心部呈低密度无强化区，边界部分欠清，周围组织轻度强化（图7－23）。

CT诊断　左股内侧肌间占位，考虑恶性肿瘤可能性大。神经源性待排。

病理结果　左大腿根部恶性纤维组织细胞瘤。

分析　见病例22。

病例 24　大腿淋巴瘤

病史　女，84岁。左侧腹股沟区痛，质硬肿块。

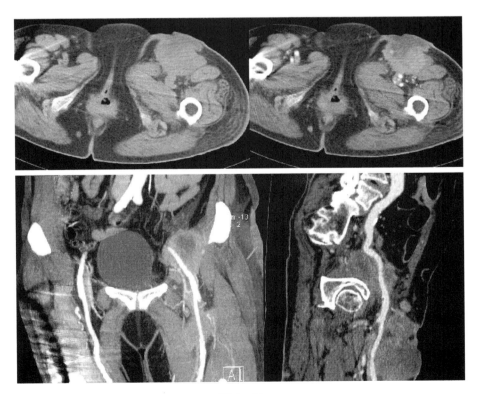

图 7－24

CT 表现　左侧盆腔及腹股沟区见不规则肿块影，略呈分叶状，内部密度稍低；增强扫描肿块实质部分中度强化，边界欠清晰。左侧股动、静脉受侵犯。右股骨上段见金属钉影（图 7 - 24）。

CT 诊断　左侧盆腔及腹股沟区淋巴瘤。

病理结果　左大腿 NHL，间变性大细胞淋巴瘤。

分析　淋巴瘤是原发于淋巴结或淋巴组织的恶性肿瘤，病理上分为霍奇金和非霍奇金两类。好发于青壮年，常见于颈部、腋下、和腹股沟等表浅淋巴结，也可见于纵隔、肠系膜、腹腔和腹膜后深部淋巴结。

CT 表现：单发或多发淋巴结肿大，直径常超过 1.5cm，融合成团的淋巴结常难以区分单个淋巴结，较大的肿块可使周围器官移位。病变淋巴结呈软组织密度影，大块融合的淋巴结病变中心可有低密度坏死区，增强扫描肿块的实质部分可有中度强化。CT 不仅容易显示体内深部淋巴结，还可以显示肝脾受累及血管受侵的情况，对淋巴瘤的分期有重要作用，但对于鉴别霍奇金、非霍奇金淋巴瘤能力有限。

与转移性淋巴结肿大鉴别：多表现为多个孤立肿大的淋巴结，常不发生融合，且多有原发病变。

病例 25　右前臂皮肤隆突性皮肤纤维肉瘤

病史　女，43 岁。右前臂肿胀。

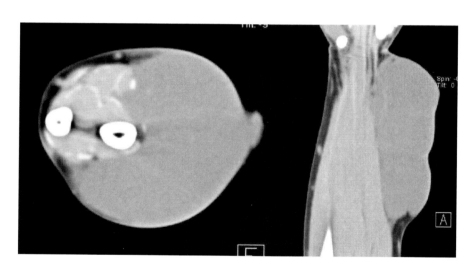

图 7 - 25

CT 表现　右前臂桡侧皮下软组织团块影，同周围组织分界清晰，增强扫描，病灶边缘强化，内部组织密度均匀，未见明显强化（图 7 - 25）。

CT 诊断　右前臂桡侧皮下软组织团块影，结合病史考虑为皮肤纤维肉瘤。

病理结果　右前臂皮肤隆突性皮肤纤维肉瘤。

分析　纤维肉瘤是较常见的恶性软组织肿瘤，容易累及邻近骨骼。好发于中年人，男性多于女性。其发生部位较为广泛，多见于四肢的大腿和膝部，其次为前臂和小腿。

CT 扫描表现为等密度的软组织肿块影，侵犯骨骼时，可见局部骨皮质的增厚和缺损，增强扫描可有强化。

定性诊断需活检。

病例 26 腰背部隆突性皮肤纤维肉瘤

病史 女，34岁。发现腰背部肿块。

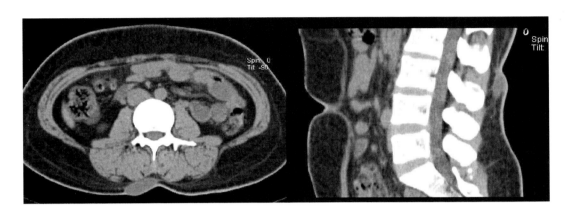

图 7 – 26

CT 表现 平 L_3，右腰部皮下见一椭圆形软组织密度影，同皮肤分界不清，周围少许索条影（图 7 – 26）。

CT 诊断 右腰部皮下肿块术后复查，术区皮下肿物，炎性疤痕或肿瘤复发可能。建议行增强 CT 扫描并结合临床。

病理结果 腰背部隆突性皮肤纤维肉瘤。

分析 见病例 25。

病例 27 右大腿脂肪肉瘤

病史 女，26岁。右大腿肿物 20 天，拳头大小，质硬移动度差，边界不清，无压痛，无红肿。

CT 表现 平扫右大腿中部股后侧肌群前方，股动静脉后方见一软组织肿块，边界清晰，肿块内部密度稍欠均匀；增强扫描，肿块边缘明显强化，内部不均匀强化，中心呈低密度无强化区。周围血管受压移位（图 7 – 27）。

CT 诊断 右大腿中部股后侧肌群前方，右股动静脉后方实质性肿块，考虑恶性肿瘤，肉瘤可能性大。

病理结果 右大腿脂肪肉瘤。

分析 脂肪肉瘤是较常见的软组织恶性肿瘤，约占全部软组织恶性肿瘤的 21.4%，居第二位。好发年龄在 40 ~ 60 岁，男女比例相当。脂肪肉瘤多发生在深部软组织，起源于肌筋膜或深部血管丰富的部位，四肢的大腿和后腹膜是两个及其好发的部位。

CT 表现分化良好型脂肪肉瘤可呈低密度肿块，CT 值约在 – 70HU，增强扫描可无强化或仅轻微强化；其他低分化的脂肪肉瘤可呈等密度或稍低密度，肿瘤内部可出现出血或坏死灶，表现为稍高密度

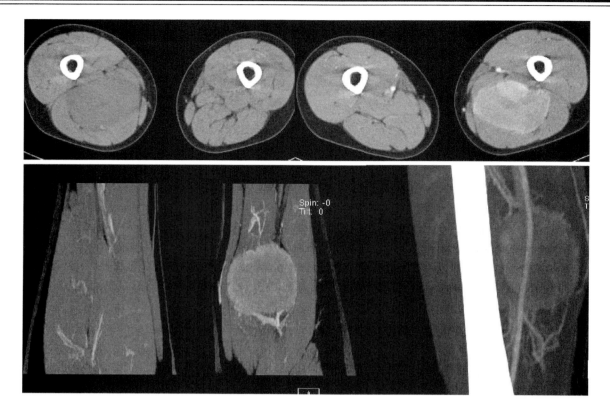

图 7 - 27

和低密度，因此很难和其他软组织肉瘤区分，脂肪密度的发现有助于鉴别诊断。

参 考 文 献

1. 李松年. 现代全身 CT 诊断学. 北京：中国医药科技出版社，2001

2. 梁碧玲. 骨与关节疾病影像诊断学. 北京：人民卫生出版社，2006

3. 程晓光. 骨与关节影像学诊断必读. 北京：人民军医出版社，2007

4. 王云钊，曹来宾. 骨放射诊断学. 北京：北京医科大学、中国协和医科大学联合出版社，l994

5. 孟悛非，肖利华，陈应明，等. 骨样骨瘤的影像学诊断. 中华放射学杂志，2003，37（7）：615～619

6. 杨岷，夏黎明，王仁法. 不典型化脓性骨髓炎的 CT 诊断价值. 放射实践，2004，19（5）：363～366

7. 孟悛非，肖官惠. 动脉瘤样骨囊肿的平片与 CT 影像研究. 中华放射学杂志，1992，26（2）：102～105

8. 徐黎，屈辉. 动脉瘤样骨囊肿的影像学表现与鉴别诊断. 实用放射学杂志，2007，23（3）：404～407

9. 蒋新，王景颢，江文浩. 腹壁韧带状瘤 8 例报告. 江苏临床医学杂志，2000，4（5）：414

10. 李玉清，丁建平，张泽坤，等. 骨恶性纤维组织细胞瘤的影像表现. 临床放射学杂志，2008，27（1）：77～80

11. 于洪存，董杰，毕泗长. 骨原发恶性纤维组织细胞瘤临床影像学分析（附 11 例报告）. 放射学实践，2005，20（5）：413～415

12. 彭加友，樊长妹. 骨原发性恶性纤维组织细胞瘤影像诊断. 实用医学影像杂志，2006，7（1）：30～32

13. 崔恒武，陈爱华，田建明，等. 骨盆部软骨肉瘤的 X 线平片及 CT 影像分析. 临床放射学杂志，1999，18（3）：168～170

14. 孟悛非，肖官惠. 软骨肉瘤的平片和 CT 影像研究. 中华放射学杂志，1994，28（10）：687～691

15. 陈建宇，刘庆余，梁碧玲，等. 骨巨细胞瘤继发动脉瘤样骨囊肿的影像诊断. 中华放射学杂志，2007，41（12）：1309～1313

16. 刘吉华, 张赟, 徐文坚, 等. 骨髓炎与恶性骨肿瘤软组织改变的影像比较. 中华放射学杂志, 2007, 41 (4): 382~387

17. 宗文霞, 陈士安. 盛兆国骨血管瘤的影像诊断. 中国实用医学研究杂志, 2004, 3 (6): 491~492

18. 高振华, 孟悛非, 黄兆民, 等. 骨脂肪瘤的影像学表现及其诊断价值. 中华放射学杂志, 2006, 40 (6): 627~630

19. 王斐, 胡采吉. 关节旁骨囊肿的影像学表现 (附 2 例报告). 实用放射学杂志, 2000, 16 (11): 697~698

20. 姜涛, 谢立旗, 陈焱. 颌骨囊肿和肿瘤 CT、MRI 比较研究. 医学影像学杂志, 2008, 18 (3): 291~294

21. 潘诗农, 吴振华, 刘兆玉, 等. 肌间血管瘤 MR 影像分析. 辽宁医学杂志, 2000, 14 (3): 157~159

22. 刘林, 周世柱. 肌肉内血管瘤的影像学分析 (附 11 例报告). 放射学实践, 2000, 15 (4): 271~274

23. 齐乃新, 张秋娟, 赵暹, 等. 脊椎血管瘤的影像学表现及其诊断. 实用放射学杂志, 2007, 23 (3): 404~407

24. 马立功, 马占龙, 暴海华, 等. 颈部软组织先天性纤维肉瘤 1 例. 临床放射学杂志, 2007, 26 (5): 455

25. 王恩普. 软组织血管瘤影像诊断的比较分析. 中国医药论坛, 2005, 3 (11): 7~8

26. 张朝晖, 孟悛非, 邓德茂. 软组织脂肪瘤与分化良好型脂肪肉瘤的 MRI 鉴别. 中华放射学杂志, 2007, 41 (10): 1096~1099

27. 高兴汉, 王广富, 梁君瑶. 膝关节滑膜骨软骨瘤病影像诊断 (附 22 例分析). 实用放射学杂志, 2005, 21 (7): 774~776

28. 张克宇, 罗红娥. 膝关节滑膜囊肿的 CT 诊断及临床价值. 放射学实践, 2004, 19 (8): 603~604

29. 孙英彩, 崔建岭, 马晓晖, 等. 原发性滑膜骨软骨瘤病的影像诊断. 实用放射学杂志, 2007, 23 (5): 653~655

30. 刘国清. 原发性软骨肉瘤的组织病理学与影像学表现的对比研究. 临床放射学杂志, 2007, 26 (1): 80~82

31. 周建军, 丁建国, 曾蒙苏. 原发性软骨肉瘤影像学表现与病理关系. 放射学实践, 2008, 23 (1): 62~65

32. 靳瑞芝, 郝雨卓, 贺同庆. 椎骨结核的 CT 诊断. 医用放射技术杂志, 2003, 9: 61~62

33. Hermann G, Abdelwahab IF, Casden A, et al. Osteoid osteoma of a cervical vertebral body. Br J Radiol, 1999, 72: 1120~1123

34. Gerscovich EO, Greenspan A. Osteomyelitis of the clavicle: clinical, radiologic and bacteriologic findings in ten patients. Skeletal Radiol, 1994, 23 (3): 205~210

35. Wang XL, Gielen JL, Salgado R, et al. Soft tissue aneurysmal bone cyst. Skeletal Radiol, 2004, 33 (8): 477~480

36. Hertzanu Y, et al. Aneurysmal bone cyst of the calcaneus. Radiology, 1984, 51: 51

37. Slater G, Greenstein AJ. Mesenteric fibromatosis in CmBa's disease. J Clin Gastronenterol, 1996, 22 (2): 147

38. Matsuo T, Sugita T, Shimoses S, et al. Pestradiation malignant fibrous histiocytoma and osteosarcoma of a patient with hish teleomerase activities. Anticancer Res, 2005, 4: 2951

39. Lloret sever A, Bjerkehagen B. Primary spinal ehondrosarcoma radiologic findings with pathologic correlation. Aeta Radiol, 2006, 47: 77

40. Mercuri M, Picci P, Campannacci l. et al. Dedifferentiated chondrosarcoma. Skeletal Radiol, 1995, 24: 409

41. Ito H, Kizu O, Yamada K, et al. Secondary aneurysmal bone cyst derived from a giant-cell tumour of the skull base. Neuroradiology, 2003, 45: 616~617

42. Imbriaco M, Ignarra R, De Rosa N, et al. Parosteal lipoma of the rib: CT findings and pathologic correlation. Clin-Imaging. 2003, 27: 435~437

43. Crotty Jm, Monu JUV, Pope TL, Jr. Synovial osteoehondromatosis. Radiol Clin North Am, 1996, 34 (2): 327~342

(李普升 赵虹 刘金丰)